食品营养与卫生

贾洪信　冯尚坤　主编

中国农业大学出版社
·北京·

内 容 简 介

本书是根据我国高等院校食品专业的教学特点和需要，结合我国目前食品营养与卫生学科发展的实际情况进行编写的。全书内容共11章，分别为：第一章绪论；第二章营养生理与能量；第三章营养素；第四章各类食物的营养；第五章特殊人群的营养；第六章营养、膳食与疾病；第七章保健食品与食品营养强化；第八章膳食结构与营养配餐；第九章食品污染及其预防；第十章食品中毒及其预防；第十一章食品安全与监督管理。

图书在版编目(CIP)数据

食品营养与卫生 / 贾洪信，冯尚坤主编. — 北京：中国农业大学出版社，2019.7(2021.11 重印)
ISBN 978-7-5655-2236-9

Ⅰ.①食… Ⅱ.①贾…②冯… Ⅲ.①食品营养②食品卫生 Ⅳ.①R15

中国版本图书馆 CIP 数据核字(2019)第 129191 号

书　名 食品营养与卫生
作　者 贾洪信　冯尚坤　主编

策划编辑 张　玉　　**责任编辑** 张　玉
封面设计 郑　川
出版发行 中国农业大学出版社
社　址 北京市海淀区学清路甲 38 号　　**邮政编码** 100083
电　话 发行部 010-62733489,1190　　读者服务部 010-62732336
编辑部 010-62732617,2618　　出　版　部 010-62733440
网　址 http://www.caupress.cn　　**E-mail** cbsszs @ cau.edu.cn
经　销 新华书店
印　刷 北京鑫丰华彩印有限公司
版　次 2019 年 7 月第 1 版　2021 年 11 月第 2 次印刷
规　格 787×1 092　16 开本　14.75 印张　370 千字
定　价 46.00 元

图书如有质量问题本社发行部负责调换

编 委 会

主　编　贾洪信　广东环境保护工程职业学院

　　　　冯尚坤　台州科技职业学院

副主编　柴虹宇　辽宁农业职业技术学院

　　　　王　会　襄阳职业技术学院

　　　　刘　艳　贺州学院

参　编　刘　锐　农业农村部食物与营养发展研究所

　　　　熊笑军　深圳市中证安康检测技术有限公司

前言 PREFACE

本书是根据我国高等院校食品专业的教学特点和需要，结合我国目前食品营养与卫生学科发展的实际情况编写的。在编写过程中，结合了国内外的最新研究成果和进展，在保证科学性、先进性和实用性的基础上，更加注重以职业岗位的知识和技能要求为导向，理论联系实际，突出职业教育的针对性和实用性。

本教材具有以下主要特色：

一、突出校企合作、产教融合

本教材为校企合作、合编教材，教材编写团队除了一线教学教师参与外，积极争取相关行业、企业专家和技术人员参与到教材架构设计、内容组织、岗位需求调查和指导、内容审核等编写过程中，在产教融合等相关高职教育思想指导下完成了本教材的编写。

二、内容新颖、全面

本教材根据最新版的《中国居民膳食营养素参考摄入量》和《中国居民膳食指南》，对相应的内容进行了数据修订和完善；本教材还根据最新的食品营养学科发展状况，对营养素部分尤其是维生素和矿物质部分做了更全面和丰富的总结和概述；本教材在编写过程中，积极借助一线医务工作者的专业力量，对慢性疾病的相关内容做了更全面、细致和专业的阐述。

三、配备丰富的二维码

本教材每章均配备了二维码，为教师授课、学生学习提供了更便利的方法和途径，提高了知识传递的兴趣性和有效性。

四、配备丰富的教学资源

为方便一线教师更方便地组织和实施各项教学活动，本教材配备了 PPT、课程标准、考试试卷等丰富的教学资源。

本教材共 11 章，编写任务分工如下：台州科技职业学院的冯尚坤老师负责第一章绪论和第二章营养生理与能量内容的编写；广东环境保护工程职业学院的贾洪信老师负责第三章营养素、第六章营养、膳食与疾病和第十一章食品安全与监督管理内容的编写；襄阳职业技术学院的王会老师负责第四章各类食物的营养和第五章特殊人群的营养内容的编写；贺州学院的刘艳老师负责第七章保健食品与食品营养强化和第九章食品污染及其预防内容的编写；辽宁农业职业技术学院的柴虹宇老师负责第八章膳食结构与营养配餐和第十章食物中毒及其预防内容的编写。

本教材为校企合编教材，在此特别感谢农业农村部食物与营养发展研究所的刘锐、深圳市中证安康检测技术有限公司的熊笑军的专业指导意见和大力支持。

编　者
2019 年 3 月

目 录
CONTENTS

第一章 绪 论

教学目标:

1. 掌握食品营养与卫生相关概念;
2. 熟悉 DRIS;
3. 了解食品营养与卫生的任务。

一、基础知识

1. 营养

从字义上讲“营”的含义是谋求,“养”的含义是养生,营养就是谋求养生。养生是我国传统医学中使用的术语,即指保养、调养、颐养生命。用现代科学的语言具体地描述“营养”可以说:营养是机体摄取食物,经过消化、吸收、代谢和排泄,利用食物中的营养素和其他对身体有益的成分构建组织器官、调节各种生理功能,维持正常生长、发育和防病保健的过程。

2. 营养素

营养素是机体为了维持生存、生长发育、生理功能、体力活动和健康以食物的形式摄入的一些需要的物质。人体所需的营养素有蛋白质、脂类、碳水化合物、矿物质、维生素和水共六大类。这些营养素中一部分不能在体内合成,必须从食物中获得,称为“必需营养素”;另一部分营养素可以在体内由其他食物成分转换生成,不一定需要由食物中直接获得,称为“非必需营养素”。

蛋白质、脂类、碳水化合物因为需要量多,在膳食中所占的比重大,称为宏量营养素;矿物质和维生素因需要量较少,在膳食中所占比重也小,称为微量营养素。矿物质中又分常量元素和微量元素,常量元素在人体内含量相对较多,微量元素在人体内含量很少。

除了营养素外,食物中还含有许多其他成分。例如膳食纤维和若干生物活性物质。这些成分也都有重要的生理功能或一定的保健作用。

3. 营养学

营养学是研究膳食、营养素及其他食物成分对健康影响的科学。研究内容包括:营养素及其他食物成分在人体中消化、吸收、利用与排泄的过程及其对人体健康、疾病的作用;营养素之间的相互作用和平衡;营养素需要量和膳食营养素参考摄入量;营养缺乏病和营养相关慢性病的预防和营养治疗;特殊人群和特殊环境下的营养;食物的营养素保存和营养素强化;植物化学物与保健食品;社区营养管理和营养教育;食物营养政策和营养法规等。

4.食品卫生

食品卫生是指食品从生产、加工、贮藏、运输、销售、烹调直至最后食用的各个环节中均能保持良好、完整和安全的状况。

5.食品安全

食品安全是指食品无毒、无害，符合应当有的营养要求，对人体健康不造成任何急性、亚急性或慢性危害。

6.膳食营养素参考摄入量

人体需要的各种营养素都需要从每天的饮食中获得，因此必须科学地安排每日膳食以提供数量及质量适宜的营养素。为了帮助个体和人群安全地摄入各种营养素，避免可能产生的营养不足或营养过多的危害，营养学家根据有关营养素需要量的知识，提出了适用于各年龄、性别及劳动、生理状态人群的膳食营养素参考摄入量，并对如何使用这些参考值来评价膳食质量和发展膳食计划提出了建议。

以蛋白质为例说明摄入水平与随机个体摄入不足或过多的概率，如图 1-1 所示。

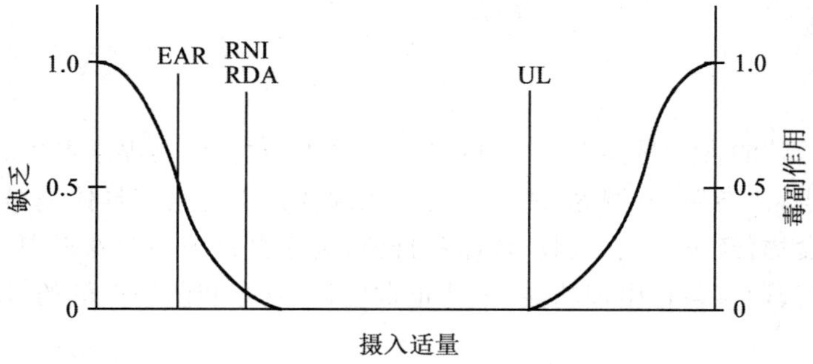

图 1-1　营养素摄入不足和过多的危险性图解

如果一个人不摄入蛋白质，在一定时间内就会发生蛋白质缺乏病；如果一群人长期不摄入蛋白质他们将全部发生蛋白质缺乏病。随着摄入量的增加，摄入不足的概率相应降低，发生缺乏的危险性逐渐减小。当一个随机个体摄入量达到平均需要量(estimated average requirement，EAR)水平时，他缺乏该营养素的概率为 0.5，即有 50%的机会缺乏该营养素；摄入量增加，随机个体的摄入量达到推荐摄入量(recommended nutrient intake，RNI)水平时，摄入不足的概率变得很小，发生缺乏的机会在 3%以下；但若继续增加直到某一点，开始出现摄入过多的表现，这一点可能就是该营养素的“可耐受最高摄入量”(tolerable upper intake level，UL)。RNI 和 UL 之间是一个“安全摄入范围”，日常摄入量保持在这一范围内，发生缺乏和中毒的危险性都很小。若摄入量超过安全摄入范围继续增加，则产生毒副作用的概率也随之增加，理论上当达到某一水平时，机体出现毒副反应的概率等于 1.0，即一定会发生中毒。在自然膳食条件下这种情况是不可能发生的，但为了避免摄入不足和摄入过多的风险，应当努力把营养素的摄入量控制在安全摄入范围之内。

膳食营养素参考摄入量(dietary reference intakes，DRIs)是一组每日平均膳食营养素摄入量的参考值，它是在推荐的营养素供给量(RDAs)基础上发展起来的，包括 7 项内容，分别是：平均需要量、推荐摄入量、适宜摄入量、可耐受最高摄入量、宏量营养素可接受范围、预防非传染性慢性病的建议摄入量和特定建议值等。

(1)平均需要量(estimated average requirement,EAR)。EAR是指某一特定性别、年龄及生理状况群体中个体对某营养素需要量的平均值。按照EAR水平摄入营养素,根据某些指标判断可以满足某一特定性别、年龄及生理状况群体中50%个体需要量的水平,但不能满足另外50%个体对该营养素的需要。EAR是制订RNI的基础,由于某些营养素的研究尚缺乏足够的人体需要量资料,因此并非所有营养素都能制定出其EAR。

(2)推荐摄入量(recommended nutrient intake,RNI)。RNI是指可以满足某一特定性别、年龄及生理状况群体中绝大多数个体(97%~98%)需要量的某种营养素摄入水平。长期摄入RNI水平可以满足机体对该营养素的需要,维持组织中有适当的储备以保障机体健康。RNI相当于传统意义上的RDA。RNI的主要用途是作为个体每日摄入该营养素的目标值。

RNI是以EAR为基础制订的。如果已知EAR的标准差,则RNI定为EAR加两个标准差,即RNI = EAR+2SD。如果关于需要量变异的资料不够充分,不能计算SD时,一般设EAR的变异系数为10%,这样RNI=1.2×EAR。

(3)适宜摄入量(adequate intake,AI)。当某种营养素的个体需要量研究资料不足而不能计算出EAR,从而无法推算RNI时,可通过设定AI来提出这种营养素的摄入量目标。AI是通过观察或实验获得的健康群体某种营养素的摄入量。例如纯母乳喂养的足月产健康婴儿,从出生到4~6月,他们的营养素全部来自母乳,故摄入母乳中的营养素数量就是婴儿所需各种营养素的AI。

AI与RNI相似之处是二者都用作个体摄入的目标,能满足目标人群中几乎所有个体的需要。AI和RNI的区别在于AI的准确性远不如RNI,可能显著高于RNI。因此使用AI时要比使用RNI更加小心。

(4)可耐受最高摄入量(tolerable upper intake level,UL)。UL是营养素或食物成分的每日摄入量的安全上限,是一个健康人群中几乎所有个体都不会产生毒副作用的最高摄入水平。对一般群体来说,摄入量达到UL水平对几乎所有个体均不致损害健康,但并不表示达到此摄入水平对健康有益。对大多数营养素而言,健康个体的摄入量超过RNI或AI水平并不会产生益处。因此,UL并不是一个建议的摄入水平。目前有些营养素还没有足够的资料来制定UL,所以没有提出UL的营养素并不意味着过多摄入这些营养素没有潜在的危险。此次提出UL的营养素及膳食成分有:维生素A、维生素D、维生素E、维生素B_6、维生素C、叶酸、烟酸、胆碱、钙、磷、铁、锌、硒、氟、锰、钼、叶黄素、大豆异黄酮、番茄红素、原花青素、植物甾醇、*L*-肉碱、姜黄素。

(5)宏量营养素可接受范围(acceptable macronutrient distribution ranges,AMDR)。AMDR指蛋白质、脂肪和碳水化合物理想的摄入量范围,该范围可以提供这些必需营养素的需要,并且有利于降低发生NCD的危险,常用占能量摄入量的百分比表示。蛋白质、脂肪和碳水化合物都属于在体内代谢过程中能够产生能量的营养素,因此被称之为产能营养素。它们属于人体的必需营养素,而且三者的摄入比例还影响微量营养素的摄入状况。另一方面,当产能营养素摄入过量时又可能导致机体能量储存过多,增加NCD的发生风险。因此有必要提出AMDR,以预防营养素缺乏,同时减少摄入过量而导致NCD的风险。传统上AMDR常以某种营养素摄入量占摄入总能量的比例来表示,其显著的特点之一是具有上限和下限。如果个体的摄入量高于或低于推荐范围,可能引起必需营养素缺乏或罹患NCD的风险增加。

(6)预防非传染性慢性病的建议摄入量(proposed intakes for preventing non-communicable chronic diseases,PI-NCD,简称建议摄入量,PI)。膳食营养素摄入量过高导致的 NCD 一般涉及肥胖、高血压、血脂异常、中风、心肌梗死以及某些癌症。PI-NCD 是以 NCD 的一级预防为目标,提出的必需营养素的每日摄入量。当 NCD 易感人群某些营养素的摄入量达到 PI 时,可以降低发生 NCD 的风险。DRIS2013 版提出的 PI 值有维生素 C、钾、钠。

(7)特定建议值(specific proposed levels,SPL)。近几十年的研究证明传统营养素以外的某些膳食成分,具有改善人体生理功能、预防 NCD 的生物学作用,其中多数属于植物化合物。特定建议值(SPL)是指膳食中这些成分的摄入量达到这个建议水平时,有利于维护人体健康。DRIS2013 版提出的 SPL 值有:大豆异黄酮、叶黄素、番茄红素、植物甾醇、氨基葡萄糖、花色苷、原花青素。

二、食品卫生学研究的内容及作用

1. 食品营养与卫生学研究内容及任务

食品营养学是主要研究人体营养规律及其改善措施的科学,内容包括营养学基础、各类食物的营养价值、不同人群营养、营养与疾病、社区营养等;食品卫生学是主要研究食品中可能存在的、威胁人体健康的有害因素及其预防措施,提高食品卫生质量,保护食用者安全的科学。内容包括食品污染及其预防、各类食品的主要卫生问题、食品添加剂、食物中毒及其预防以及食品卫生监督管理等。食品营养学与食品卫生学两门学科的研究对象、内容、理论体系、工作和研究方法各不相同。食品营养学着重于研究食物中有益成分与人体健康的关系,如何合理营养达到促进健康、预防疾病的目的;食品卫生学着重研究食物中有害成分与人体健康的关系,如何消除这些有害因素提高食品的卫生质量。但由于这两门学科都涉及食物和饮食,因此这两门学科又是密切联系的,即它们有共同的研究对象——食物和人体,都是研究食物、膳食与人体健康的关系。

2. 食品营养与卫生的任务

食品营养与卫生的主要任务是指导人们科学地饮食,通过保障食物供给,落实适宜的干预措施,减少饥饿和食物不足,降低能量—蛋白质营养不良的发生率,预防、控制和消除微量营养素缺乏症,通过正确引导食物消费,优化膳食结构,促进健康的生活方式,全面改善居民的营养状况,预防与营养有关的慢性病。同时在全面理解食品能量和营养素的正常需要量,以及不同人群食品营养要求的基础上掌握各类食物的营养价值,并学会对各种食物营养价值的综合评定方法,将评定结果应用于食品生产、食品新资源的开发利用,使我国不断生产开发具有高营养价值的新型食品,通过营养教育和宣传,调整我国膳食结构,改善居民营养状况和健康状况,加强食品安全卫生管理,建立健全食品安全质量保障体系,全面提高食品质量。

三、现代营养与卫生学的发展概况

(一)营养学的形成与发展

人类为了生存、生活和生产劳动,必须每天摄取食物,得到必要的营养。所以自从有了人类便有了对饮食营养的探索。人类在漫长的生活实践中,对饮食营养的认识由感性上升到理性,产生了营养学。随着社会经济和科学技术的发展,营养学也得到不断地进步和完善。

1. 古代的营养学

(1)国外。公元前 400 年至 18 世纪中期,许多营养学家称这段时间为营养学发展的自然主义时期。在这一时期,人们虽然知道要生存就必须饮食,但并不了解各种食物的营养价值。人们对食物的认识非常模糊,不少观念出于医道或一些经验积累性的营养知识,当然也有的出于迷信。当时的西方居民经常将食物用作化妆品或药品,在《圣经》中就曾描述有人将肝汁挤到眼睛中治疗一种眼病。古希腊的名医,被称为医学之父的希波克拉底(Hippocrates)在公元前 300 多年前就认识到膳食营养对健康的重要性,确信健康只有通过适宜的饮食和卫生才能得到保证,在那时他已经开始用海藻来治疗甲状腺肿和用动物肝脏来治疗夜盲症,同时也提到人们喝下烧红的宝剑淬火用过的含铁的水来治疗贫血的事情。

(2)中国。中国作为一个文明古国,其营养学的发展与其他自然科学一样,历史悠久,源远流长。早在公元前约 1046 至公元前 771 年的西周时期,官方医政制度将医学分为四大类:食医、疾医、疡医和兽医。食医排在诸医之首,是专事饮食营养的医生,也可以说是世界上最早的营养师。在战国至西汉时代编写的中医经典著作《黄帝内经》中,已经对膳食平衡的概念进行了精辟的论述,对人们由摄取食物获得营养以维持正常活动有了明确的认识,强调"五谷为养,五果为助,五畜为益,五菜为充,气味合而服之,以补精益气"的原则,可以认为是世界上最早的"膳食指南"。唐代名医孙思邈在饮食养生方面,强调顺应自然,特别要避免"太过"和"不足"的危害,与现代膳食平衡的观点非常接近。孙思邈还明确提出了"食疗"概念。他认为就食物功能而言,"用之充饥则谓之食,以其疗病则谓之药"。在《神农本草经》和《本草纲目》等中医学经典中记载有数百种食物的性质和对人体的影响。此外,历史上还有《食经》《千金食治》等书籍,都反映了我国古代在营养学方面的成就。

2. 现代营养学的发展

(1)国外。现代营养学奠基于 18 世纪中叶。欧洲的文艺复兴打破了宗教的思想禁锢,人们的思想空前活跃,诞生了许多人文科学和自然科学的伟人。随之而来的工业革命也要求自然科学为提高生产力开辟道路,因而物理、化学有了突飞猛进的发展,科学方法学和实验技术也得以建立。营养学应用了化学、生物化学、微生物学、生理学、医学等多门学科的基本原理,使自身得到不断进步。

1783 年,拉瓦锡(Lavoisier) 发现氧,并证明呼吸和燃烧都是氧化作用。随后大批化学工作者陆续发现了蛋白质、脂肪、碳水化合物和常量矿物元素,并证明它们是人体必需的营养素。但是早期许多营养学研究成果大多不是由营养学家取得的,例如有些科学家是在寻求一些疾病(如坏血病、糙皮病、佝偻病)的治疗方法;有些科学家是出于经济目的,研究如何增加食物的产量等。

19 世纪和 20 世纪时期是发现和研究各种营养素的鼎盛时期。1842 年德国化学家,农业化学和营养化学奠基人之一李比希(Liebig)提出,机体营养过程是对蛋白质、脂肪,碳水化合物的氧化,并开始进行有机分析。他建立了碳、氢、氧定量测定法,并由此确立了食物组成与物质代谢的概念。在 1909—1914 年期间,人们认识到色氨酸是维持动物生命的基本营养素,还发现一些植物蛋白不能维持小鼠的生长,除非补充其他的氨基酸。1912 年芬克发现第一种维生素——硫胺素。到第二次世界大战结束,科学家们共发现了脂溶性和水溶性维生素共 14 种。在此期间,科学界接受了坏血病、脚气病、佝偻病、癞皮病、眼干燥症等致残、致死性疾病是营养素缺乏性疾病的观点。

营养学在1934年美国营养学会成立后正式被承认为一门科学。到20世纪50年代，40多种营养素被识别及定性，并对其功能进行系统地探讨；到20世纪60—70年代，由于化学分析技术灵敏度和精密度的提高，陆续发现一些微量元素对人体健康的重要意义。1973年，世界卫生组织（WHO）专家委员会根据动物研究的成果，将当时发现的14种微量元素确定为动物必需的微量元素，并提出了它们的日摄入量范围。1990年FAO（联合国粮食及农业组织）/IAEA（国际原子能机构）/ WHO联合委员会确定8种元素是人体必需的微量元素，对防治贫血、地方性甲状腺肿及克山病等疾病起了重要作用。

20世纪中后期，营养学的研究工作日益深入，从营养素的消化、吸收、代谢、生理功能、需要量等问题进展到用分子生物学手段从微观水平阐明营养素生理功能的机制，进一步探索各种营养缺乏病的发病机制和防治手段。20世纪70年代以来，人们开始研究膳食纤维及其他植物化学物的特殊生理功能。目前营养学已经进入了重视和深入研究膳食中各种化学成分与预防疾病特别是某些慢性病的关系的新时期。

营养学研究在微观领域深入发展的同时，宏观营养研究也取得很大进展，出现了专门研究群体营养的公共营养学，包括营养调查、监测与各种人群的干预研究等。1943年，美国学者首次提出推荐营养素供给量（RDA）概念和一系列数量建议。随后欧洲和亚洲许多国家也提出了本国的营养素供给量建议。许多国家还编制本国的《膳食指南》以指导民众合理地选择食物。在各国政府改善国民健康的决策中，营养科学的宏观研究起着不可或缺的作用。

(2)国内。中国现代营养学初创于20世纪早期，其发展可以分四个历史阶段。这些阶段的形成既受到国际上营养学和其他相关科学发展的影响，也和我国不同时期的政治、经济和社会生活密切联系在一起。

第一阶段：萌芽时期，20世纪初到1923年。我国营养研究最早开始于医学院及医院，主要有当时齐鲁大学的阿道夫（Adolph）进行了山东膳食调查以及大豆产品的营养价值研究；协和医院的瑞德（Read）对荔枝进行分析；威尔逊（Wilson）进行了中国食物初步分析等。这一时期虽然实验设备简陋，成就不大，但却开创了我国现代营养学的研究。

第二阶段：成长时期，1924—1937年。在此时期内，中国的营养学、生物化学及其他各门科学都有很大发展。北京协和医学院生化系主任吴宪等在营养研究方面起了带头作用，同时燕京大学化学系、上海雷斯德医学研究所、北京大学农学院营养室等机构也都相继建立。1927年，《中国生理学杂志》问世，开始刊载营养论文。此外，《中华医学杂志》《中国化学会会志》，《北平大学农学院营养专报》以及《中国科学社生物研究所论文丛刊》等刊物也间或有营养论文发表，营养研究在此期间有了长足的进步。

第三阶段：动荡时期，1938—1949年。此时日本入侵，我国各学术机关纷纷西迁，设备器材大多简陋，图书资料也无法补充，研究队伍也不整齐。但由于营养科学工作者多能刻苦奋斗，克服种种困难，亦取得了许多营养学研究成果。各营养研究机构在抗日战争中均曾积极努力致力于食物营养的研究，成都的前中央大学医学院生化科、华西大学医学院生化科、四川大学农学院营养研究室等都做出了突出的贡献，推进了营养学在此期间的发展。1939年，中华医学会提出了我国第一个营养素供给量——中国人民最低营养需要量的建议。1941年和1945年，中央卫生实验院先后召开了全国第一次、第二次营养学会议，并于第一次全国营养学会议上酝酿组织成立中国营养学会，1945年中国营养学会正式成立。《中国营养学杂志》亦在第二年正式出刊，但于出版两卷后停刊。此后由于时局动荡，经济衰退，人心不定，所以直到

1949年无较大成就可言。

第四阶段:发展时期。1949年中华人民共和国成立后,中国营养学进入一个空前发展时期。在建立专业机构队伍、进行科学研究、防治营养缺乏病等方面做了大量工作,取得显著成绩。营养学研究经过长期的发展,已经形成了一个系统的、包含多个研究领域的独立学科,在宏观和微观两个方面的研究工作都得到不断的扩展和深入。

新中国成立初期,营养工作主要针对当时比较紧迫的实际问题展开,先后进行了"粮食适宜碾磨度""军粮标准化""5410豆制代乳粉"以及"野菜营养"等研究。1952年我国出版第一版《食物成分表》,至今已多次更新和改进;1956年创刊了《营养学报》;1959年对全国26省市的50万人进行了四季膳食调查;1962年提出了新中国成立后第一个营养素供给量建议;1982—2012年,每隔10年进行一次全国性营养调查;1988年中国营养学会修订了每人每日膳食营养素供给量并于1989年又提出我国居民膳食指南。

在此期间,我国的营养工作者进行了一些重要营养缺乏病的防治研究,包括癞皮病、脚气病、碘缺乏病及佝偻病等,并结合对克山病及硒中毒病的防治研究,提出了人体硒需要量,得到各国营养学界认可和采用。中国营养学会在1997年修订了膳食指南,并发布了《中国居民平衡膳食宝塔》,广泛开展了营养知识的普及宣传。2016年,中国营养学会发布了最新的《中国居民平衡膳食》。2000年我国第一部《膳食营养素参考摄入量(DRIs)》的公布,标志着我国营养学在理论研究和实践运用的结合方面又迈出了重要的一步。目前,最新的版本是《膳食营养素参考摄入量(DRIs2013)》。

从理论研究的角度,我国营养工作者开展了广泛和深入的工作。在宏观研究方面,对营养素生理功能的认识逐步趋于完善和系统化。一方面对营养素缺乏造成的身体和智力损害有了更深入的了解;另一方面对膳食成分和营养素摄入在预防慢性疾病、提高机体适应能力以及延缓衰老方面的意义有诸多发现。在微观研究方面,对营养素生理作用的认识已由器官组织水平推进到亚细胞结构及分子水平。叶酸、维生素B_{12}、维生素B_6与出生缺陷及心血管疾病相关联的研究,肥胖等慢性病的发病机制研究已深入到分子和组学水平;维生素E、维生素C、胡萝卜素及硒、锌等在体内的抗氧化作用及有关细胞机制和分子机制的研究也都有新的进展。

(二)卫生学的形成与发展

食品卫生学也经历了较长的历史发展过程。3 000年前我国周朝已设置了"凌人",专司食品冷藏防腐。《唐律》规定了处理腐败食品的法律准则。在古医籍中,对于鱼类引起的组胺中毒,就有很深刻而准确的描述。这均体现出预防食物中毒的思想。

现代食品卫生学起源于19世纪,首先提出的是微生物引起食品变质的看法和巴氏消毒的理论和应用。随着商品经济的发展,食品掺假伪造相当严重,法国、英国和美国先后颁布了《取缔食品伪造法》《防止饮品掺伪法》和《食品、药品、化妆品法》,这均为食品卫生法规管理奠定了基础。

20世纪中叶,由于现代食品的出现和环境污染的日趋严重,发生或发现了各种来源不同、种类各异的食品污染因素,如黄曲霉毒素、多环芳烃化合物、N-亚硝基化合物,化学农药的污染、残留,食品容器包装材料等高分子物质的单体及加工中所用的助剂、食品添加剂毒性等,从而使食品毒理学理论与方法得到了进一步发展。随着科学的进步、社会的发展和人们生活水平的不断提高,食品的安全和卫生显得越来越重要。2015年我国正式制定和颁布了《中华人民共和国食品卫生法》,进一步形成了较完善的食品卫生法律体系和食品卫生监督管理体系,从而使我国的食品卫生监督管理工作进入了一个依法行政的新的历史发展时期。

2019 全民营养周暨“5·20”中国学生营养日启动

习近平致信祝贺博鳌亚洲论坛全球健康论坛大会开幕

复习思考题

1. 名称解释:食品、营养、营养素、营养学、食品卫生、食品安全。
2. 什么是膳食营养素参考摄入量?包括哪些内容?
3. 食品卫生的重要任务是什么?

第二章 营养生理与能量

教学目标:

1. 掌握食物在体内的消化吸收情况;
2. 熟悉产能营养素的作用及来源;
3. 了解营养与健康之间的联系。

第一节 概　述

食物中的营养物质除维生素、水和无机盐可以被直接吸收利用外,蛋白质、脂肪和糖类等物质均不能被机体直接吸收利用,需在消化管内被分解为结构简单的小分子物质,才能被吸收利用。个体的健康状况好坏很大程度上取决于营养,身体需要养料来维护机体健康。身体的各个系统都需要能量才能正常工作。例如,大脑工作需要充足的碳水化合物,不吃早餐就无法保证大脑的有效运作。

人体能量代谢的最佳状态是达到能量消耗与能量摄入的平衡,否则会出现能量过剩或能量不足的情况。在日常生活中,应该根据自身的情况,来规划一天的能量摄入情况。

第二节 食物消化吸收

食物进入口腔后,首先刺激唾液腺(salivary gland)的分泌,在牙的切割、咀嚼和舌的搅拌下,唾液与食物一起混合成食团,开始了食物的消化吸收过程。消化是指食物在物理或化学因素作用下,由大分子逐渐分解为小分子的过程;吸收是指消化后的小分子被胃肠道吸收到体内为机体利用的过程。

一、口腔内消化

人的口腔内有三对大的唾液腺:腮腺、舌下腺、颌下腺,还有无数散在的小唾液腺,唾液就是由这些唾液腺分泌的混合液。唾液为无色、无味近于中性的低渗液体。唾液中的水分约占99.5%,有机物主要为黏蛋白,还有唾液淀粉酶、溶菌酶等,无机物主要有钠、钾、钙、硫、氯等。

唾液有如下作用:

(1)唾液可湿润与溶解食物,以引起味觉。

(2)唾液可清洁和保护口腔,当有害物质进入口腔后,唾液可起冲洗、稀释及中和作用,其中的溶菌酶可杀灭进入口腔内的微生物。

(3)唾液中的蛋白可使食物合混成食团,便于吞咽。

(4)唾液中的淀粉酶可对淀粉进行简单的分解,但这一作用很弱,且唾液淀粉酶仅在口腔中起作用,当进入胃后,pH 下降,此酶迅速失去活性。食物在口腔内主要进行的是机械性消化,伴随少量的化学性消化,且能反射性地引起胃、肠、胰、肝、胆囊等器官的活动,为以后的消化做准备。

二、胃内消化和吸收

食物进入胃后暂时储存,在此期间受到胃液的化学性消化和胃壁肌肉的机械性消化。

胃液是胃腺各种细胞分泌的混合物。幽门部的胃腺由黏液细胞组成,能分泌碱性黏液,其中不含消化酶。胃底和胃体部又称泌酸腺区,其面积占全胃的 2/3 或 4/5,此区胃腺主要由三种细胞组成:主细胞(胃酶细胞),分泌胃蛋白酶原;壁细胞(盐酸细胞),分泌盐酸,还能产生“内因子”——一种与维生素 B_{12} 吸收有关的物质;颈黏液细胞,能分泌黏液。

纯净的胃液是一种无色透明的酸性液体,pH 为 0.9~1.5。正常成人每日胃液分泌量为 1.5~2.5 L。胃液所含的固体物中的重要成分有盐酸、胃蛋白酶原、黏液和“内因子”。盐酸一种为游离酸,另一种为结合酸,即与蛋白质结合的盐酸蛋白质。二者的浓度合称为总酸度,其中游离酸占绝大部分。盐酸的作用如下:

(1)能激活胃蛋白酶原,并提供胃蛋白酶发挥作用所需的酸性环境。

(2)可抑制和杀死随食物进入胃内的细菌。

(3)盐酸进入小肠后能促进胰液、胆汁和小肠液的分泌。

(4)盐酸所造成的酸性环境,有助于小肠对铁和钙的吸收。

胃腺主细胞分泌入胃腔的胃蛋白酶原是无活性的,在胃酸作用下,转变为具有活性的胃蛋白酶。胃蛋白酶能水解蛋白质,主要产物是多肽和氨基酸。但胃蛋白酶必须在酸性较强的环境中才有作用,其最适宜的 pH 为 2.0,随着 pH 的增高,其活性降低。

胃的吸收功能很弱,正常情况下仅吸收少量的水分和酒精。

当心这九种消化问题
影响你的体重

三、小肠内消化和吸收

食糜进入小肠后,在胰液、胆汁、小肠液和小肠运动的作用下,基本完成食物的消化和吸收过程。小肠内消化和吸收过程是消化吸收中最重要的阶段。

1.胰液的分泌

胰液是由胰腺的外分泌部分泌,pH 为 7.8~8.4,日分泌量为 1~2 L。胰液由无机物和有机物组成。无机物成分中最重要的是碳酸氢盐,其主要作用是中和进入十二指肠的胃酸,使肠黏膜免受胃酸的侵蚀,并为小肠内多种消化酶的活动提供最适宜的 pH 环境(pH 7~8)。胰液中的有机物主要是消化三种营养物质的消化酶,即胰淀粉酶、胰脂肪酶、胰蛋白酶原和糜蛋白酶原。胰淀粉酶可将淀粉水解为麦芽糖及葡萄糖。胰脂肪酶可分解甘油三酯为脂肪酸、甘油一酯和甘油。后两种酶原均不具活性,只有当胰液进入十二指肠后,胰蛋白酶原被肠液中的肠激活酶激活成为具有活性的胰蛋白酶,而糜蛋白酶原则由胰蛋白酶激活为糜蛋白酶。胰蛋白酶和糜蛋白酶都能分解蛋白质,二者共同作用时,可使蛋白质分解为更小分子的多肽和氨基酸。

2. 胆汁的分泌

胆汁是由肝细胞不断生成的具有苦味的有色液汁。成人每日分泌量为800～1 000 mL。胆汁的颜色由所含胆色素的种类和浓度决定，由肝脏直接分泌的肝胆汁呈金黄色或橘棕色，而在胆囊储存过的胆囊胆汁则因浓缩使颜色变深。肝胆汁呈弱碱性(pH 7.4)，胆囊胆汁因碳酸氢盐被吸收而呈弱酸性(pH 6.8)。胆汁除水分外，还有胆色素、胆盐、胆固醇、卵磷脂、脂肪酸、无机盐等成分。胆汁中没有消化酶，但胆汁对脂肪的消化和吸收具有重要作用。胆汁中的胆盐为肝脏所分泌的胆汁酸与甘氨酸或牛磺酸结合的钠盐或钾盐。胆汁的作用主要是胆盐的作用。胆盐、胆固醇和卵磷脂等均可降低脂肪的表面张力，使脂肪乳化成许多微滴，从而增加胰脂肪酶的作用面积，有利于脂肪的消化。胆盐可与脂肪酸、甘油一酯等结合，形成水溶性复合物，促进脂肪消化产物的吸收，并能促进脂溶性维生素(维生素A、维生素D、维生素E、维生素K)的吸收。

3. 肠液的分泌

小肠液是由小肠黏膜中的小肠腺分泌，呈弱碱性，pH约为7.6。成人每日分泌量为1～3 L。小肠液中除水和电解质外，还含有黏液、免疫球蛋白和两种酶：肠激酶(能激活胰蛋白酶原)和小肠淀粉酶。过去认为小肠液中还含有其他各种消化酶，但现已证明，其他各种消化酶并非小肠腺的分泌物，而是存在于小肠黏膜的上皮细胞内。它们是分解多肽为氨基酸的几种肽酶以及分解双糖为单糖的几种单糖酶。当营养物质被吸收进入上皮细胞内以后，这些消化酶继续对营养物质进行消化。随着绒毛顶端的上皮细胞脱落，这些消化酶则进入小肠液中。小肠液具有消化食物和保护肠黏膜免受机械性损伤和胃酸侵蚀的作用。

4. 小肠的吸收功能

小肠是消化管中最长的部分，小肠黏膜形成许多环形皱褶和大量绒毛凸于肠腔，每条绒毛的表面是一层柱状上皮细胞，柱状上皮细胞顶端的细胞膜又形成许多细小的突起，称微绒毛。环状皱褶、绒毛和微绒毛的存在，使小肠黏膜的表面积增加，达到200 m^2 左右。这就使小肠具有巨大的吸收面积。小肠是吸收的主要场所，绝大部分营养成分在小肠内已吸收完毕。食物经过在小肠内的消化作用，已被分解成可被吸收的小分子物质。食物在小肠内停留的时间较长，一般是3～8 h，为充分吸收提供了充裕的时间。小肠细胞膜的吸收作用主要依靠被动转运与主动转运两种形式来完成。

(1)被动转运。被动转运形式主要包括被动扩散、易化扩散、滤过、渗透等作用。

①被动扩散。通常物质透过细胞膜，总是和它在细胞膜内外的浓度有关。不借助载体，不消耗能量，物质从浓度高的一侧向浓度低的一侧透过称为被动扩散。由于细胞膜的基质是类脂双分子层，脂溶性物质更易进入细胞。物质进入细胞的速度决定于它在脂质中的溶解度和分子大小，溶解度越大，透过越快；如在脂质中的溶解度相等，则较小的分子透过较快。

②易化扩散。易化扩散指非脂溶性物质或亲水物质，如 Na^+、K^+、葡萄糖和氨基酸等，不能透过细胞膜的双层脂质，需在细胞膜蛋白质的帮助下，由膜浓度高的一侧向浓度低的一侧扩散或转运的过程。与易化扩散有关的膜内转运系统和它们所转运的物质之间，具有高度的结构特异性，即每一种蛋白质只能转运具有某种特定化学结构的物质；易化扩散的另一个特点是所谓的饱和现象，即扩散通量一般与浓度梯度的大小成正比，当浓度梯度增加到一定限度时，扩散通量就不再增加。

③滤过作用。胃肠细胞膜的上皮细胞可以看作是滤过器，如果胃肠腔内的压力超过毛细血管时，水分和其他物质就可以滤入血液。

④渗透。渗透可看作是特殊情况下的扩散。当膜两侧产生不相等的渗透压时，渗透压较高的一侧将从另一侧吸引一部分水过来，以求达到渗透压的平衡。

(2)主动转运。在许多情况下，某种营养成分必须要逆着浓度梯度(化学的或电荷的)的方向穿过细胞膜，这种形式称主动转运。营养物质的主动转运需要有细胞上载体的协助。所谓载体，是一种运输营养物质进出细胞膜的脂蛋白。营养物质转运时，先在细胞膜同载体结合成复合物，复合物通过细胞膜转运进入上皮细胞时，营养物质与载体分离而释放进入细胞中，而载体又转回到细胞膜的外表面。主动转运的特点是：载体在转运营养物质时，需有酶的催化和提供能量，能量来自三磷腺苷的分解；这一转运系统可以饱和，且最大转运量可被抑制；载体系统有特异性，即细胞膜上存在着几种不同的载体系统，每一系统只运载某些特定的营养物质。

四、大肠的消化吸收功能

大肠是消化管的末段。人类的大肠内没有重要的消化活动，主要是吸收水分和盐类。大肠黏膜的上皮和大肠腺均含有许多分泌黏液的杯状细胞，分泌的大肠液富含黏液，起到保护肠黏膜和润滑粪便的作用。大肠内有许多细菌，这些细菌主要来自食物和大肠内的繁殖。大肠内的酸碱度和温度对一般细菌的繁殖极为适宜，故细菌在此大量繁殖。细菌中含有分解食物残渣的酶，其分解产物有单糖、乙酸、乳酸、二氧化碳、沼气、氢气等。对蛋白质的分解称为腐败作用，其分解产物，除肽、氨基酸、氨等外，还有多种具有毒性的物质，如吲哚、酚等，这类物质产生后，一部分被血液吸收运输到肝脏解毒，另一部分则随粪便排出体外。大肠细菌能利用大肠的内容物合成人体必需的某些维生素，如硫胺素、核黄素及叶酸等 B 族维生素和维生素 K。经细菌分解作用后的食物残渣及其分解产物、肠黏膜的分泌物、脱落的肠上皮细胞和大量的细菌一起组成粪便，排出体外。

第三节　营养生理

一、营养素的功能

目前，营养素主要包括碳水化合物、脂类、蛋白质、矿物质和维生素五大类，鉴于水对身体的重要性，部分专家也将水看作是营养素的一种。一般来说，可以把各类营养素的主要功能概括为提供能量、促进机体生长发育及组织修复和调节生理功能等。

(一)动态平衡

营养素摄入后，经过消化吸收等一系列生理过程，进入血液和组织而发生代谢变化，代谢产物经呼气、尿、粪排出。具有促进机体生长发育功能的营养素经过不断地代谢，形成新的细胞与组织，同时原有的细胞与组织不断分解，保持着动态平衡。

1. 能量平衡

正常情况下，三大营养素摄入后产生的能量与人体的基础代谢和体力活动消耗能量维持平衡，保持稳定的体重。如能量摄入大于消耗，长时间就形成肥胖。如能量消耗大于摄入，长时间就导致消瘦。

2. 营养素平衡

最常见的是氮平衡，指摄入的蛋白质与由尿、粪、汗液及皮肤的蛋白质分解后形成的氮化合物的排出之间保持平衡。摄入大于排出为正平衡，即体内蛋白质合成多，反之为负平衡，即体内蛋白质分解多。负平衡数值大而时间长则易发生蛋白质缺乏。同样也存在着钙及其他营养素的平衡。

3. 水盐平衡

水盐平衡也称水与电解质的平衡，主要指通过体内缓冲系统来维持体液稳定的 pH。如体内酸性代谢产物增多，由电解质组成的缓冲系统可中和这些产物，维持血液 pH 不变，否则即产生酸中毒。同样过度呼气或胃液丢失等引起碱性变化时，缓冲系统也可中和这些变化，维持血液 pH 不变，否则即产生碱中毒。

(二)内环境的稳态

营养素在体内的作用除了促进生长，保持代谢平衡之外，还有很重要的作用就是调节生理功能，维持体内环境处于稳态。

1. 神经系统调节

体内各器官的生理活动都受神经系统的调节和整合，以适应内外环境的变化。这种调节的基本形式就是各种刺激通过突触沿神经纤维传递，即神经冲动传导。与神经传导有关的化学介质就是神经递质，如乙酰胆碱、儿茶酚胺等。神经递质的释放可被细胞外液所含的钙离子加强或被镁离子抑制。

2. 酶调节

体内生化代谢都需要酶作为催化剂，而酶是由蛋白质组成的。维生素是许多辅酶的成分，缺乏时可以引起酶功能的丧失而导致生化代谢异常。微量元素也是酶的组成成分，如抗氧化酶就含有锌、铜、锰、硒等微量元素。

3. 激素调节

内分泌腺的特定细胞对刺激发生反应，分泌激素作用于靶器官，对异常的生理生化反应进行调节。有的激素含营养素，如胰岛素含锌；有的营养素有激素功能，如维生素 D。许多激素的受体都是蛋白质。因此营养素缺乏或过多均可影响激素调节而引起代谢异常。

新华社播发《夯实中华民族伟大复兴的健康之基——以习近平同志为核心的党中央加快推进健康中国建设纪实》

二、营养是维持健康的基础

1. 维持人体组织的构成

营养素是人体的物质基础，任何组织都是由营养素组成的，因此生长发育、组织修复、延缓衰老等过程都与营养状况有关。从胎儿时期起，直至成年，营养对组织器官的正常发育甚为重要。孕妇的营养状况直接关系到胎儿发育，如先天性畸形；而胎儿的发育不良又会关系到成年期慢性病的发生。在成年期，细胞不断更替，也需要正常的营养素供给。充裕的营养素还可使体内有所储备，以应付各种特殊情况下的营养需求。

2. 维持生理功能

首先要保证能量需要，其中基础代谢消耗的能量是生命活动所必需的。各种器官的正常功能均有赖于营养素通过神经系统、酶、激素来调节，其中特别是脑功能、心血管功能、肝肾功能、免疫功能尤为重要。营养代谢需要上述系统的调节，保持平衡状态，而它们之间还存在着相互依存的关系。现在研究发现食物中含有的许多生物活性物质，虽然不属于营养素范畴，但它们具有调节多种生理功能的作用，所以备受关注。

3. 维持心理健康

所谓心理健康就是指除保持正常器官的生理功能以外，还保持较好的心理承受能力。现已证明营养素不仅构建神经系统的组织形态，而且直接影响各项神经功能的形成。在儿童表现为学习认识能力即智力的发育，在成人表现为应激适应能力及对恶劣环境的耐受能力。当今社会竞争激烈、工作节奏快、人际关系复杂，工作压力造成很强的心理应激。在这种情况下，心理因素也会诱发器质性病变，故而维持心理健康显得尤为重要。

4. 预防疾病发生

营养素的缺乏或过多都会发生疾病。营养素缺乏可以是摄入不足引起的原发性的，也可以是其他原因引起的继发性的。在临床上除了直接由缺乏引起的各种症状外，还可诱发其他并发症。营养素过多会引起急、慢性的中毒反应，也可引起许多慢性非传染性疾病的发生。肥胖是营养过多的最普遍的表现，而肥胖又是心脑血管病、糖尿病、肿瘤等慢性病的危险因素。合理营养防止了营养素缺乏或过多，也就预防了缺乏诱发的并发症与过多引起的慢性病。

三、营养对人群健康的影响

1. 保证儿童的正常生长发育和心理发育

从身高、体重、头围、胸围等体格测量指标，判定儿童的生长发育状况。以5岁以下儿童的生长迟缓率（身高不足）和低体重率（体重不足）反映营养不良的程度；血红蛋白、血浆维生素水平、尿维生素负荷试验则可评定微量营养素的营养状况。各种心理测试量表可以估量儿童的智力发育情况。

2. 满足各类特殊人群的营养需要

对于青少年、孕产妇、老年人，因其生理状况不同而对营养有特殊需求。如铁对青少年的体力与智力发育，叶酸对孕妇预防先天性神经管畸形，维生素D与钙对保持老年骨质健康都有重要作用。在制定这类特殊人群的膳食指南时，就需要强调某些食物的选择，而确保其所需营养素的摄入。

3. 增强特殊环境下人群的抵抗力、耐受性、适应性

人体在恶劣环境下或在特殊劳动条件下，如感染、中毒、缺氧、高温、失重、深潜等条件，整体营养状况及某些个别营养素对增强抵抗力、耐受性、适应性有重要作用。已证明一些微量营养素在这些条件下的需要量高于一般情况下的正常人群。也证明许多生物活性物质在这些条件下的特殊功能，为供应这类人群的膳食提出了食物选择的依据。

4. 预防营养素的缺乏与过多及相关的疾病

营养素缺乏的表现不一定有明显的症状，而常常只是从血、尿测定中才能发现。营养素过多除高剂量时可引起中毒症状外，还会导致其他营养素的吸收利用与代谢变化，不经仔细检查

很容易遗漏。一些慢性疾病的预防已从人群干预试验得到验证，对于这类疾病中某些有先期表现而尚未诊断为疾病的人群，营养素早期干预或纠正不合理膳食往往更容易见到成效。

5.辅助各种疾病的治疗

营养状况影响人体免疫功能，对于患者抗感染、减少并发症、加速康复有重要作用。创伤患者在愈合过程中，营养状况影响组织的再生与修复，肿瘤患者放疗、化疗时，保持其营养状况，使患者能坚持疗程，达到治疗目的。若能配合并加速白细胞和血小板的恢复，则对患者康复更有利。

综合以上要点，营养与健康的关系可以归纳为三点：第一，营养必须通过食物中所含的营养素及其他活性物质发挥作用，讲营养不能脱离食物及膳食。第二，营养素必须通过正常的生理过程发挥作用，讲营养要考虑各种营养素的吸收利用及代谢过程。第三，营养的目标是：维持健康、预防疾病、加速康复。总的来说就是达到祛病强身的目的。

第四节　能　量

人体在生命活动过程中不断从外界环境中摄取食物，从中获得人体必需的营养物质，其中包括碳水化合物、脂类和蛋白质这三大营养素。三大营养素消化转变成小分子营养物质被吸收进入血液，这些被吸收的小分子营养物质在细胞内经过合成代谢构成机体组成成分或更新衰老的组织；同时经过分解代谢形成代谢产物，并释放出所蕴藏的化学能。这些化学能经过转化成为生命活动过程中各种能量的来源，所以分解代谢是放能反应，而合成代谢则需要供给能量，因此是吸能反应。机体在物质代谢过程中所伴随的能量释放、转移和利用构成了整个能量代谢过程，是生命活动的基本特征之一。

一、能量单位

"能"在自然界的存在形式有太阳能、化学能、机械能、电能等。按照能量守恒定律，能量既不能创造也不能消失，但可以从一种形式转变为另一种形式。为了计量上的方便，对各种不同存在形式的"能"需要制定一个统一的单位，即焦耳(Joule，J)或卡(calorie)。营养学上所使用的能量单位，多年来一直用卡或千卡。1 kcal指1 kg纯水的温度由15℃上升到16℃所需要的能量。现在国际和我国通用的能量单位是焦耳(Joule，J)。1 J指用1牛顿力把1 kg物体移动1 m所需要的能量。1 000 J等于1千焦耳(kilo Joule，kJ)；1 000 kJ等于1兆焦耳(mega Joule，MJ)。两种能量单位的换算如下：

1 kcal≈4.184 kJ　　1 kJ≈0.239 kcal

1 000 kcal≈4.184 MJ　　1 MJ≈239 kcal

二、能量来源

(一)产能营养素

人体所需要的能量来源于食物中的碳水化合物、脂肪、蛋白质，三者统称为"产能营养素"或"热源质"。

1.碳水化合物

碳水化合物是人体的主要能量来源。在我国，人体一般所需能量约60%以上是由食物中的碳水化合物提供的。食物中的碳水化合物经消化产生的葡萄糖等被吸收后，一部分以糖原的形式储存在肝脏和肌肉。肌糖原是骨骼肌随时可动用的储备能源，用来满足骨骼肌的需要。肝糖原也是一种储备能源，储存量不大，主要用于维持血糖水平的相对稳定。脑组织消耗的能量较多，在通常情况下，脑组织消耗的能量均来自碳水化合物的有机氧化，因而脑组织对缺氧非常敏感。另外，脑组织细胞储存的糖原又极少，代谢消耗的碳水化合物主要来自血糖，所以脑功能对血糖水平有很大的依赖性，血糖水平过低可引起抽搐甚至昏迷。

2. 脂肪

在正常情况下，人体所消耗能量的40%～50%来自体内的脂肪，其中包括从食物中摄取的碳水化合物所转化成的脂肪。在短期饥饿情况下，则主要由体内的脂肪供给能量。所以，脂肪也是重要的能源物质，但它不能在人体缺氧条件下供给能量。

3. 蛋白质

人体在一般情况下主要是利用碳水化合物和脂肪氧化供能。但在某些特殊情况下，人体所需能源物质供能不足，如长期不能进食或能量消耗过多时，体内的糖原和储存脂肪已大量消耗之后，将依靠组织蛋白质分解产生氨基酸来获得能量，以维持必要的生理功能。

进食是周期性的，而能量消耗则是连续不断的，因而储备的能源物质不断被利用，又不断补充。当机体处于饥饿状态时，碳水化合物的储备迅速减少，而脂肪和蛋白质则作为长期能量消耗时的能源。

(二)食物的卡价

每克产能营养素在体内氧化所产生的能量值称为“食物的热价”或“食物的能量卡价”，也称“能量系数”。食物的卡价是经体外燃烧实验推算而得。

物质燃烧时所释放出的热，称为燃烧热。食物可在动物体外燃烧，也可在动物体内氧化。体外燃烧和体内氧化的化学本质是一致的，食物在体内氧化亦可放出燃烧热。每克产能营养素在体外燃烧时所产生的能量值称为“物理卡价”。

产能营养素在体内的燃烧(生物氧化)过程和在体外燃烧过程不相同。体外燃烧是在高温作用下完成的，化学反应激烈，伴随着光和热；体内氧化是在酶的作用下缓慢进行的，比较温和；特别是最终产物不完全相同，所以产生的热量(即能量)也不完全相同。用“弹式热量计”测定，1 g 碳水化合物在体外燃烧时平均产生能量 17.15 kJ (4.10 kcal)；1 g 脂肪平均产能 39.54 kJ (9.45 kcal)；1 g 蛋白质平均产能 23.64 kJ(5.65 kcal)。但在体内氧化时，碳水化合物和脂肪与体外燃烧时的最终产物都是二氧化碳和水，所产生的能量相同。蛋白质在体内氧化时的最终产物为二氧化碳、水、尿素、肌酐及其他含氮有机物；而在体外燃烧时的最终产物则为二氧化碳、水、氨和氮等，体内氧化不如体外燃烧完全。若将 1 g 蛋白质在体内氧化的最终产物收集起来，继续在体外燃烧，还可产生能量 5.44 kJ (1.30 kcal)。如果用“弹式热量计”体外燃烧试验推算体内氧化产生的能量值应为：1 g 碳水化合物为 17.15 kJ(4.10 kcal)；1 g 脂肪为 39.54 kJ(9.45 kcal)；1 g 蛋白质则为 23.64－5.44＝ 18.2 kJ (4.35 kcal)。

另外，食物中的营养素在消化道内并非 100%吸收。一般混合膳食中碳水化合物的吸收率为 98%、脂肪为 95%、蛋白质为 92%。所以，三种产能营养素在体内氧化后实际产生的能量，即“生理卡价”则为：

1 g 碳水化合物：17.15 kJ×98%＝16.81 kJ(4.0 kcal)

1 g 脂肪:39.54 kJ×95%=37.56 kJ(9.0 kcal)

1 g 蛋白质:18.20 kJ×92%=16.74 kJ(4.0 kcal)

(三)能量来源分配

三种产能营养素在体内都有其特殊的生理功能,虽能相互转化,但不能完全代替,三者在总能量供给中应有一个恰当的比例,即合理的分配。根据我国的饮食习惯,成人碳水化合物供给的能量以占总能量供给的 55%~65% 为宜,脂肪占 20%~30%,蛋白质占 10%~15% 为宜。年龄小,蛋白质及脂肪供能占的比例应适当增加。成人脂肪摄入量一般不宜超过总能量的 30%。

三、能量消耗

能量从一种形式转化为另一种形式的过程中,既不增加也不减少,这是所有形式的能量互相转化的一般规律,即能量守恒定律。人体的能量代谢也遵循这一普遍规律,在整个能量代谢过程中,人体的能量需要与消耗是一致的。在理想的平衡状态下,个体的能量需要量等于其消耗量。成年人的能量消耗主要用于维持基础代谢、体力活动和食物热效应;孕妇还包括子宫、乳房、胎盘、胎儿的生长及体脂储备;乳母则需要合成乳汁;儿童、青少年则应包括生长发育的能量需要;创伤等病人康复期间也需要补充能量。

(一)基础代谢

基础代谢是指人体在维持呼吸、心跳等最基本生命活动情况下的能量代谢。即在清晨而又极端安静的状态下,不受精神紧张、肌肉活动、食物和环境温度等因素影响时的能量代谢。而单位时间内的基础代谢,称为基础代谢率(BMR),一般是以每小时每平方米体表面积所发散的热量来表示[kJ/(m^2·h)或 kcal /(m^2·h)]。

基础代谢的测量一般都在清晨未进餐以前进行,距离前一天晚餐 12~14 h,而且测量前的最后一次进餐不要吃得太饱,膳食中的脂肪量也不要太多,这样可以排除食物热效应作用的影响。测量前不应做费力的劳动或运动,而且必须静卧半小时以上,测量时采取平卧姿势,并使全身肌肉尽量松弛,以排除肌肉活动的影响。测量时的室温应保持在 20~25℃,以排除环境温度的影响。

1. 基础代谢的测量方法

(1)气体代谢法。能量代谢始终伴随着氧气的消耗和二氧化碳的产生。故可根据氧气的消耗量推算能量消耗量。目前临床常用的是一种特制的代谢车。

(2) 用体表面积计算。基础代谢消耗的能量常根据体表面积或体重和基础代谢率计算。

基础代谢=体表面积(m^2) ×基础代谢率[kJ/(m^2·h)或 kcal/(m^2·h)]×24

人体的体表面积,可根据身高和体重来推算。

$$男性:A=0.006\ 07H+0.012\ 7W-0.069\ 8$$

$$女性:A=0.005\ 68H+0.012\ 6W-0.046\ 1$$

式中:A—体表面积,m^2;

H—身高,cm;

W—体重,kg。

中国人正常基础代谢率平均值见表 2-1。

表 2-1 中国人正常基础代谢率平均值 kJ/(m^2·h)

性别	年龄/岁						
	11～15	16～17	18～19	20～30	31～40	41～50	51 以上
男	195.5	193.4	166.2	157.8	158.7	154.1	149.1
	(46.7)	(46.2)	(39.7)	(37.7)	(37.9)	(36.8)	(35.6)
女	172.5	181.7	154.1	146.5	146.4	142.4	138.6
	(41.2)	(43.4)	(36.8)	(35.0)	(35.0)	(34.0)	(33.1)

注：括号内数值单位为 kcal/(m^2·h)。

2. 基础代谢的影响因素

影响基础代谢的因素很多，主要有以下几点：

(1)体表面积。基础代谢率的高低与体重并不成比例关系，而与体表面积基本上成正比。因此，用每平方米体表面积为标准来衡量能量代谢率是比较合适的。

(2)年龄。在人的一生中，婴幼儿阶段是代谢最活跃的阶段，其中包括基础代谢率，以后到青春期又出现一个较高代谢的阶段。成年以后，随着年龄的增加，代谢缓慢地降低，其中也有一定的个体差异。

(3)性别。实际测定表明，在同一年龄、同体表面积的情况下，女性基础代谢率低于男性。

(4)激素。激素对细胞的代谢及调节都有较大影响。如甲状腺功能亢进可使基础代谢率明显升高；相反，患黏液水肿时，基础代谢率低于正常。去甲肾上腺素可使基础代谢率下降25%。

(5)季节与劳动强度。基础代谢率在不同季节和不同劳动强度人群中存在一定差别，说明气候和劳动强度对基础代谢率有一定影响。例如，寒季基础代谢率高于暑季，劳动强度高者高于劳动强度低者。

(二)体力活动

除基础代谢外，体力活动是影响人体能量消耗的主要因素。因为生理情况相近的人，基础代谢消耗的能量是相近的，而体力活动情况却相差很大。机体任何轻微活动都可提高代谢率，人在运动或劳动时耗氧量显著增加。这是因为运动或劳动等体力活动时肌肉需要消耗能量，而能量则来自营养物质的氧化，这就必然导致机体耗氧量增加。机体耗氧量的增加与肌肉活动的强度呈正比关系。耗氧最多时可达到安静时的 10～20 倍。通常各种体力活动所消耗的能量约占人体总能量消耗的 15%～30%。

人们每天的工作和生活包括多种活动，这些活动都需要肌肉做功来完成。在人体的整个能量消耗中，肌肉活动在体力活动中占较大比例。

影响体力活动能量消耗的因素如下：

(1)肌肉越发达者，活动能量消耗越多。

(2)体重越重者，能量消耗越多。

(3)劳动强度越大、持续时间越长，能量消耗越多。其中劳动强度是主要影响因素，而劳动强度主要涉及劳动时牵动的肌肉多少和负荷的大小。

(4)与工作的熟练程度有关，对工作熟练程度高者能量消耗较少。

(三)食物热效应

食物热效应(TEF)是指由于进食而引起能量消耗额外增加的现象,过去称为食物特殊动力作用(SDA)。例如,进食碳水化合物可使能量消耗增加5%～6%,进食脂肪增加4%～5%,进食蛋白质增加30%～40%。一般混合膳食约增加基础代谢的10%。

食物热效应只能增加体热的外散,而不能增加可利用的能量。换言之,食物热效应对于人体是一种损耗而不是一种效益。当只够维持基础代谢的食物摄入后,消耗的能量多于摄入的能量,外散的热多于食物摄入的热,而此项额外的能量却不是无中生有的,而是来源于体内的营养储备。因此,为了保存体内的营养储备,进食时必须考虑食物热效应额外消耗的能量,使摄入的能量与消耗的能量保持平衡。

(四)生长发育期儿童及孕妇、乳母对能量的需求

处在生长发育过程中的儿童,其一天的能量消耗还应包括生长发育所需要的能量。孕妇的能量消耗则应包括胎儿由于迅速发育所需的能量,加上自身器官及生殖系统的孕期发育特殊需要的能量,尤其在怀孕后半期。

除上述影响基础代谢的几种因素对机体能量消耗有影响之外,还受情绪和精神状态影响。脑的重量只占体重的2%,但脑组织的代谢水平是很高的。例如,精神紧张地工作,可使大脑的活动加剧,能量代谢增加3%～4%;当然,与体力劳动相比,脑力劳动的能量消耗仍然相对较少。

四、能量需要量及膳食推荐摄入量

人体能量代谢的最佳状态是达到能量消耗与能量摄入的平衡。能量代谢失衡,即能量缺乏或过剩都对身体健康不利。

1. 能量需要量的确定

由于基础代谢占总能量消耗的60%～70%,故近年多以基础代谢率(BMR)乘以体力活动水平(PAL)计算能量需要量,即:

$$能量需要量 = BMR \times PAL$$

式中BMR可由表2-1查得,也可根据表2-2的公式计算得知,PAL可由表2-3查知,代入上式即可得出能量需要量的估计值。成年人的PAL受劳动强度的影响,不同劳动强度的PAL值见表2-3。

表2-2 按体重计算BMR的公式

年龄/岁	男		女	
	kcal/d	MJ/d	kcal/d	MJ/d
0～	60.9*W*－54	0.255 0*W*－0.226	61.0*W*－51	0.255 0*W*－0.214
3～	22.7*W*＋495	0.094 9*W*＋2.07	22.5*W*＋499	0.941 0*W*＋2.09
10～	17.5*W*＋651	0.073 2*W*＋2.72	12.2*W*＋746	0.051 0*W*＋3.12
18～	15.3*W*＋679	0.064 0*W*＋2.84	14.7*W*＋496	0.061 5*W*＋2.08
30～	11.6*W*＋879	0.048 5*W*＋3.67	8.7*W*＋829	0.036 4*W*＋3.47

注:*W*为体重,单位kg。

2. 膳食能量推荐摄入量

中国营养学会根据上述BMR和PAL的计算方法，推算我国成年男子、轻体力劳动者膳食能量推荐摄入量(RNI)为2 250 kcal/d。

表2-3 不同劳动强度的PLA值

活动强度	PAL值
轻	1.0～2.5
中	2.6～3.9
重	>4.0

五、能量的食物来源

人体的能量来源是食物中的碳水化合物、脂肪和蛋白质。这三类营养素普遍存在于各种食物中。粮谷类和薯类食物含碳水化合物较多，是人体能量最经济的来源；油料作物富含脂肪；动物性食物一般比植物性食物含有更多的脂肪和蛋白质；但大豆和硬果类例外，它们含丰富的油脂和蛋白质；蔬菜和水果一般含能量较少。几种常见食物的能量含量见表2-4。

表2-4 每100 g常见食物能量含量

食物	能量		食物	能量	
	kcal	kJ		kcal	kJ
小麦粉(标准粉)	344	1 439	蚕豆	335	1 402
粳米(标一)	343	1 435	绿豆	316	1 322
籼米(标一)	346	1 448	赤小豆(小豆)	309	1 293
玉米(黄、干)	335	1 402	花生仁(生)	563	2 356
玉米面(黄)	341	1 427	猪肉(肥瘦)	395	1 653

复习思考题

1. 名称解释：消化、吸收、被动转运、易化扩散、食物卡价、基础代谢。
2. 营养与健康有什么关系？
3. 能量的消耗途径有哪些？
4. 如何确定个体的目标能量值？

第三章　营养素

教学目标:

1. 掌握各类营养素的定义、生理功能、缺乏症及食物来源;
2. 熟悉各类营养素的详细分类;
3. 了解营养素的功效或致病机理。

第一节　概　述

营养素是指食品中具有特定生理作用,能维持机体生长、发育、活动、繁殖以及正常代谢所需的物质,缺少这些物质,将导致机体发生相应的生化或生理学的不良变化。营养素包括蛋白质、脂肪、碳水化合物、矿物质和维生素五大类。根据人体需要量的多少,可以将上述营养素分为微量营养素和宏量营养素,其中微量营养素包含矿物质(包括常量元素和微量元素)和维生素(包括脂溶性维生素和水溶性维生素);宏量营养素包括食品中的蛋白质、脂肪和碳水化合物。

蛋白质、脂肪和碳水化合物是人体的产能营养素,人体的一切生命活动所需要的能量都来自上述三类物质产生的能量,且三者在总能量供给中应有一个恰当的比例。根据我国的饮食特点,成人碳水化合物供给的能量以占总能量的55%～65%,脂肪占20%～30%,蛋白质占10%～15%为宜,上述比例可以根据人群的年龄、性别、职业特点、疾病状况、外界环境条件等因素做出适当调整。相同质量的蛋白质、脂肪和碳水化合物所提供的能量是有差异的,其中1 g蛋白质或碳水化合物都可以提供约4 kcal的能量,而1 g脂肪可以提供约9 kcal的能量。

矿物质是指维持人体正常生理功能所必需的无机化学元素,根据人体需要量的多少分为常量元素和微量元素。常量元素包括钙、磷、镁、钾、钠、硫、氯7种元素;微量元素又称痕量元素,包括铜、铁、碘、锌、铬、钼、钴、硒、锰、硅、硼、矾、镍、氟、铅、镉、汞、砷、铝、锂、锡等。

维生素是维持人体生命活动所必需的一类微量的低分子有机化合物的总称,一般分为脂溶性维生素和水溶性维生素。其中脂溶性维生素包括维生素A、维生素D、维生素E、维生素K等;水溶性维生素包括B族维生素和维生素C。

本章将分别从各类营养素的概念、生理功能、加工过程中的变化、食物来源、推荐摄入量等方面进行介绍。

如何知道自己是否营养不良?
多种表现形式告诉你答案

第二节 蛋 白 质

蛋白质(protein)是由许多α-氨基酸按不同比例、不同顺序,互相之间以肽键相连并具有一定空间结构的一类高分子化合物。它是构成生物体最基本的结构物质和功能物质,是一切生命的物质基础;蛋白质主要由碳、氢、氧、氮四种元素组成,此外还含有硫、磷、铁和铜等元素。

蛋白质按化学组成成分分为单纯蛋白质和结合蛋白质,按性状分为球形蛋白质和纤维状蛋白质等。在营养学上,一般根据蛋白质所含必需氨基酸的种类、数量及比例分为完全蛋白质、半完全蛋白质和不完全蛋白质。这种划分是比较粗略地,仅具有相对意义。一般来说,动物性食品中的蛋白质多是完全蛋白质,因此动物性食物中蛋白质的营养价值高于植物性食物中的蛋白质。需要特别指出的是,大豆中的蛋白质也是优质蛋白质,且其蛋白质含量远远高于一般肉类,只是在豆类烹调和加工过程中要注意去除一些有害或抗营养物质,如胰蛋白酶抑制剂。蛋白质是组成人体的重要成分之一。在人和动物的新鲜组织中,蛋白质占17%左右。

一、蛋白质的生理功能

1. 构成机体

蛋白质是构成人体组织和细胞的重要成分,是生命的存在形式。人体的所有组织和器官都是以蛋白质为基础,如人体的肌肉组织和心、肝、肾等器官均含有大量蛋白质;骨骼、牙齿中含有大量的胶原蛋白;指甲、趾甲中含有角蛋白;细胞从细胞膜到细胞内的各种结构中均含有大量的蛋白质。

2. 构成体内各种重要的生理活性物质,调节生理功能

蛋白质作为酶对机体新陈代谢起着催化作用,如消化酶;还可以调节机体氧化还原平衡,如过氧化物酶;蛋白质作为激素参与调节人体生理机能,甚至某些激素本身就是蛋白质或由蛋白质参与构成,如生长激素、胰岛素、甲状腺素等;蛋白质还可以构成抗体,提高人体免疫能力,抵御外来微生物及其他有害物质的入侵;细胞膜和血液中的蛋白质担负着各类物质的运输和交换;人体的氧气和二氧化碳是由血液中的血红蛋白负责运输的;细胞代谢过程中的某些物质如血液中的脂肪、胆固醇、磷脂等也往往是以蛋白质为载体的。

蛋白质还具有生理调节功能。正常人血浆和组织液之间的营养物质交换,是在渗透压的作用下产生的,如果血浆蛋白浓度过低,会导致身体生理功能紊乱。

3. 为机体提供氮源,维持正氮平衡

蛋白质在体内处于不断地合成和分解的动态平衡状态。正常情况下,成年人体内蛋白质含量相对稳定,约占人体重量的16.3%,但组织细胞需不断更新,成年人体内全部蛋白质每天约有3%的更新,这些体内蛋白质分解成氨基酸以后,大部分重新合成蛋白质,此即为蛋白质的周转率,只有少部分分解成为尿素及其他代谢产物排出体外。因此成年人也必须每日摄入足够量的蛋白质,以补充被分解并排出的那部分蛋白质,以维持其组织的更新。

机体氮平衡有三种类型,即摄入的氮=排出的氮,称为氮的平衡或氮的零平衡;摄入的

氮＞排出的氮称为正氮平衡，多指生长发育期的儿童、孕妇及疾病恢复期病人；摄入的氮＜排出的氮称为负氮平衡，多指饥饿或消耗性疾病患者。

4. 供给能量

人体的生命活动离不开能量的摄入。人体主要通过碳水化合物、脂肪和蛋白质获取能量。当碳水化合物和脂肪提供的能量不能满足机体需要时，蛋白质就会氧化分解，并为机体提供能量。每克蛋白质为机体提供约 16.81 kJ (4 kcal)的能量。人体每日所需热能有 10%～15%来自蛋白质。

5. 活性蛋白质的特殊作用

除上述蛋白质外，机体还存在一些发挥特殊作用的活性蛋白质。例如，抑制胆固醇蛋白质、控制食欲蛋白质 GLP-1、抗癌、抗冻、抗菌及促进食欲的活性蛋白质等。

6. 肽类的特殊生理功能

近年来，研究发现直接从肠道吸收进入血液的活性肽具有许多重要的生理功能。它们不仅能作为氨基酸的提供者，还可以促进矿物质的吸收、降血压、清除自由基及参与机体免疫调节等。

二、氨基酸

氨基酸是构成蛋白质的基本单位，氨基酸对人体有重要作用，主要体现在以下几方面：供给机体营养、调节机体机能、增强机体免疫力、维护心血管功能、改善肝肾功能、减低放化疗损害、促进激素分泌、促进蛋白质合成等。

1. 氨基酸的分类

自然界中的氨基酸有 300 多种，但构成人体蛋白质的氨基酸只有 20 多种，一般分为必需氨基酸、非必需氨基酸和条件必需氨基酸。

必需氨基酸是指人体需要，但在体内不能合成或合成的数量不能满足人体的需要，而必须由食物供给的氨基酸。对成人来说必需氨基酸有 8 种：苯丙氨酸、蛋氨酸、赖氨酸、苏氨酸、色氨酸、亮氨酸、异亮氨酸和缬氨酸；对婴幼儿来说，必需氨基酸除上述 8 种外，还有组氨酸，共 9 种。

非必需氨基酸也是人体需要的，但人体能利用其他氮源合成，不一定要由食物供给。非必需氨基酸通常有甘氨酸、谷氨酸、丙氨酸、丝氨酸、胱氨酸、半胱氨酸、天冬氨酸、天冬酰胺、酪氨酸、精氨酸、脯氨酸和羟脯氨酸等。非必需氨基酸充足时可减少必需氨基酸转变成非必需氨基酸的消耗。

某些氨基酸在正常情况下能够在体内合成，为非必需氨基酸，但在特定条件下，由于合成能力有限或需要量增加，不能满足机体需要，必须从食物中获取，这些氨基酸就会变成必需氨基酸，这类氨基酸被称作条件必需氨基酸。如正常情况下谷氨酰胺是非必需氨基酸，但在创伤或患病期间谷氨酰胺为必需氨基酸；精氨酸在正常情况下也是非必需氨基酸，但当肠道代谢功能异常时，精氨酸也成为必需氨基酸；另外，半胱氨酸和酪氨酸在体内分别由蛋氨酸和苯丙氨酸转变而来。当膳食中的蛋氨酸和苯丙氨酸供给不足时，半胱氨酸和酪氨酸就成了必需氨基酸，也必须从食物中获取。

2. 必需氨基酸的需要量及模式

人体蛋白质及各种食物蛋白质在必需氨基酸的种类、含量及比例上存在差异，在营养学上用氨基酸模式来反映这种差异。

必需氨基酸需要量模式是指蛋白质中各种必需氨基酸的构成比例。膳食蛋白质中必需氨基酸的模式越接近人体蛋白质组成,就越容易满足人体合成蛋白质的需要,就越容易被人体利用,其营养价值也就越高。因此当必需氨基酸供给不足或不平衡时,蛋白质合成均会受到影响。其计算方法是将该种蛋白质中的色氨酸含量定为1,分别计算出其他必需氨基酸的相应比值,这一系列的比值就是该种蛋白质的氨基酸模式。

3.限制氨基酸

被吸收到人体内的必需氨基酸中,能够限制其他氨基酸利用程度的氨基酸,称为限制氨基酸。食物蛋白质因某种必需氨基酸含量不足或缺乏,限制了该食物蛋白质在人体内的利用,以不足程度排列,分别称为第一、第二或第三限制氨基酸。如粮谷类蛋白质的第一限制性氨基酸是赖氨酸;第二限制性氨基酸为蛋氨酸;第三限制性氨基酸为色氨酸。

4.蛋白质的互补作用

将几种食物(如谷类和肉类,或谷类和大豆)混合食用,使其中某些必需氨基酸缺陷得以互补,以提高食物蛋白质营养价值的作用称为蛋白质的互补作用。

发挥蛋白质的互补作用应遵循3个原则:

第一,所搭配的食物种类越多越好;

第二,所搭配的食物种属越远越好;

第三,所搭配的食物,食用时间越近越好,最好同时食用。

三、食用蛋白质的来源和推荐膳食摄入量

1.食用蛋白质的来源

膳食中蛋白质的来源主要有动物性食物和植物性食物。动物性食物的蛋白质含量高,质量好,是优质蛋白质的重要来源,如各种肉类、乳类、蛋类等,其中畜禽肉类蛋白质含量为10%~20%,鱼类16%~18%,蛋类11%~14%。乳类(牛奶)一般含蛋白质3.0%~3.5%,是婴幼儿蛋白质较好的来源。

一般来说,植物性食物中所含蛋白质不如动物性蛋白质含量高,也不如动物性蛋白质质量好。谷类作为中国居民的主食,其蛋白质含量居中(约10%),是膳食蛋白质的主要来源。豆类含有丰富的蛋白质,特别是大豆含蛋白质高达40%左右,氨基酸组成也比较合理,在体内的利用率较高,是植物蛋白质的良好来源。另外花生、核桃等坚果中蛋白质含量也很高,为15%~30%。蔬菜水果等食品中蛋白质含量很低,一般忽略不计。

2.中国居民膳食蛋白质的推荐摄入量

我国居民每日膳食蛋白质摄入量,以每千克体重计,成人按每千克体重每天摄入0.8 g蛋白质较好。我国由于以植物性食物为主,其蛋白质消化吸收率较低,参考摄入量按1.0~1.2 g/(kg·d)计算。一般情况下,蛋白质提供的能量应占成年人总能量的10%~13%,处于生长发育期的青少年应占12%~15%,蛋白质供能占比与年龄、性别、体力活动水平、工作环境,患病情况等多种因素相关。

四、蛋白质的缺乏和过量

正常情况下,人体内蛋白质的含量处于动态平衡状态,人体摄入蛋白质缺乏或过多都会影

响人体健康。

1.蛋白质摄入缺乏

蛋白质缺乏在成人和儿童中都有发生，但处于生长阶段的儿童更为敏感。

(1)以消瘦为特征的混合型蛋白质—能量缺乏。具体是指蛋白质和能量摄入均严重不足的营养缺乏病，主要的临床表现为体重下降、消瘦、血浆蛋白下降、免疫力下降、贫血等。

(2)以浮肿为特征的蛋白质缺乏。具体是指能量摄入基本满足，但蛋白质摄入严重不足的营养缺乏病，主要临床表现为全身水肿、虚弱、表情淡漠、生长滞缓、头发变色、变脆、易脱落、易感染等。

后者对身体的危害程度更甚于前者。

2.蛋白质摄入过量

蛋白质摄入过量，会产生许多对人体有毒副作用的代谢物，进而引起营养缺乏、尿酸蓄积，导致多种疾病如痛风等；另一方面，过多动物性蛋白会加重肾脏的负荷，造成含硫氨基酸摄入过多，可加速骨骼中钙质的丢失，易产生骨质疏松；另外，动物性蛋白质的过量摄入，一般都伴随着动物脂肪和胆固醇的较多摄入，会在一定程度上提高心脏病、动脉硬化、直肠癌、胰腺癌、肾癌及乳腺癌等的患病风险。

五、蛋白质的营养价值的评价

人体缺蛋白质的六个迹象

1.食物中蛋白质的含量

一般来说，食物中含蛋白质越多，其营养价值相对也就越高。蛋类、乳类、鱼类、瘦肉类和大豆类蛋白质的营养价值较高，而其他植物性食物的营养价值较低。各种蛋白质的平均含氮量为16％，一般采用凯氏定氮的方法测定食物中蛋白质的含量，根据测出的食物中蛋白质的含氮量，再乘以换算系数6.25即可得出蛋白质含量。

2.蛋白质的消化率

食物蛋白质在体内消化率的高低是评价食物营养价值的重要因素之一。蛋白质消化率越高，其营养价值越高。一般来说，动物来源的蛋白质的消化率较高，植物来源的蛋白质相对较低。

蛋白质消化率也称蛋白质真消化率，反映蛋白质在消化道内被分解和吸收的程度，其计算公式如下：

蛋白质真消化率＝[摄入氮－(粪氮－粪代谢氮)]/摄入氮×100％

食物蛋白质消化率除受人体因素影响之外，还受食物因素的影响，如食物的属性、抗营养因子的存在、加工的条件及同时食入的营养素等。如大豆未加工时，其蛋白质消化率为60％，加工成豆腐后则提高到90％。

3.蛋白质的生物价

蛋白质的生物价(BV)指食物中的蛋白质被吸收后在体内贮留的氮与被吸收氮的比值。

蛋白质生物价＝贮留氮/吸收氮×100％

贮留氮＝吸收氮－(尿氮－尿内源氮)

吸收氮＝摄入氮－(粪氮－粪代谢氮)

4.蛋白质的净利用率

蛋白质的净利用率(NPU)是机体氮的贮存量与氮的摄入量之比。理论上可以用蛋白质的生物价乘以消化率求出。NPU一定程度上反映了蛋白质实际被利用的程度,是一种常用的评价蛋白质营养价值的指标,但对于难消化的蛋白质,评价结果可能偏低。

蛋白质净利用率=蛋白质消化率×蛋白质生物价

5.蛋白质功效比

蛋白质功效比(PER)是指实验动物在规定的实验条件下每摄取1 g蛋白质体重增加的量,是测定蛋白质利用率的最早而简易的衡量方法,被广泛地用来对婴幼儿食品中蛋白质的营养价值进行评价。可用下式表示:

蛋白质功效比=实验期内动物体重增加克数/实验期内摄入的蛋白质克数

PER比值大者营养价值高,如全蛋为4.4,大豆为2.4,麦麸为0.4。

六、蛋白质在食品加工中的变化

1.热处理引起的变化

在目前采用的食品加工方法中,热处理对蛋白质的影响最大。

(1)正面影响。热烫或蒸煮可以使对食品保藏不利的酶失活,相对的保存了食品中的营养素,还可避免酶促氧化产生不良的色泽和风味;适当热处理可使蛋白质发生变性,有利于蛋白酶的水解,易于消化吸收,如生鸡蛋的消化率仅为50%,而熟鸡蛋的消化率几乎为100%;加热可破坏食品中存在的某些有毒有害物质,如生大豆中的胰蛋白酶抑制剂、植物凝血素等;适当的热处理还会改善食品的感官性状,如对含有蛋白质和糖类食品进行热加工时,会产生颜色、口感方面的一些变化,形成特殊风味。

(2)负面影响。食物经过度加热,会降低食物的风味和营养价值。氨基酸的破坏即为原因之一。

总之,蛋白质的热加工,对其感官和营养价值的影响条件包括加热温度和持续时间等。在食物烹调和食品加工过程中,要特别关注这两个因素。

2.碱处理引起的变化

碱处理现已普遍用于蛋白质的浓缩和分离。对食品进行碱处理,尤其与热处理并用,可使许多氨基酸残基发生异构化,即氨基酸的消旋化,它可部分抑制蛋白质的水解消化作用;还可使蛋白质分子间或分子内形成交联键,生成新的氨基酸,如赖丙氨酸等,此氨基酸几乎不被人体吸收;碱处理还可引起精氨酸、胱氨酸、色氨酸、丝氨酸和赖氨酸的消旋作用,从而降低其营养性。

3.低温处理引起的变化

(1)冷却。将食品的贮藏温度控制在略高于食品的冻结温度,此时微生物的繁殖受到抑制,蛋白质较稳定,对风味影响较小。

(2)冷冻。冷冻对食品的风味有些影响,但对蛋白质的品质有较大影响。例如肉类食品经冷冻及解冻后,组织及细胞膜被破坏会导致蛋白质变性,因而质地变硬、保水性降低。蛋白质在冷冻条件下的变性程度与冷冻速度有关，一般来说冷冻速度越快，形成的冰晶越小，挤压作用也越小，变性程度也就越小，故在食品加工中一般都是采用快速冷冻。

第三节 脂 类

脂类包括脂肪和类脂，主要由碳、氢、氧三种元素组成，难溶于水，易溶于有机溶剂。人体脂类总量占体重的10%～20%，是人体的必需营养素，具有重要的生理功能。脂肪又叫甘油三酯，通常由一分子甘油和三分子脂肪酸组成；类脂是一类在某些理化性质上与脂肪类似的物质，包括各种磷脂、糖脂和固醇类。常见的磷脂包括卵磷脂和脑磷脂；卵磷脂主要存在于动物的肝、肾、心、脑以及蛋黄、大豆、花生、核桃中，其中蛋黄含的卵磷脂最多；脑磷脂主要存在于动物的脑、骨髓和血液中；固醇类分为胆固醇和类固醇。胆固醇是最重要的固醇类，主要存在于脑、神经组织、肝、肾和蛋黄中；类固醇主要存在于大豆、谷胚和酵母中。

一、脂类的生理功能

1.储存和提供能量

当人体摄入过量的碳水化合物、脂肪和蛋白质时，会转化为脂肪储存在体内，体内贮存的脂肪是人体的“能量库”；脂肪另一重要的功能是供给能量，1 g脂肪在体内可产生约37.7 kJ (9 kcal) 的能量，是营养素中产热量最高的一种物质。

脂类存储和提供能量有两个特点，一是脂肪细胞可以不断地积累脂肪，至今还未发现其吸收脂肪的上限；二是机体不能利用脂肪酸分解的含2个碳的化合物合成葡萄糖，所以脂肪不能直接给脑和神经细胞提供能量。

2.构成人体组织

脂类是人体的重要组成成分，脂类广泛存在于生物体内。中性脂肪占体重的10%～20%，构成体脂肪组织，其含量可因体力活动和营养状况而变化，称为动脂，主要存在人体皮下结缔组织、腹腔大网膜、肠系膜等处；类脂占总脂量的1%～5%，构成细胞膜的基本成分，其含量稳定，不受机体活动和营养状况的影响，称为定脂，如一些固醇是制造体内固醇类激素的必需物质，如肾上腺皮质激素、性激素等；磷脂是构成细胞膜、神经髓鞘外膜和神经细胞的主要成分。

3.供给必需脂肪酸

必需脂肪酸是指人体必需的且人体不能合成或合成数量不能满足机体需要的，必须从食物中摄取的脂肪酸，主要包括亚油酸、亚麻酸和花生四烯酸，其中亚油酸是最重要的必需脂肪酸。

必需脂肪酸的生理功能主要有如下方面：是构成生物膜的主要成分，能参与脂肪、胆固醇的代谢和运转，是合成磷脂和前列腺素等的原料，对放射线引起的皮肤损伤具有一定的保护作用。

4.保温及润滑作用

脂肪导热性低，贮存在皮下的脂肪，可以起到隔热、保温的作用，可以维持体温的恒定，因此肥胖者一般冬天相对更耐严寒；脂肪在体内对器官有支撑和衬垫作用，是脏器保护者，可保护内部器官免受外力伤害及减少器官间的摩擦，如腹腔中的大量脂肪在肠胃蠕动中起到润滑作用，甚至皮脂腺分泌的脂肪也会对皮肤起到一定的润滑和护肤作用。

5. 脂溶性维生素的提供者及溶剂

食物脂肪中含有多种脂溶性维生素，奶油、蛋黄油、鱼肝油中含有维生素 A、维生素 D、维生素 K、维生素 E 等。许多植物油如麦胚油、玉米油、菜油、芝麻油等都含有丰富的维生素 E。膳食中有适量脂肪存在有利于脂溶性维生素的吸收，特别是胡萝卜素的吸收。

6. 增加饱腹感，促进食欲

脂肪在胃内消化较缓，停留时间较长，食物中脂肪含量越多，胃排空的时间越长，因此摄入含脂肪高的食物，可增加饱腹感，使人不易感到饥饿；同时脂肪能改变食物的色、香、味、型等感官性状，改善和促进食欲。

二、脂类的食物来源及推荐膳食参考摄入量

1. 脂类食物来源

动物性脂肪和植物性脂肪都可作为我们脂类的食物来源。动物性脂肪主要来源于猪肉、牛肉、羊肉及其制品，动物性食物的脂肪含量因部位及体脂含量的多少而有差异。动物的脑、心、肝、肾等富含磷脂，乳脂及蛋黄是婴幼儿脂类的良好来源；植物性食物中如大豆、花生、芝麻等含油都较丰富，核桃、葵花瓜子等硬果或果仁中油脂含量也很高。蔬菜、水果类食物油脂含量甚少，可以忽略不计。一般来说，动物脂肪含饱和脂肪酸较多，植物油主要含不饱和脂肪酸。

2. 脂肪的供给量

不同地区由于经济发展水平和饮食习惯的差异，脂肪的实际摄入量有很大差异。我国营养学会建议膳食脂肪供给量不宜超过总能量的 30%，儿童和少年为 25%～35%，成人为 20%～25%，老年人以不超过 20%为宜。

膳食中脂肪的供给量常因年龄、季节、劳动性质和生活水平而定。如在寒冷的冬季，在野外工作的人或重体力劳动者，热量消耗得多，就应多吃些油脂；而在炎热的夏天，就应少吃油。此外，患肝胆疾病的人，胆汁分泌减少，脂肪不易消化，不宜多吃油；患痢疾、急性肠胃炎、腹泻的人，由于胃肠功能紊乱，不宜吃油腻的食物；至于幼儿、青少年，正处于生长发育阶段，活动量大，热能消耗多，适当多食用些油脂则对健康有利。

需要指出的是，脂肪的过量摄入会引发肥胖，除了肥胖本身是一种疾病外，还可以诱发多种其他慢性疾病，因此在日常饮食中，需要严格把控脂肪的摄入量。

三、脂类的缺乏和过量

1. 脂类摄入缺乏

人体脂肪若长期供给不足，会影响大脑的发育，发生营养不良、生长迟缓和各种脂溶性维生素缺乏症；同时脂肪长期严重摄入不足会导致必需脂肪酸缺乏，从而导致生长发育停滞、中枢神经系统功能异常、生殖功能丧失、眼及视网膜病变、肾功能衰竭和血小板功能异常。

2. 脂类摄入过量

膳食中脂肪总量与血清胆固醇水平以及冠心病死亡率呈正相关。膳食脂肪总量过高对冠心病的发生有促进作用，而脂肪的种类会对动脉粥样硬化病变产生较大的影响。

近年来研究发现，脂肪摄入过多会引发肿瘤疾病。高脂肪摄入的人群中，结肠癌和乳腺癌发病率及死亡率都相对较高，动物脂肪的摄入量与这两种癌症的发病率和死亡率呈正相关。

四、脂类的营养价值的评价

脂类的营养价值取决于它的消化率、稳定性、脂肪酸组成及脂溶性维生素含量等。

1. 消化率

脂类的消化率高，其营养价值就相对越高。食物油脂的消化率与其熔点有密切关系。植物性脂肪中含不饱和脂酸相对较多，其熔点相对较低、消化吸收率就高，例如植物油组成以亚油酸、亚麻酸等多不饱和脂肪酸为主，故其消化吸收率高；动物脂肪中含饱和脂肪酸相对较多，熔点高，不易被人体消化吸收，如牛、羊脂肪的熔点高于正常体温，在消化道中较难乳化和消化。

2. 稳定性

脂类的稳定性越高，其营养价值就相对越高。油脂在空气中长时间放置或受理化因素影响会产生刺鼻臭味，发生变质酸败。变质酸败的油脂不但有异味而且营养价值降低，因为其中的维生素、脂肪酸被破坏，甚至会产生有毒物质，不宜食用。

3. 必需脂肪酸种类及其含量

必需脂肪酸含量越高，营养价值就相对越高；反之，营养价值低。此外脂肪酸种类不同其营养价值也不相同。通常植物油中的亚油酸含量高于动物脂肪，因此，植物油的营养价值高于动物油脂。需要指出的是，动物食品中，鱼类是一个特例。鱼油中含有丰富的二十碳五烯酸(EPA)和二十二碳六烯酸(DHA)，研究表明以上两种多不饱和脂肪酸有降低血脂的功能，因此以脂肪质量的角度来说，鱼油的营养价值高于其他畜肉或禽肉的脂肪营养价值。

4. 脂溶性维生素的种类及其含量

脂肪中，脂溶性维生素的种类越丰富，脂溶性维生素含量越高，其营养价值就越高；反之，其营养价值就越低。例如动物脂肪中鱼肝油中含有较多维生素 A 和维生素 D，猪油维生素 A 和维生素 D 的含量很少，所以从脂溶性维生素的种类和含量的角度来讲，鱼肝油的营养价值高于猪油的营养价值。

反式脂肪酸真的会危害健康吗？这几类食物要少吃

五、脂类在食品加工、贮藏中的变化

1. 油脂的酸败

油脂的酸败包括水解酸败和氧化酸败。

(1)水解酸败。水解酸败是指脂肪在高温加工或在酸、碱或酶的作用下，将甘油和脂肪酸分子水解所致。在甘油和脂肪酸分子分解、裂开的过程中，产生游离脂肪酸，继而产生不良气味，影响食品的感官品质，但对食品脂肪的营养价值没有明显影响。

(2)氧化酸败。氧化酸败是指在常温条件下，油脂暴露在空气中时，会与氧气发生自动氧化反应，会产生更加令人讨厌的“回生味”，会较大程度影响食品的感官性状并降低食品营养价值。在氧化后的油脂中可以检测到许多不挥发性化合物，影响营养素的消化和吸收。

2. 油脂在高温下的化学变化

在高温条件下，脂类的氧化作用和常温时不同。高温时，不仅氧化反应速度提高，而且还生成各种分解产物如酮、醛、酸等，金属离子（如 Fe^{2+}）的存在可催化热解反应。不仅味感变劣，且营养价值丧失，甚至有毒性。所以在油炸烹饪时温度不宜过高，应保持在 150℃以下。

另外，油脂高温加热后（温度≥300℃），还会发生聚合反应。油脂黏度增大，逐渐由稠变胨以至凝固。油脂聚合可形成多种形式的聚合体如环状单聚体、二聚体、三聚体、多聚体等。由于环状单聚体能被机体吸收，所以毒性较强，会引起肝脏损坏；二聚体可使动物生长缓慢、肝肿大、生育功能出现障碍；三聚体不易被机体吸收，故无毒。亚麻油最易聚合，大豆油和芝麻油次之，橄榄油和花生油则不易聚合。在油炸烹饪中要尽量避免高温长时间加热，油炸用油不易反复使用。

第四节　碳水化合物

碳水化合物是由碳、氢、氧三种元素构成的一大类化合物，因分子式中氢和氧的比例为 2∶1，恰好与水相同而得名。

碳水化合物是最早被发现的营养素之一，是食品的重要成分，广泛存在于动植物中。人体总能量的 55%～65%来自食物中的碳水化合物，是人类膳食能量的最重要及最经济的来源。中国以淀粉类食物为主食，主要包括大米、面粉、玉米、小米等谷物以及豆类、根茎类等富含淀粉的食品。

一、碳水化合物的分类

按分子结构和性质分类，通常将碳水化合物分为单糖、双糖、低聚糖和多糖，此外也包括糖的衍生物——糖醇类物质。

（一）单糖

单糖是分子结构最简单、不能再水解成更小分子的糖，含 3～6 个碳原子，多为结晶体，一般无色，有甜味，易溶于水，难溶于酒精，可以不经消化直接进入血液和淋巴，被机体吸收。单糖主要包括：果糖、半乳糖和葡萄糖。

1. 果糖

果糖是甜度最高的糖，不会引起龋齿，它本身也不刺激胰岛素的分泌，不造成明显的食后高血糖症。主要存在于水果和蜂蜜当中。果糖是重要的甜味物质，广泛应用于食品工业中。

2. 半乳糖

半乳糖是乳糖分解而来的，是神经组织的重要成分，不单独存在。

3. 葡萄糖

葡萄糖是单糖中最重要的一种，是被机体吸收利用最快、最好的单糖。葡萄糖主要由淀粉、蔗糖、乳糖水解而来。人体摄入的糖类大多要转化成葡萄糖后才会被吸收。葡萄糖是细胞产生能量的主要糖类，而且是中枢神经系统、肺组织和红细胞等组织的唯一能源物质。葡萄糖主要存在于各类植物性食物中，在葡萄中的含量高达 20%左右。血液中的葡萄糖即血糖浓度的稳定，对高血糖、糖尿病、心脑血管疾病等诸多慢性疾病有极其重要的生理意义，需给予特别重视。

(二)双糖

双糖是由两个单糖脱去一分子的水缩合而成的化合物,水解后可生成两分子单糖。双糖多为结晶体,味甜,溶于水,难溶于酒精,不能直接被人体直接吸收,需要在体内水解成单糖后才能被吸收。主要包括麦芽糖、乳糖和蔗糖。

1.麦芽糖

麦芽糖是由两分子葡萄糖缩合而成。麦芽糖在各类谷物种子的芽中含量最多,尤其以麦芽最为突出,故而得名。

2.乳糖

乳糖是由一分子葡萄糖和一分子半乳糖缩合而成。它只存在于哺乳动物的乳汁中,乳糖是婴儿最主要的糖类物质。乳糖对于肠胃道中的微生物菌群有重要的生理意义,会影响人体的消化吸收功能,并能促进钙的吸收。

3.蔗糖

蔗糖是由一分子葡萄糖和一分子果糖缩合而成,是植物界分布最广泛的双糖,在甘蔗和甜菜中含量特别丰富。蔗糖和单糖中的果糖一样,是重要的甜味剂,在食品加工工业中占有重要地位,蔗糖的甜度仅次于果糖。人们日常食用的白糖、红糖和冰糖都是蔗糖。纯净的蔗糖是白色晶体,当加热温度超过 200℃时会变成焦糖,产生颜色变化。在餐饮烹调和食品加工工艺中,常会利用这一点为食物着色。大量蔗糖的摄入易引发肥胖和龋齿。

(三)低聚糖

低聚糖是由 3～10 个单糖构成的,主要包括棉籽糖、水苏糖。主要存在于豆类食品中。在肠胃道中易产气导致腹胀。低聚糖不易引起蛀牙和龋齿病,也不易引起血糖升高。低聚糖还可以与双歧杆菌发酵产酸,促进肠胃道蠕动,预防便秘,降低血清胆固醇,并一定程度上预防消化系统癌症。

(四)多糖

多糖,顾名思义是由多个单糖分子组成,相对分子量大,无甜味,不易溶于水。主要包括淀粉、糖原和膳食纤维。除膳食纤维不易被人体消化吸收外,淀粉和糖原都可以被消化分解为葡萄糖,然后被机体吸收。

1.淀粉

淀粉是最重要的多糖,无甜味,不溶于冷水,加热吸水后可糊化。淀粉是人体能量的最主要来源,主要存在于植物的根、茎和种子中,在谷类、豆类、薯类中含量较为丰富。

2.糖原

糖原也被称作动物淀粉,是人体储备能量的来源之一。糖原溶于水,存在于肝脏(肝糖原)和肌肉(肌糖原)中,当体内缺糖时,糖原会被分解成葡萄糖进入血液供机体需要。当体内的糖过剩时,葡萄糖以糖原的形式贮存于肝脏和肌肉中。糖原储备的能量较少,不能满足一人一天的能量需要,因此,人体需要每日进食糖类食物。

3.膳食纤维

膳食纤维是指植物性食物中不能被机体消化吸收的一类大分子多糖类化合物的总称,包括纤维素、半纤维素、木质素和果胶等。这类物质不能供给能量,但具有非常重要的生理作用。

膳食纤维可促进肠蠕动，减少肠黏膜与肠内容物的接触时间，起到润肠通便的作用，特别是对习惯性便秘和老年性便秘效果更好。膳食纤维还可以降低肠道中某些致癌物的产生，一定程度上预防胆结石、冠状动脉硬化和肠癌发生。

二、碳水化合物的生理功能

1. 供给和储存能量

①为机体提供能量是碳水化合物最突出的生理功能。碳水化合物是人类获取能量的最经济、最主要的来源。人体每天所需能量的55%～65%来源于碳水化合物。碳水化合物在体内主要以葡萄糖的形式被吸收，并迅速氧化给机体提供能量，氧化最终产物为二氧化碳和水。1 g 葡萄糖彻底氧化可产生约16.74 kJ (4 kcal)的能量。肺部组织和中枢神经系统只能利用碳水化合物来供能。

②碳水化合物中的糖原还是能量的储存场所，便于把多余的糖以糖原的形式储存起来，以备机体缺糖时使用。

2. 构成机体

碳水化合物是构成机体的重要组成成分，并参与细胞的许多生命活动。

所有神经组织和细胞都含有碳水化合物，如糖和蛋白质结合生成的糖蛋白构成人和动物体中结缔组织的胶原蛋白、黏膜组织的黏蛋白、血浆中的转铁蛋白、免疫球蛋白等；再如糖和脂肪形成的糖脂是细胞膜和神经组织的重要组成成分；核糖和脱氧核糖是构成核酸的重要组成成分。

3. 节约蛋白质和抗生酮作用

①当机体摄入碳水化合物不足时，机体为了满足自身能量的需要，将动用体内蛋白质提供能量，这样会使机体蛋白质受到损失，影响机体健康。相反，当机体摄入碳水化合物充足时，机体首先利用碳水化合物供给能量，这样就减少了蛋白质作为能量的消耗，使蛋白质用于最合适的地方。这就是碳水化合物节约蛋白质的作用。

②正常情况下，血中酮体含量很少，但在碳水化合物缺乏（如饥饿、禁食）或糖代谢障碍（如糖尿病）时，脂肪动员加强，脂肪酸氧化增多，再加上糖代谢减少，从而丙酮酸量减少，导致与乙酰辅酶A缩合形成柠檬酸的草酰乙酸量减少，从而酮体（如丙酮、乙酰乙酸、β-羟丁酸等）生成过多，过多的酮体将随血液循环运至肝外组织氧化利用。肝外组织氧化酮体是有一定限度的，当血酮体过高，超过肝外组织利用酮体的能力，引起血中酮体升高，当高过肾回收能力时，则尿中出现酮体，即为酮症。因酮体中乙酰乙酸及β-羟丁酸都是相对强的有机酸，如在体内堆积过多可引起代谢性酸中毒。如果碳水化合物摄入充足时，可避免产生酮症酸中毒，这就是碳水化合物的抗生酮作用。

4. 解毒护肝作用

碳水化合物有解毒作用，机体肝糖原对某些细菌毒素和化学毒物如四氯化碳、酒精、砷等有很强的抵抗能力，故充足的肝糖原能保护和加强肝脏功能。

5. 血糖调节作用

不同的碳水化合物的种类、数量在体内的消化吸收速率和利用率是不同的，会产生不同的血糖反应。例如，淀粉可以较快被机体吸收，较快升高血糖水平；一些抗性淀粉、寡糖或其他形式的膳食纤维则不能显著升高血糖，因此在对糖尿病人进行膳食指导时，合理使用碳水化合物的种类和数量具有重要的实际指导意义。

6. 提供膳食纤维

碳水化合物可以为机体提供膳食纤维，膳食纤维具有很多重要的生理作用，尤其在润肠通便，预防胃肠疾病方面表现突出。

7. 提供生物活性多糖

碳水化合物可为机体提供生物活性多糖。生物活性多糖是一类品种繁多、生理功能多样的高分子碳水化合物聚合体，主要具有提高机体免疫力、抗肿瘤、抗衰老、抗疲劳等作用。如细菌的荚膜多糖有抗原性，肝脏、肠黏膜组织中的肝素具有对血液的抗凝作用等。多糖的生物活性作用已被广泛地应用于临床医学，已开发成口服液、发酵液、精粉等。

此外，碳水化合物还是食品工业中糖果、糕点的重要原料和辅助材料，同时也是其他多种食品的辅助材料。

三、碳水化合物的食物来源和推荐膳食摄入量

1. 碳水化合物食物来源

碳水化合物主要来源于植物性食物中，如谷类、薯类、根茎类等食物中碳水化合物的含量都很丰富，特别是谷物（如大米、小米、面粉、玉米等）中淀粉占60%～80%，动物性食物中只有肝脏含有糖原，乳中含有乳糖。

2. 碳水化合物的参考膳食摄入量

膳食中碳水化合物的供给量主要根据民族饮食习惯、生活条件等确定，西方国家饮食中碳水化合物所提供热量占全日能量的50%～55%，我国占全日能量的55%～65%。一般来说，膳食组成中蛋白质、脂肪含量高时，碳水化合物的含量可以低些，反之则应高些。

四、碳水化合物的缺乏和过量

1. 碳水化合物摄入缺乏

碳水化合物摄入不足会使蛋白质用于能量代谢，同时对脂肪代谢不利，使脂肪氧化不完全，产生一定数量的酮体，酮体聚集引起血液酸度偏高，导致“酮症”，表现为疲乏、恶心、呕吐等，严重者可致昏迷。长期碳水化合物摄入不足，会造成生长发育迟缓，体重轻，容易疲劳、头晕等。

如果谷类食物摄入不足会容易造成B族维生素的缺乏；如果膳食纤维缺乏会引起胃肠道构造的损害和功能障碍，增加诸如溃疡性结肠炎、肥胖、糖尿病、高脂血症、动脉硬化及癌症等疾病发病的风险。

2. 碳水化合物摄入过量

高糖可刺激人体内胰岛素水平升高，促使血管紧张度增加，诱发高血压；食入蔗糖过多者，糖尿病的发病率增加，糖还可影响体内脂肪的消耗，造成脂肪堆积，导致肥胖；还会促进动脉粥样硬化的发生和发展，同时还容易引起龋齿和牙周病的发生。

五、碳水化合物在食品加工中的变化

1.淀粉的水解

淀粉与水一起加热容易发生水解反应，工业上水解淀粉有酸水解法、酶水解法、酸—酶水解法三种方法。

酸水解法是利用无机酸为催化剂使淀粉彻底水解为葡萄糖。酶水解法是利用淀粉酶（α-淀粉酶、β-淀粉酶、葡萄糖淀粉酶）将糊化后的淀粉进行水解。酸—酶水解是酸法水解与酶法水解结合的一种淀粉水解方法。先用酸法水解淀粉至一定水解度再用酶处理。实际应用时取决于所需要的最终产物的性质。一般根据水解程度的不同，工业上利用淀粉水解可生产糊精、淀粉糖浆（饴糖）、麦芽糖浆、葡萄糖等。

2.淀粉的糊化

淀粉与水加热到一定温度（60～80℃）时，淀粉颗粒大量吸水膨胀后成为半透明的黏稠性糊状物质的过程称为淀粉的糊化。例如馒头、米饭的蒸煮即是淀粉的糊化过程。糊化后的淀粉称为α-淀粉，由于多糖分子吸水膨胀以及氢键断裂，使之容易被淀粉酶水解，易于消化。未糊化的淀粉称为β-淀粉，又称生淀粉，较难消化。

3.淀粉的老化

经过糊化后的α-淀粉在室温或低于室温的条件下缓慢冷却后可生成难以消化的β-淀粉，这种现象称为淀粉的老化，俗称“淀粉的返生”。例如日常生活中的馒头、米饭放置一段时间后会变得硬和干缩；凉粉变得硬而不透明；年糕等糯米制品黏糯性变差，这些都是淀粉的老化所致。

老化后的淀粉失去与水的亲和力，并且难以被淀粉酶水解，因而也不易被人体消化吸收。淀粉的老化首先与淀粉的组成密切相关，含直链淀粉多的淀粉易老化，不易糊化；含支链淀粉多的淀粉易糊化不易老化。食物中淀粉含水量30%～60%时易老化；含水量小于10%时不易老化。

食品工业中将刚刚糊化的淀粉（α-淀粉）迅速骤冷脱水，或在80℃以上迅速脱水并使其水分含量低于10%，可制作方便面、方便粥。这种食品复水贮存时不会发生老化现象。利用淀粉加热糊化、冷却又老化的原理，可制作粉丝、粉皮、龙虾片等食品。

4.焦糖化反应

焦糖化反应是指糖类在没有氨基化合物存在的情况下加热到其熔点以上时，会产生黑褐色的物质（焦糖色或酱色），这种作用称为焦糖化作用。焦糖化反应还会产生一些裂解产物（挥发性的醛、酮等）。在食品加工中，焦糖化作用控制得当，可以使产品得到悦人的色泽及风味。

5.羰氨反应

羰氨反应也称美拉德反应。它是碳水化合物在加热和（或）长期贮存时，还原糖和氨基化合物发生的褐变反应。经过一系列的变化生成的褐色聚合物称为类黑色素，它在消化道不能水解，故无营养价值。这类反应往往伴随着食品色泽、风味的变化，与食品的保藏、加工、制造有密切的关系。

6.沥滤的损失

食品加工中经沸水烫漂后的沥滤操作可使蔬菜、水果装罐时的低分子碳水化合物及膳食纤维受到损失。如烫漂胡萝卜时其低分子的单糖和双糖分别损失25%和30%。不同种类及同一种类不同品种的蔬菜在烫漂后其低分子碳水化合物和膳食纤维的损失是不同的。

第五节 维 生 素

维生素（vitamin）又名维他命，是维持人体生命活动所必需的一类微量的低分子有机化合物的总称，也是保持人体健康的重要活性物质。

各种维生素的化学结构以及性质虽然不同，但它们却有着以下共同点：

①维生素不是构成机体组织和细胞的组成成分，它也不会产生能量，它的作用主要是参与机体代谢的调节；

②大多数的维生素，机体不能合成或合成量不足，不能满足机体的需要，必须经常通过食物来获得；

③维生素或其前体都在天然食物中存在，但没有任何一种天然食物含有人体所需全部维生素，需要通过多样化食物的摄取来满足人体对不同维生素的需要。

④人体对维生素的需要量很小，日需要量常以毫克（mg）或微克（μg）计算，但一旦缺乏就会引发相应的维生素缺乏症，对人体健康造成损害。

维生素的命名方式有三种，一是按其发现顺序，以英文字母命名，如维生素A、维生素B、维生素C等；二是按其生理功能命名，如抗坏血酸、抗凝血维生素等；三是按其化学结构命名，如视黄醇、核黄素等。

维生素种类较多，化学性质不同，生理功能各异，人体所必需的维生素有10多种，一般按其溶解性质可分为水溶性维生素和脂溶性维生素两大类。水溶性维生素包括B族维生素和维生素C两大类；脂溶性维生素包括维生素A、维生素D、维生素E和维生素K四大类。

一、水溶性维生素

水溶性维生素是指较易溶于水的维生素，其共同特点如下：

①水溶性维生素在体内较易自尿液中排出，但维生素B_{12}例外，它甚至比维生素A更容易储存于体内；

②大多数水溶性维生素以辅酶的形式参与机体的物质和能量代谢；

③水溶性维生素在体内没有非功能性的单纯储存形式，当机体需要量饱和以后，多余的维生素就从尿液中排出；

④水溶性维生素一般无毒性，但过量摄入时也可能出现毒性，如果摄入过少，可较快的出现相应的缺乏症状。

现将水溶性维生素简介如下：

1. 维生素B_1

维生素B_1也称为抗脚气病因子、抗神经炎因子或硫胺素，略带酵母气味，易溶于水，微溶于乙醇，易被氧化和受热破坏。维生素B_1是最早被人们提纯的维生素，1896年由荷兰科学家伊克曼首先发现，1910年被波兰化学家丰克从米糠中提取和提纯。

(1)生理功能。维生素 B_1 是糖代谢中辅酶的重要成分。它的主要功能是维持碳水化合物的正常代谢。维生素 B_1 是作为碳水化合物氧化过程中的一种辅酶起作用的。能增进食欲,维持神经正常活动。如果膳食中维生素 B_1 摄入不足,碳水化合物代谢就会发生障碍。碳水化合物代谢障碍首先影响神经系统,因为神经系统所需要的能量主要来自碳水化合物。此外,维生素 B_1 还与机体的氮代谢有关。

(2)缺乏与过量。维生素 B_1 摄入不足时,轻者表现为肌肉乏力、精神淡漠和食欲减退,重者会得脚气病。主要累及神经系统、心血管系统。临床上将以神经型为主的脚气病称为干性脚气病;以水肿和心脏症状为主的脚气病称为湿性脚气病;以急性心脏病变为主者称为脚气性心脏病。重症病人可引起心脏功能失调、心力衰竭和精神失常。

(3)供给量与食物来源。我国居民维生素 B_1 的每日推荐摄入量为:1～14 岁 0.6～1.5 mg,成人男性 1.4 mg,女性 1.3 mg,孕妇 1.5 mg,乳母 1.8 mg。

维生素 B_1 广泛存在于各类食物中,多存在于种子外皮及胚芽中,米糠、麦麸、黄豆、酵母和动物内脏、瘦肉中最丰富,极易被人体小肠吸收。蔬菜和水果中含量不多。

(4)加工影响。目前,谷物仍然是我国传统上摄取维生素 B_1 的主要来源,过度碾磨的精白米、精白面会造成维生素 B_1 的大量丢失;由于维生素 B_1 是水溶性的,在食物的清洗、挤压、烫漂等过程中都有损失;食物经高温加工处理,维生素 B_1 损失明显。

2. 维生素 B_2

维生素 B_2 又名核黄素,黄色粉末状结晶,味苦,熔点高,水溶性较低。1879 年由英国化学家布鲁斯首先从乳清中发现,1933 年美国化学家哥尔倍格从牛奶中提取,1935 年德国化学家柯恩合成了维生素 B_2。

(1)生理功能。参与体内生物氧化与能量生成。核黄素参与体内氧化还原反应与能量生成;参与色氨酸转变为烟酸的过程;参与体内的抗氧化防御系统,提高机体对环境的应激适应能力。

(2)缺乏与过量。人类缺乏核黄素后,可导致物质代谢紊乱,表现为唇炎、口角炎、舌炎、阴囊皮炎、脂溢性皮炎等症状。核黄素缺乏会影响维生素 B_6 和烟酸代谢。核黄素缺乏会影响铁的吸收,易出现继发缺铁性贫血。

一般情况下核黄素的溶解度不是很高,肠道吸收不是很多,不易出现过量和中毒现象。

(3)供给量与食物来源。我国居民维生素 B_2 的每日膳食推荐摄入量为:1～14 岁 0.6～1.5 mg,成人男性 1.4 mg,女性 1.2 mg,孕妇、乳母 1.7 mg。

维生素 B_2 在动物性食品中含量较高,特别是内脏、奶类和蛋类含量较多,植物性食品中以豆类和绿叶蔬菜含量较多,谷类和一般蔬菜含量较少。我国居民膳食以植物性食物为主,核黄素摄入不足是目前仍存在的重要营养问题之一。

(4)加工影响。维生素 B_2 较耐热,不易受大气中氧的影响。在碱中易受热分解,酸性条件下稳定,光照射易被破坏。当在酸性和中性溶液中,光照射产生的光黄素是一种很强的氧化剂,可催化破坏抗坏血酸等维生素。

3. 维生素 B_3

维生素 B_3 又称为烟酸、抗癞皮病因子或维生素 PP,是吡啶衍生物,分为烟酸和烟酰胺两种物质，烟酰胺是烟酸在体内的重要存在形式。烟酸溶于水及酒精，对酸、碱、光、热稳定。

(1)生理功能。维生素 B_3 参与体内物质和能量的代谢，还参与核酸的合成。每天摄入1～2 g 的维生素 B_3 还可以降低血胆固醇水平。

(2)缺乏与过量。烟酸缺乏会引起癞皮病，主要损害皮肤、口、舌、胃肠道黏膜以及神经系统，典型症状是皮炎、腹泻及痴呆，尤其以皮炎症状最典型，又称“三 D”症状。

过量摄入可有皮肤发红、眼部感觉异常、高尿血酸和糖耐量异常等症状；长期大量摄入，如摄入量长期超过 3～9 g/d，可对肝脏造成伤害。

(3)供给量与食物来源。我国居民每日烟酸推荐摄入量为：成人男性 14 mgNE(NE 为烟酸当量)，女性 13 mgNE，孕妇 15 mgNE。

维生素 B_3 广泛存在于动物和植物性食物中，尤以内脏如肝脏含量很高，蔬菜也含有较多的烟酸，谷类含量也不少，但与核黄素一样受加工程度的影响。

(4)加工影响。维生素 B_3 耐热，在加热到 120℃、持续 20 min 也几乎不被破坏。一般烹调损失极小，是最稳定的维生素之一。因此，在食品加工过程中非常稳定。

4. 维生素 B_5

维生素 B_5 又称为泛酸或偏多酸。泛酸是淡黄色油状物，易溶于水，不溶于有机溶剂，在酸性和碱性环境中加热易被破坏，对氧化剂和还原剂都比较稳定。

(1)生理功能。维生素 B_5 在动、植物组织中全部用于辅酶 A 和酰基载体蛋白的构成，参与蛋白质、糖和脂肪的代谢以及血红素的合成。

(2)缺乏与过量。维生素 B_5 缺乏会导致机体代谢受阻，包括脂肪合成减少和能量产生不足。人体缺乏时可出现过敏、疲劳、胃肠道不适。由于泛酸广泛存在于自然界，并且肠内细菌也能合成，因此，一般泛酸不易缺乏。

(3)供给量与食物来源。目前国际上还没有统一的供给标准，我国建议泛酸的每日推荐摄入量为：青少年及成人 5.0 mg，孕妇 6.0 mg，乳母 7.0 mg。

泛酸广泛存在于各种动植物食物之中，包括酵母、动物内脏、蘑菇、鸡蛋、花茎甘蓝、全谷、牛奶和一些水果等。

(4)加工影响。食物中的泛酸在正常贮存条件下相当稳定，在酸性和碱性环境中加热易被破坏，烹调可破坏 15%～50%，加工蔬菜可损失 37%～78%，加工谷物损失 37%～74%，加工肉可损失 50%～75%，冷冻食品和罐头食品中泛酸损失也比较大。

5. 维生素 B_6

维生素 B_6 包括吡哆醇、吡哆醛和吡哆胺三种形式，它们以磷酸盐的形式广泛存在于动、植物体内，并且可以相互转变，都具有维生素 B_6 的活性。维生素 B_6 是白色晶体，易溶于水及酒精，耐热，对酸稳定，在碱性溶液中易分解破坏。

(1)生理功能。维生素 B_6 是机体中很多酶系统的辅酶，参与氨基酸的脱羧作用、转氨基作用、色氨酸的合成和不饱和脂肪酸代谢。它还帮助糖原由肝脏或肌肉中释放能量，参与烟酸的形成、氨基酸的运输等。它还有抑制呕吐、促进发育等功能。

(2)缺乏与过量。单纯的维生素 B_6 比较少见，一般通常与其他 B 族维生素的缺乏同时存在。缺乏可致眼、鼻与口腔皮肤脂溢性皮炎，并可扩至面部前额、耳后等部位。临床有口炎、口唇干裂、舌炎，个别有神经精神症状，易激动、抑郁及神智错乱，并时常伴有呕吐、抽筋等症状。

维生素 B_6 缺乏对幼儿的影响更明显，缺乏时表现为烦躁、肌肉抽搐和癫痫样惊厥、体重下降等临床症状，补充维生素 B_6 后，症状即可消失。

大量服用维生素 B_6，达到 500 mg/d 时可引起严重不良反应，出现神经毒性和光敏感反应。

(3)供给量与食物来源。我国居民膳食中维生素 B_6 每日适宜摄入量为：1～14 岁 0.5～1.1 mg，成人 1.2 mg，50 岁后 1.5 mg，孕妇、乳母 1.9 mg。

维生素 B_6 的食物来源很广泛，动植物中均含有，但一般含量不高。其中含量较多的食物有蛋黄、肉、鱼、肝、肾、全谷、豆类、蔬菜。人体肠道内也可合成少量维生素 B_6，一般认为人体不易缺乏维生素 B_6。

(4)加工影响。维生素 B_6 在不同食品中的存在形式研究得比较晚。目前，认为在食品的热加工、浓缩和脱水过程中，维生素 B_6 的形式和数量都有影响。

6. 维生素 B_7

维生素 B_7 又称为生物素、维生素 H 或辅酶 R 等，也属于维生素 B 族。生物素为无色长针状结晶，能溶于热水，不溶于有机溶剂，在普通温度下相当稳定，但高温和氧化剂可使其丧失活性。它是合成维生素 C 的必要物质，是脂肪和蛋白质正常代谢不可缺少的物质，存在于肝、蛋黄、奶、酵母等食物中。

(1)生理功能。生物素是体内羧化酶和脱羧酶的辅酶，与酶结合参与体内二氧化碳的固定和羧化过程。生物素在脂肪与糖代谢、蛋白质和核酸合成方面都起到重要作用；维生素 B_7 还参与胰淀粉酶和其他消化酶的合成，与食物的消化过程密切相关。

(2)缺乏与过量。生鸡蛋清中有一种抗生物素的蛋白质能和生物素结合，结合后的生物素不能由消化道吸收，造成动物体生物素缺乏，此时出现食欲不振、舌炎、皮屑性皮炎、脱毛等症状。磺胺类药物可以抑制肠道细菌合成生物素，当食物中的生物素摄取不足时，也会造成生物素缺乏病。

(3)供给量与食物来源。我国居民膳食中生物素每日适宜摄入量为：成人 30 μg。

生物素广泛存在天然动植物中，在牛奶、牛肝、蛋黄、酵母、水果、糙米、绿叶蔬菜中都含有生物素，谷物中生物素含量少并且利用率低。在复合维生素 B 和多种维生素的制剂中，通常都含有生物素。肠道菌也能合成部分生物素。

(4)加工影响。生物素对热、光、空气以及中等强度的酸碱都很稳定，一般在食品加工中非常稳定。过高或过低的酸碱度、高锰酸钾和过氧化氢可以破坏生物素的活性。

7. 维生素 B_9

维生素 B_9 又称为叶酸，因最早是由菠菜叶子中分离出来而得名。维生素 B_9 是亮黄色结晶状粉末，微溶于水，不易溶于有机溶剂。维生素 B_9 对热、光、酸性溶液不稳定，可被阳光和高温分解。

(1)生理功能。维生素 B_9 为许多生物和微生物的生长所必需。维生素 B_9 参与嘌呤和胸腺嘧啶的合成，进一步合成 DNA、RNA；参与氨基酸代谢；参与血红蛋白及甲基化合物如肾上腺素、胆碱、肌酸等的合成。维生素 B_9 与许多重要的生化过程密切相关，直接影响核酸的合成及氨基酸的代谢，对细胞分裂、增殖和组织培养有极其重要的意义。女性怀孕期间，应该谨遵医嘱适量服用维生素 B_9。

(2)缺乏与过量。维生素 B_9 广泛存在于食物中，一般不会缺乏。膳食摄入不足、酗酒、抗惊厥药和避孕药等是妨碍叶酸吸收和利用的因素，常常导致叶酸的缺乏。人体缺乏叶酸所产生的损害是广泛而深远的，可使 DNA 合成受阻，细胞核变形增大，引起巨红细胞性贫血、舌炎和腹泻，造成新生儿生长不良。叶酸缺乏还可以导致儿童神经管畸形和心血管疾病的发生。结肠癌、前列腺癌和宫颈癌与膳食中叶酸的摄入不足有关。

大剂量服用叶酸亦可产生副作用，表现为影响锌的吸收而致胎儿发育迟缓，低出生体重儿增加。

(3)供给量与食物来源。我国建议维生素 B_9 的每日推荐摄入量为：成人 400 μg，孕妇 600 μg，乳母 500 μg。

维生素 B_9 广泛存在于各种动植物食品中，富含叶酸的食物为动物肝、肾、鸡蛋、豆类、酵母、坚果类、绿叶蔬菜及水果等。

(4)加工影响。维生素 B_9 在有氧时可被酸、碱水解，可被日光分解，在无氧条件下对碱稳定。维生素 B_9 在食物贮存和烹调中一般损失 50%～90%，在加工和贮藏中的失活过程主要是氧化，抗坏血酸可保护维生素 B_9。合成叶酸的稳定性好，室温下保存 6 个月仅有少量分解。

8. 维生素 B_{12}

维生素 B_{12} 中含有金属元素钴，因而又称为钴胺素，也是唯一含有金属元素的维生素。维生素 B_{12} 是红色结晶体，化学性质稳定，易溶于水，不溶于有机溶剂，在弱酸环境下很稳定，在强酸和强碱环境中易分解，易被强光、紫外光、氧化剂和还原剂所破坏，是人体造血不可缺少的物质。1947 年美国女科学家肖波在牛肝浸液中发现维生素 B_{12} 后经化学家分析，它是一种含钴的类咕啉有机化合物的统称。

(1)生理功能。维生素 B_{12} 以辅酶形式参与体内生化反应和代谢，可以通过增加叶酸的利用率来影响核酸和蛋白质的合成，从而促进红细胞的发育和成熟。维生素 B_{12} 还参与胆碱的合成，缺少胆碱会影响脂肪代谢，产生脂肪肝。

(2)缺乏与过量。维生素 B_{12} 可以被重新吸收利用，因此身体内的需要量很少。膳食缺乏多见于素食主义者、母亲为素食者的婴儿和老年人。如果缺乏可引起巨幼红细胞贫血、神经系统损害和高同型半胱氨酸血症。

(3)供给量与食物来源。我国居民维生素 B_{12} 的每日适宜摄入量为：成人 2.4 μg，孕妇 2.9 μg，乳母 3.2 μg。

膳食中的维生素 B_{12} 来源于动物食品，主要食物来源为肉类、动物内脏、鱼、禽、贝壳类及蛋类，乳及乳制品中含量较少。植物性食品中基本不含维生素 B_{12}。口服维生素 B_{12} 人体不能吸收，需要药物注射。

(4)加工影响。食品一般多在中性和偏酸性范围，故维生素 B_{12} 在加工烹调中损失不多。如果在中性环境中长时间加热，食品中的维生素 B_{12} 损失较为严重。

9. 维生素 C

维生素 C 又称抗坏血酸，是一种含有 6 个碳原子的酸性多羟基化合物，带有明显的酸味，呈白色粉末状，在水中溶解度大，微溶于酒精，几乎不溶于有机溶剂，具有很强的还原性，在食品工业中被广泛用于抗氧化剂。

维生素C很容易以各种形式进行分解，是最不稳定的一种维生素。对氧气非常敏感，温度、酸碱度、氧化酶、金属离子(铜、铁等)、紫外线等都会使它受到严重破坏。

(1)生理功能。维生素C是一种生物活性很强的物质，在体内具有多种生理功能。维生素C是一种很强的抗氧化剂，具有降低血清胆固醇、参与肝脏解毒、阻断亚硝胺形成、增强机体应激能力的作用，还可促进抗体的生成及提高白细胞的噬菌能力，增强机体免疫功能；维生素C可以改善铁、钙和叶酸的吸收和利用程度，促进胆固醇的代谢，清除自由基、合成神经递质等作用。

(2)缺乏与过量。人类所需的维生素C不能在体内合成，必须从食物中摄取。缺乏维生素C会发生坏血病，出现牙齿松动、骨质疏松、毛细血管及皮下出血，会感到浑身乏力、食欲减退。

维生素C毒性很低，但是一次口服2～3 g时可能会出现腹泻、腹胀；超量长时间摄取维生素C也会产生恶心、腹部痉挛、红细胞损害、出现肾和膀胱结石等症状。

(3)供给量与食物来源。我国建议维生素C的每日推荐摄入量为：儿童60～90 mg，青少年及成人100 mg，孕妇及乳母130 mg。

维生素C主要来源于新鲜水果、蔬菜中，水果中以枣、山楂、柑橘类含量较高，蔬菜中以绿色蔬菜如辣椒、菠菜等含量较丰富。

(4)加工影响。在加工中很容易从食品的切面或擦伤面流失，如在果蔬烫漂、沥滤时的损失。维生素C最大的损失还是因化学降解而引起的。冷冻或冷藏、热加工均可造成维生素C的损失。果蔬用二氧化硫处理可减少加工和贮藏过程中维生素C的损失。维生素C在一般烹调中损失较大，在酸性溶液中较稳定。由于维生素C易受贮存和烹调加工的影响。所以，果蔬要尽可能保持新鲜和生食。

二、脂溶性维生素

脂溶性维生素是指不溶于水而溶于脂肪及有机溶剂的维生素，其共同特点如下：

①在食物中常与脂类共存；

②脂溶性维生素的吸收与肠道中的脂类密切相关；

③脂溶性维生素容易存储于体内(主要是肝脏)，不易排出体外(维生素K除外)；

④脂溶性维生素摄取过多，易在体内蓄积而产生毒性作用，如果摄取过少，可缓慢地出现缺乏症状。

1. 维生素A

维生素A又称为视黄醇或抗感染维生素，是一种淡黄色针状结晶物质，对酸碱稳定性强。维生素A只存在于动物性食品中，以两种形式存在：视黄醇为维生素A_1，主要存在于海水鱼的肝脏中；脱氢视黄醇是维生素A_2，主要存在于淡水鱼的肝脏中，两者生理功能相似。植物性食品不含已经形成的维生素A，只能提供作为维生素A原的胡萝卜素，其中以β-胡萝卜素最重要。

(1)生理功能。

①维生素A是眼睛视网膜细胞内视紫红质的组成成分，参与视觉的形成。如维生素A缺

乏，视网膜细胞中视紫红质含量下降，会导致眼睛的暗适应能力下降甚至夜盲症的出现。中老年人缺乏维生素 A，易患白内障。

②维生素 A 可以保持皮肤和黏膜等上皮组织的完整和健全，增强机体抵抗力。维生素 A 缺乏时，上皮细胞退化，黏膜分泌减少，出现皮肤粗糙、脱屑、眼结膜干燥、发炎等症状。

③维生素 A 可以促进生长和发育。这可能与维生素 A 有促进蛋白质合成和骨骼细胞分化有关。

④维生素 A 可以提高机体免疫能力，该作用可能与增强巨噬细胞和自然杀伤细胞的活力及改变淋巴细胞的生长或分化有关。

⑤维生素 A 可以清除自由基，抗氧化。

⑥维生素 A 可以抑制肿瘤生长，其作用可能与维生素 A 的解毒和抗氧化功能有关，或与其调节细胞的分化、增殖和凋亡有关。

(2)缺乏与过量。维生素 A 的缺乏仍然是许多发展中国家的一个主要公共卫生问题。维生素 A 缺乏可引起眼睛症状如夜盲、眼干燥症、角膜软化症等，还可以引起皮肤症状和影响发育。婴幼儿的缺乏发生率和危害性远高于成人，可使儿童生长迟缓，骨骼发育不良甚至导致儿童生长停滞。

维生素 A 是脂溶性维生素，所以可在体内蓄积，摄入大剂量维生素 A 可以引起急性、慢性及致畸毒性，表现为恶心呕吐、头痛、脱发、视觉模糊、皮肤干燥和骨关节疼痛、肌肉失调、食欲消失、肝脾肿大等症状。

(3)供给量与食物来源。我国维生素 A 的每日推荐摄入量为：儿童 500～700 μg RE(RE 为视黄醇当量)，14 岁以上及成年男子 800 μg RE，女子 700 μg RE，孕妇 800～900 μg RE，乳母 1 200 μg RE。

维生素 A 在动物肝脏、奶油和蛋黄中含量较多；在植物性食品中，维生素 A 原在深绿色或红黄色蔬菜、水果中含量较多。我国目前膳食中维生素 A 和类胡萝卜素的摄入量普遍偏低，对婴儿可适当补充鱼肝油或维生素 A 制剂。

(4)加工影响。一般来说，维生素 A 性质比较稳定，一般加工损失不大。但对空气、紫外线和氧化剂都比较敏感，高温和金属离子都可加速其分解。人们从食物中摄取的大多数是维生素 A 原，烹调中胡萝卜素比较稳定，并且食物的加工和热处理有助于提高植物细胞内胡萝卜素的释出，提高其吸收率。但长时间的高温，特别是在有氧和紫外线照射的条件下，维生素 A 的损失有明显的增加。按我国的炒菜方法，胡萝卜素的保存率为 70%～90%。

2. 维生素 D

维生素 D 是类固醇衍生物。具有维生素 D 活性的化合物有 10 种左右，天然的维生素 D 有两种，麦角钙化醇(D_2)和胆钙化醇(D_3)。维生素 D 性质比较稳定，不易破坏，不论维生素 D_2 或 D_3，本身都没有生物活性，它们必须在动物体内进行一系列的代谢转变，才能成为具有活性的物质。维生素 D 在体内的合成受日照影响比较大。在特定条件下，如工作或居住在日照不足的地区，维生素 D 必须由膳食供给，故有专家认为维生素 D 是一种条件性维生素。

(1)生理功能。维生素 D 主要与钙和磷的代谢有关，促进小肠对钙磷的吸收利用；维持血清钙磷浓度的稳定，对骨骼及牙齿的钙化过程起重要作用，保证正常生长发育；维生素 D 可以调节血钙平衡，还可以调节生长发育、细胞分化、免疫、炎性反应等。近年来大量研究发现机体维生素 D 水平与高血压、部分肿瘤、糖尿病、心血管疾病、脂肪肝等密切相关，也与部分传染病如结核和流感的发病相关。

(2)缺乏与过量。维生素 D 缺乏导致肠道对钙磷的吸收减少,肾小管对钙磷的重吸收也减少,影响骨化。严重缺乏时对婴儿和儿童可引起佝偻病;成人,尤其是孕妇、乳母和老人长期缺乏,可使已成熟的骨骼脱钙而发生骨软化症、骨质疏松症和手足痉挛症等。

一般从膳食中摄取的维生素 D 极少会中毒,但长期过量摄入维生素 D 可引起中毒,尤其是对婴儿,表现为食欲不振、体重减轻、恶心、腹泻、皮肤瘙痒、多尿等,进而发育为动脉、心肌、肺、肾、气管等软组织转移性钙化和肾结石。发现维生素 D 中毒后,首先应停服,限制钙的摄入,重者可以静脉注射 EDTA,促使钙排出。

(3)供给量与食物来源。我国居民维生素 D 的每日推荐摄入量为:0～10 岁 10 μg,11 岁至成人 5 μg,65 岁以后 15 μg。经常晒太阳是人体获得维生素 D 的最廉价及最好的来源。所以,在户外活动较多的人不易缺乏,一般不需另外补充。

天然食物中维生素 D 的含量很少,在动物的肝、奶及蛋黄中含量较多,尤以鱼肝油含量最丰富。

(4)加工影响。维生素 D 很稳定,耐高温,不易氧化,但对光敏感,脂肪酸败可使其破坏。通常的贮藏、加工不容易引起维生素 D 的损失。

3. 维生素 E

维生素 E 又名生育酚,其中 α-生育酚是黄色油状液体,溶于酒精、脂肪和脂溶剂,对热及酸稳定,对碱不稳定,对氧敏感,易被氧化,易受碱和紫外线破坏,油脂酸败对维生素 E 破坏很大。

(1)生理功能。维生素 E 是一种高效的抗氧化剂,可保护细胞免受自由基的损害,维持细胞的完整和正常功能,改善皮肤的弹性,且与发育、抗衰老密切相关。维生素 E 与生殖功能有关,与精子的生成也有关,可防止流产。维生素 E 还具有抗动脉粥样硬化与抗癌作用。维生素 E 常用做食品加工的抗氧化剂,还可以阻断亚硝胺的形成等。维生素 E 还可以抑制肿瘤细胞的生长和繁殖。

(2)缺乏与过量。正常情况下人体很少缺乏维生素 E,但是如果长期缺乏者可导致血浆中浓度过低,红细胞膜受损,引起溶血性贫血。

维生素 E 的毒性较小,但如果长期大量摄入维生素 E 也可以引起中毒症状,如抑制生长、干扰甲状腺功能及血液凝固。补充维生素 E,应以每天不超过 400 mg 为宜。

(3)供给量与食物来源。我国维生素 E 的每日适宜摄入量为:儿童 3～10 mg α-TE(α-TE 是 α-生育酚当量),青少年、成人 14 mg α-TE。

维生素 E 广泛地存在于食物中,植物油、种子、坚果类、蛋黄和绿色蔬菜中含量丰富,在麦胚油中含量尤为突出,肉、鱼、禽、乳中也都含维生素 E。我国膳食结构以植物性食物为主,维生素 E 的摄入量普遍较高,一般不易缺乏。

(4)加工影响。维生素 E 在食品加工时可由于机械作用而受到损失或因氧化作用而损失,脱水食品中维生素 E 特别容易氧化,在无氧条件下对热稳定。脂肪氧化可引起维生素 E 的损失。

4. 维生素 K

维生素 K 是一种与血液凝固有关的维生素,又称为凝血维生素。天然维生素 K 有两种:

维生素 K_1 存在于绿叶植物中，维生素 K_2 存在于发酵食品中。通过人工合成可以形成两种具有维生素 K 活性的物质，包括维生素 K_3、维生素 K_4，这四种统称为维生素 K。天然存在的维生素 K_1 和维生素 K_2 都是黄色油状物，不溶于水；人工合成的维生素 K_3 和维生素 K_4 都是白色结晶粉末。维生素 K 对热、空气和水分都很稳定，但易被光和碱分解。

(1) 生理功能。维生素 K 与血液的凝固有关，主要是促进肝脏中的凝血酶原前体转变为凝血酶原，促进血液凝固；维生素 K 可以参与骨骼代谢，经常摄入较多维生素 K 的妇女，其骨折发生率会明显降低。

(2)缺乏与过量。维生素 K 缺乏时，可使血液凝固发生障碍，导致凝血时间延长，临床表现为出血。新生儿缺乏该种维生素的可能性高于成年人。

过量使用维生素 K 制剂，也可能有中毒反应，尤其是婴儿和孕妇，表现为溶血、黄疸以及肝损伤。

(3)供给量与食物来源。我国推荐的维生素 K 的每日适宜摄入量为：成人男性 120 μg，成人女性 106 μg。要计算青少年膳食适宜摄入量，可按 2 μg/(kg·d)计算。

维生素 K 在食物中分布很广，以绿叶蔬菜含量最丰富，动物内脏、肉类和乳类中维生素 K 的含量也较多，但鱼肝油中含量很少，水果和谷物中的含量较低。

(4)加工影响。目前关于维生素 K 在食品加工、保藏等方面的研究报告很少，一般情况下比较稳定，新鲜食物中含维生素 K 很充足，冷冻食品易缺乏。

第六节　人体对无机盐的需要

人体所有的各种元素中，除碳、氢、氧、氮主要以有机化合物形式存在外，其他各种元素基本上是以无机物的形式存在，又称为矿物质。这些物质在体内不能合成，必须从食物和饮水中摄取。根据其在体内的含量多少，将矿物质分为常量元素和微量元素。

一、常量元素

常量元素又称宏量元素，指在人体内的含量大于 0.01%体重的矿物质。包括钙、磷、镁、钾、钠、硫、氯 7 种元素，都是人体必需的微量营养素。常量元素的生理功能：①构成人体组织的重要成分，如骨骼和牙齿等硬组织，大部分是由钙、磷和镁组成，而软组织含钾较多；②在细胞内、外液中与蛋白质一起调节细胞膜的通透性、控制水分、维持正常的渗透压，维持神经肌肉兴奋性；③构成酶的成分或激活酶的活性，参加物质代谢。

现将一些重要的常量元素介绍如下。

1. 钙

钙是人体含量较多的无机元素，含量仅次于碳、氢、氧、氮，是构成人体的重要组分。成人体内含钙量为 1 000～1 200 g，占体重的 1.5%～2.0%，其中 99%存在于骨骼和牙齿等硬组织中，剩余的约 1%以游离或结合状态存在于软组织、细胞外液及血液中。

(1)生理功能。钙是构成骨骼和牙齿的成分；维持神经肌肉的正常兴奋性；参与调节和维持细胞功能及激素分泌。

(2)吸收与排泄。钙的吸收主要在小肠上端，以被动转运吸收为主。影响肠内钙吸收的主要因素有草酸、植酸、磷酸、膳食纤维、脂肪酸、碱性药物、年龄、个体机能状态等。维生素 D、某些氨基酸、乳糖、一些抗生素可以促进肠内钙的吸收。钙的排泄大部分由粪便排出。此外，高温作业、泌乳、酸中毒等可使钙的排出量增多。

(3)缺乏与过量。我国的膳食结构导致居民对钙的摄入量普遍偏低，人体长期缺钙就会导致骨骼、牙齿发育不良，血凝不正常，甲状腺机能减退。儿童缺钙会出现佝偻病，若血钙降低，轻者出现多汗、易惊、哭闹，重者出现抽搐；中老年人缺钙易发生骨质疏松、骨质增生、肌肉痉挛、四肢麻木、腰腿酸疼、高血压、冠心病等；孕妇缺钙不仅严重影响胎儿的正常发育，还容易在中年后患骨质疏松症。

过量摄入钙可能产生不良作用，如高钙血症、高尿钙、血管和软组织钙化，肾结石患病风险增加等。

(4)供给量与食物来源。我国居民膳食中钙的每日适宜摄入量为：成人 800 mg，青少年 1 000 mg，孕妇和乳母 1 000～1 200 mg。实际调查表明我国各年龄人群每日钙摄入量仅为推荐摄入量的 50%左右。

乳品和乳制品是钙的良好来源，含量丰富且吸收率也高，发酵的酸奶更有利于钙的吸收。小虾、小鱼、海带、豆制品、绿色蔬菜含钙较多。

2. 磷

磷也是人体含量较多的元素之一，在成人体内的总量为 600～900 g，约占人体重的 1%，有 85%～90%的磷与钙一起构成骨骼和牙齿，其余的以磷脂、磷蛋白及磷酸盐的形式存在于细胞和血液中，它不但可以构成人体成分，而且参与生命活动中非常重要的代谢过程。

(1)生理功能。磷与钙结合构成骨骼和牙齿；参与物质与能量代谢；构成生命物质成分，磷是核酸的组成成分，磷脂是细胞膜的组成成分。

(2)吸收与排泄。磷的吸收与排泄大致与钙相同，也是在小肠上部，吸收的主要形式是酸性磷酸盐，一般磷的吸收比钙高。食物中的磷大多以有机化合物的形式存在，摄入后在肠道磷酸酶的作用下游离出磷酸盐。此外，维生素 D 可促进磷的吸收，减少尿磷的排泄。磷主要通过肾排出。

(3)缺乏与过量。几乎所有的食物均含有磷，一般不会由于膳食原因引起磷的缺乏，只有在一些特殊情况下才会出现，如早产儿仅以母乳喂养，乳汁含磷低的情况下，可出现婴儿磷缺乏。

过量的磷在体内可能会对骨产生不良影响，还会引起非骨组织的钙化。

(4)供给量与食物来源。我国居民膳食中磷的每日适宜摄入量，11～18 岁为 1 000 g，成人、孕妇、乳母为 700 mg。理论上，膳食中的钙磷比例维持在 2∶1 之间比较好，不宜低于 0.5。

磷广泛存在于各种动物性和植物性食物中。瘦肉、蛋、乳、动物的肝、肾含量都很高，海带、紫菜、芝麻酱、花生、干豆类、坚果、粗粮含磷也较丰富。但粮谷中的磷为植酸磷，与钙结合，吸收利用率低。

3. 镁

镁是人体细胞内的主要阳离子，主要存在于细胞内，成人体内含镁 20～30 g，55%左右以磷酸盐和碳酸盐的形式存在于骨骼和牙齿中，27%存在于软组织中，7%左右存在于其他组织中。

(1)生理功能。镁是体内多种酶的激活剂，可参与 300 多种酶促反应，在能量和物质代谢中有重要作用；镁可以调节细胞钾、钠分布，维持骨骼生长和神经肌肉兴奋性；镁还有调节心肌细胞的功能,可预防高胆固醇引起的冠状动脉硬化。

(2)吸收与排泄。镁主要在空肠末端和回肠内吸收,吸收率为 30%～50%。吸收代谢后有 60%从肠道排出,有些通过汗液和尿液排出。肾脏是维持体内镁稳定的重要器官。

(3)缺乏与过量。各种食物含有丰富的镁,一般不会缺乏。

正常情况下一般不会发生镁过量,但肾功能不全者或大量注射、口服镁盐也可以引起中毒反应。

(4)供给量与食物来源。我国居民膳食中镁的每日适宜摄入量为:成人 350 mg,孕妇、乳母 400 mg。

植物性食物含镁较多,绿叶蔬菜的叶绿素中富含镁,是镁的良好来源,紫菜含镁最多,粗粮、坚果也含有丰富的镁;动物性食物如肉类、淀粉类、牛乳中含量属中等,精制的糖、酒和油脂中不含镁;除食物外,从饮用水中也可以获得少量的镁,硬水中含有较多的镁;精加工食物中的镁含量最低,随着精致的加工食品消费比重的提高,膳食镁的摄入量呈现减少趋势。

4.钾

钾为人体的重要阳离子之一,正常成人体内钾总量约为 20 mg/kg,主要存在于细胞内,约占总量的 98%,其余 2%存在于细胞外。

(1)生理功能。参与糖、蛋白质的代谢;维持正常的渗透压、神经肌肉的兴奋性等;维持心肌的正常功能;许多研究发现,血压与膳食钾、尿钾、总体钾或血清钾呈负相关。

(2)吸收与排泄。钾主要在空肠和回肠中吸收,吸收率在 90%左右。摄入的钾 90%经肾脏排出,汗液和粪便会排出少量的钾。

(3)缺乏与过量。正常进食的人一般不易发生钾摄入不足。长期禁食或少食、呕吐或腹泻等也可以引起钾缺乏症,主要表现为消化功能紊乱、口苦、食欲不振、恶心、呕吐、腹胀,严重者出现呼吸麻痹、心律失常、心电图异常等。

如果体内钾过多,也会出现毒性反应,表现在神经肌肉和心血管方面,出现四肢无力、心率缓慢、心音减轻等症状。

(4)供给量与食物来源。我国居民膳食中钾的每日适宜摄入量为:儿童 1 500 mg,青少年及成人 2 000 mg,孕妇及乳母 2 500 mg。

大部分食物都含有钾,蔬菜和水果是钾最好的食物来源。

5.钠

钠是维持体内水平衡和血液酸碱度的重要物质,主要存在于细胞外液。

(1)生理功能。钠是细胞外液中的重要阳离子,构成细胞外液渗透压,调节与维持体内水量的恒定,增强神经、肌肉兴奋性,维持血压正常。钠的摄入与血压有关,每摄入 2 300 mg 钠,可致血压升高 0.267 kPa(2 mmHg)。

(2)吸收与排泄。钠主要在空肠和回肠吸收。钠主要从尿液中排出。

(3)缺乏与过量。钠的缺乏非常少见,在低钠饮食、过量出汗或者在胃肠疾病以及用利尿剂治疗高血压病人时,钠排出量较多,才容易缺乏。表现为血钠降低、细胞肿胀、恶心、心率加速、血压下降、疼痛、反射消失,严重的可以昏迷,急性肾功能衰竭而死亡。

钠摄入过多,也可以引起中毒反应,出现口渴、精神恍惚、昏迷,甚至死亡。

(4)供给量与食物来源。我国建议钠的每日适宜摄入量为:儿童 900～1 800 mg,成人 2 200 mg(1 g 食盐含 400 mg 钠)。

钠广泛存在于各种食物中，人体钠的主要来源为食盐等调味品以及盐渍的咸菜等。

二、微量元素

微量元素又称痕量元素，在人体内的含量小于0.01%体重，甚至仅有痕量，但有一定生理功能，且必须通过食物摄入。微量元素按其生物学作用可分为三类：①人体必需微量元素，包括铜、铁、碘、锌、铬、钼、钴、硒8种；②人体可能必需的微量元素，包括锰、硅、硼、矾、镍5种；③具有潜在的毒性，但在低剂量时，对人体可能是有益的微量元素，包括氟、铅、镉、汞、砷、铝、锂、锡8种。

1. 铜

成人体内含铜总量50～120 mg，人体各器官均含有铜，以肝、脑、心、肾较多，肝是铜贮存的仓库，可以调节血中的含铜量。

(1)生理功能。铜可参与铜蛋白和多种酶的构成，目前已发现十余种酶含铜，它们都是氧化酶，在生物氧化过程和代谢过程中有重要作用；促进铁的吸收和运输；铜还可以维护骨骼、血管和皮肤的正常，保持中枢神经的健康，同时还保护机体细胞免受氧化物质的毒害。

(2)吸收与排泄。铜主要在胃及小肠上部吸收，吸收率40%左右，经血液被送到肝脏及骨髓。铜不是身体内的贮存元素，很容易摄入和排出，体内铜主要通过粪便、尿液和汗液排出，80%经胆汁排出。

(3)缺乏与过量。一般正常膳食不会引起铜的缺乏，若长期缺铜或铜营养不良可导致心血管损伤和胆固醇代谢异常，是诱发冠心病的危险因素。人体缺铜时还可引起弹性蛋白和胶原蛋白的交联发生障碍，影响骨骼的生长；铜代谢紊乱时还可以导致发生儿童抽风及智力低下。

过量的铜可引起中毒，表现为恶心、呕吐、腹泻、头痛，严重者可昏迷。缺铜时血红蛋白合成减少，可导致贫血。

(4)供给量与食物来源。我国膳食中铜的每日适宜摄入量为：青少年和成人为2.0 mg。含铜丰富的食物有肝、肾、瘦肉、硬果类、甲壳类等。

2. 铁

铁是人体营养极为重要的必需微量元素，也是人体内含量最多的微量元素。成人含铁为3～4 g，75%贮存在于血液的血红蛋白中，4%贮存在于肌红蛋白中，20%贮存在铁蛋白和血铁红素中，还有1%的铁贮存在于大量的氧化酶中，例如线粒体、细胞色素等。体内的铁都与蛋白质结合，无游离状态。

(1)生理功能。铁参与形成的血红蛋白，负责人体内氧气的输送，并将各组织中的二氧化碳送至肺部排出体外，对机体生存起着极其重要的作用；铁是细胞色素酶、过氧化氢酶以及肌红蛋白的组成成分，在组织呼吸过程、生物氧化中起十分重要的作用。

(2)吸收与排泄。人体对食物中铁的吸收率很低，一般为10%。食物中的铁大部分是三价铁，被胃酸还原后变为二价铁，被十二指肠和空肠吸收。

影响铁吸收利用的因素很多，能促进食物中非血红素铁吸收的因素有维生素C、果糖、半胱氨酸、柠檬酸以及动物肉类；抑制食物中铁吸收的因素有谷物和蔬菜中的植酸盐、草酸盐、纤维素，茶叶中的鞣酸等。所以说食物中铁的营养价值高低，除铁含量外，还要看铁的生物利用率以及食物中是否有抑制或促进铁吸收因素的存在。

机体对铁的排泄能力很低，主要是通过消化道、泌尿道上皮细胞排泄，妇女因为月经关系，铁的损失比较多。

(3)缺乏与过量。铁的缺乏是一种很常见的营养缺乏病。婴幼儿、孕妇和乳母对铁的需要量相对较大,尽管铁在膳食中的含量不低,但因其吸收率低,故容易造成铁的缺乏。发生缺铁性贫血时表现为乏力、面色苍白、头晕、心悸、指甲脆薄、食欲不振等,儿童易烦躁、智能发育差、抗感染抵抗力下降。若婴儿先天性缺铁,会增加铅的吸收,引起铅中毒,将对婴儿以后的发育和健康产生长久的不良影响。

铁的过量主要见于摄入过多的铁如口服铁剂和输血,会引起急性铁中毒或慢性铁中毒,表现为胃肠道出血性坏死、呕吐和血性腹泻、凝血不良、代谢性酸中毒和休克。

(4)供给量与食物来源。我国居民膳食中铁的每日适宜摄入量为:少年男子 20 mg、女子 25 mg,成年男子 15 mg、女子 20 mg,孕妇每日需铁 25～35 mg。铁的每日可耐受最高摄入量(UL)为 50 mg。

铁的良好来源是动物性食品,如动物肝脏、肾脏、蛋黄,大豆、黑木耳,芝麻酱也含有丰富的铁,但奶制品中含铁量少,长期用牛奶喂养的婴儿,应注意补充含铁丰富的食物。

3.碘

人体含碘 20～50 mg,其中 70%～80%集中在甲状腺内,其余的分布在肝、肾、肺、脑、睾丸、骨骼肌以及淋巴结等组织中。

(1)生理功能。碘在人体中的主要作用是构成甲状腺素,甲状腺素是调节人体物质代谢的重要激素,具有促进和调节代谢及生长发育的作用;碘可以参与生物氧化、蛋白质合成、糖和脂肪代谢、维生素的吸收和利用等;另外,碘还是胎儿神经发育的必需物质。

(2)吸收与排泄。食物中的碘分为无机碘和有机碘,无机碘基本上可以在胃及小肠内全部吸收,有机碘要在肠道内降解为碘化物被吸收。吸收的碘可以迅速转运到血浆,遍布各组织中,一般不与血液中的蛋白质结合,只有甲状腺才能吸收碘合成甲状腺素。碘在正常情况下由肾脏排出,一小部分从粪便中排出,肺和皮肤也可排出少量的碘。

(3)缺乏与过量。膳食和饮水中碘供给不足时,造成甲状腺素分泌不足,导致甲状腺细胞体积增生、肥大,俗称大脖子病。由于食物和饮水中碘的含量与地区土壤的含碘水平有关,因而甲状腺肿大呈地区性分布差异,是一种地方病。孕妇严重缺碘可导致胎儿碘缺乏,神经系统发育不良,表现为智力低下,听力、语言及运动障碍。

碘过量摄入可引起甲状腺功能亢进,表现为中毒和甲状腺肿大,称为高碘性甲状腺肿。

(4)供给量与食物来源。我国碘的每日推荐摄入量为:儿童、少年 50～120 μg,成人 150 μg,孕妇、乳母 200 μg。碘的最高耐受量成人为 1 000 μg,7～17 岁为 800 μg。

用碘化钾或碘酸钾强化食盐是一种预防碘缺乏的有效措施。海产品的含碘量大于陆地食物,含碘较高的食物有海带、紫菜、海鱼、海虾等,经常食用海产品可预防甲状腺肿。

4.锌

成人体内含锌为 1.5～2.5 g,主要分布在肝脏、肌肉、骨骼和皮肤中。血浆中的锌有 75%～85%分布在红细胞中,有 3%～5%分布在白细胞中,通常头发中的锌水平可反映食物中锌的长期供给水平。

(1)生理功能。锌是人体很多酶的组成成分或激活剂,如乳酸脱氢酶、碱性磷酸酶等;锌与 DNA、RNA 及蛋白质的生物合成密切相关,能促进机体的生长发育,并能加速创伤组织的愈合;锌具有提高人体免疫功能的作用;锌对味觉和食欲起促进作用;锌可以促进性器官正常发育和维持正常的性机能；锌还可以保护皮肤、骨骼和牙齿的正常。

(2)吸收与排泄。锌的吸收和利用与铁相似，主要在小肠中吸收，吸收率为20%～30%，与血浆中的蛋白质结合进入血液循环，可受多种因素影响，钙、植酸盐和食物纤维均能降低锌在肠道中的吸收。维生素 D_3、葡萄糖、乳糖、半乳糖、柠檬酸以及肉类可促进锌的吸收。锌主要通过胰腺分泌排出，小部分随尿排出，汗液和毛发中也有微量的锌排出。

(3)缺乏与过量。长期食用含锌较低的食物或在人体某些特殊时期如怀孕期、哺乳期或在某些病理情况下如腹泻、糖尿病、肾病等都会引起缺锌。人体缺锌时，表现为生长发育滞缓，脑垂体调节机能障碍，食欲不振，味觉与嗅觉减退，皮肤干燥粗糙，脱发，创伤难愈合，男性性成熟延迟和性腺机能减退、精子数量减少，肝脾肿大，贫血症等。儿童长期缺锌可导致侏儒症。

过量摄入会影响铜、铁和维生素的吸收，损坏免疫系统和免疫功能。锌中毒可以引起腹痛、腹泻、呕吐等症状。

(4)供给量与食物来源。我国锌的每日推荐摄入量为：儿童和青少年12.0～19.0 mg，成年男性15.0 mg，女性11.5 mg，孕妇、乳母16.5～21.5 mg。

锌的来源广泛，食品中以动物肝脏、牡蛎、红色肉类、鱼中含锌较多，干果类、谷类胚芽和麦麸也富含锌，乳酪、虾、燕麦、花生等也是锌的良好来源。

5. 硒

硒是目前研究最活跃的人体必需微量元素。成人体内含硒为14～20 mg，分布于所有组织细胞中，在指甲、头发、肾脏和肝脏中较多，肌肉和血液中较少，脂肪组织中最少。

(1)生理功能。硒是谷胱甘肽过氧化物酶的组成成分，具有抗氧化作用，保护细胞膜不受损坏，维持细胞正常功能，保护心血管和心肌健康。硒是重金属的天然解毒剂，硒还有促进生长、抑制肿瘤的作用。

(2)吸收与排泄。硒在小肠中吸收，吸收率较高，一般在50%以上。人体内的硒通过与血浆蛋白结合，转运到各个组织中，代谢后大部分从尿中排出，少部分从肠道排出，也有部分通过汗液排出。当硒摄入量较高时，还可以形成有较浓烈大蒜气味的二甲基硒，从肺部排出。

(3)缺乏与过量。缺硒可导致克山病和大骨节病的发生。克山病是一种地方性心肌病，最早在黑龙江省克山县及邻县暴发流行，经研究缺硒是发病的重要因素，其症状有心脏扩大、心功能失常、心律失常、心力衰竭或心源性休克等。用亚硒酸钠防治克山病效果明显；大骨节病也是与缺硒有关的疾病，其主要病变是骨端软骨细胞变性坏死，肌肉萎缩、发育障碍。用硒、维生素E防治大骨节病也很有效。

硒摄入过多可引起中毒，表现为头发变干、变脆，肢体麻木、抽搐，甚至可以引起死亡。

(4)供给量与食物来源。我国硒的每日推荐摄入量为：儿童20～45 μg，青少年、成人50 μg，乳母65 μg。

硒在食物中的含量受当地水土中硒的含量影响很大，一般肝、肾、海产品、肉类及大豆是硒的良好来源。食品加工中，精制或烧煮时间越长，硒的损失越多。

6. 铬

铬在人体内含量为5～10 mg，主要存在于骨、皮肤、脂肪、大脑和肌肉中。铬有三价铬和六价铬，六价铬机体不能利用，需转换成三价铬后才能利用。铬在人体中的含量随年龄增长而降低。

(1)生理功能。铬是葡萄糖耐量因子的组成成分，还是某些酶的激活剂；铬是胰岛素正常工作不可缺少的元素，可促进胰岛素发挥作用，它参与人体能量代谢并维持人体正常的血糖水平；铬能降低血中的胆固醇，并能增加高密度脂蛋白的含量；铬还能增加 RNA 的合成。缺铬是动脉硬化的重要原因。六价铬及其化合物有毒，有致癌作用，不能为人体所利用。

(2)吸收与排泄。铬在小肠中吸收，食物中主要是无机三价铬，吸收率很低，一般在 3%左右，铬与有机物结合，其吸收率可提高至 10%～25%，膳食中某些因素可影响其吸收率。铬代谢后主要从尿中排出，少量经胆汁从肠道排出，皮肤、汗液和毛发也有部分排出。

(3)缺乏与过量。铬的缺乏多见于老年人、糖尿病病人、蛋白质-能量营养不良的婴儿及病人。当铬摄入不足时，可以出现生长发育迟缓，血脂增高、葡萄糖耐量损害，高葡萄糖血症等症状。

一般正常膳食摄入很少出现铬中毒现象；一般 6 价铬的毒性较大，主要来源于工业生产，职业性接触等，能够导致急性中毒、慢性中毒，且具有一定致癌性。

(4)供给量与食物来源。我国膳食中铬的每日适宜摄入量为：儿童少年 20～40 μg，成人 50 μg。铬广泛存在于食物中，较好食物来源是啤酒、酵母、肉和肉制品、乳酪及全谷，蔬菜中铬的利用率较低。

7. 钴

正常人体含钴量为 1.1～1.5 mg。

(1)生理功能。钴作为维生素 B_{12} 的主要成分，其功能主要是促进红细胞的成熟，引起巨幼红细胞贫血及影响甲状腺对碘的吸收。

(2)吸收与排泄。钴在小肠吸收，主要经由肾脏排出，少量由粪便和汗液排出。

(3)缺乏与过量。造成钴及维生素 B_{12} 缺乏的常见原因是多方面的，如摄入量不足、吸收不良、需要量增加而供给不足、体内代谢障碍等。当维生素 B_{12} 及钴元素缺乏时可造成巨幼细胞性贫血。

使用钴盐(氯化钴)时，可能由于摄入量过量引起钴中毒，常表现为皮肤潮红、胸骨后疼痛、恶心、呕吐、耳鸣及神经性耳聋，还可出现红细胞增多症，重者导致昏迷甚至死亡，如治疗不及时，可直接或间接影响小儿智力发育。因此要严格掌握钴盐的使用剂量。平时不要食用被钴污染的食物和饮水。

(4)供给量与食物来源。我国未指定钴的参考摄入量。

海产品食物如蟹、沙丁鱼、海带、紫菜等含量最高；动物性食品如肝、肾等含量较高；乳制品及各类精制食品中钴含量较低。

8. 氟

成人体内含氟极少，约 1.4 mg，99%的氟存在于骨骼和牙齿等钙化组织中，少量存在于毛发、指甲等。

(1)生理功能。目前已知与氟化物相关联的组织为骨与牙釉质。氟已被证实是唯一能降低儿童和成年人龋齿患病率和减轻龋齿病情的营养素，主要是由于氟可以取代牙釉质表面的羟磷灰石中的羟基，形成一层更坚硬的保护层；氟还可以预防老年骨质疏松。

(2)吸收与排泄。氟主要在胃中吸收，吸收速度很快，饮水中的氟可以完全被吸收。摄入的氟经代谢后有 75%由尿排出，有 13%～19%由粪便排出，汗液也有部分排出。

(3)缺乏与过量。氟的缺乏可使牙齿发育不全，龋齿发病率提高。

牛奶的配料越简单越好吗?
教你如何挑选钙制品

长期摄入过多的氟或过量摄入氟可引起急性或慢性中毒，主要表现为氟斑牙和氟骨症。

(4)供给量与食物来源。我国膳食中氟的每日适宜摄入量为:成人 1.5 mg,每日可耐受最高摄入量(UI)为 3.0 mg。

我国高氟的地区很多。一般情况下，动物性食品中氟含量高于植物性食品，海洋动物中氟含量高于淡水及陆地食品，海产品和茶叶中氟含量很高。

复习思考题

1.简述营养素的详细分类。
2.简述三大产能营养素的生理功能和食物来源。
3.简述维生素的生理功能和食物来源。
4.简述矿物质的生理功能和食物来源。
5.请试着总结各类营养素之间相互影响的例子。
6.请概述自己对本章的学习体会。
7.请制订应用本章知识的实践计划。

第四章 各类食物的营养

教学目标:

1. 掌握谷类食品、豆类、蔬菜与水果、畜禽肉类、水产品类等食物营养特点及价值;
2. 熟悉食物的含义及分类,熟悉食品营养价值评价方法和指标;
3. 了解储藏、加工、烹饪对食物营养价值的影响。

第一节 概 述

一、食物的概念

食物,从字面上看是可以食用的物质。从生物学意义上看是为人体等具有新陈代谢功能的生命体提供能源和营养物质的物体总称。

食物主要来源于自然界可以直接或者间接食用的自然资源。大部分的食物通常来自植物或动物,尽管有些例外,例如食用菌。环境里的细菌或是酵母菌也被用来发酵或腌渍食品,如生产面包、酒、乳酪等。有些海苔、原生生物或者蓝菌类也可作为食物,例如螺旋藻。盐常被用来调味或是腌渍,而小苏打也被用在制备食物,两者和水都是无机物,一样都是人类重要的食物来源。

二、食物的分类

食物是人体获得所需热能和各种营养素的基本来源,是满足人类营养需要的物质基础。

(一)依其性质和来源可分

(1)动物性食物:如畜禽肉类、内脏、乳、蛋和水产食品等。

(2)植物性食物:如粮谷、油料、蔬菜、水果、薯类、坚果等。

(3)用以上两类天然食物为原料而制取的各种精纯食品和制品:如糖、油、酒、罐头和各种制成品等。

(二)按照食物的营养特点分

(1)谷类及薯类(米、面、土豆、甘薯等)。

(2)动物性食物(畜、禽、鱼类、蛋类、乳及其制品等)。

(3)豆类及其制品(黄豆、豆腐、豆制品等)。

(4)蔬菜水果类(包括植物的根、茎、叶、果实等,如胡萝卜、白菜、苹果等)。

(5)纯热能食物(色拉油、淀粉、食用糖、白酒等)。

纯素食容易缺营养

三、食物的营养价值评价

食物的营养价值通常指食品中所含营养素的种类,数量及其相互比例和热能满足人体需要的程度,并被人体所消化吸收及利用效率等。不同食品因营养素的构成不同,其营养价值也就不同,各有其营养特点,即使是同一种食品由于品种、部位、产地和烹调加工方法的不同,营养价值也存在一定差异。

(一)食品营养价值的评价

评定食物的营养价值常从食物中营养素的种类是否齐全、数量多少、相互比例是否适宜以及是否容易消化吸收等方面入手。

1. 营养素的种类及含量

当评定食品中某营养素的营养价值时,应对其所含营养素的种类及含量进行分析确定。食品中所提供的营养素的种类和营养素的相对含量,越接近于人体需要或组成,该食品的营养价值就越高。

但食品种类很多,营养素组成也千差万别,因此,食物的营养价值并非绝对的,而是相对的。几乎所有的天然食物中都含有人体所需要的一种以上的营养素。除去某些特别设计的食品,如乳母(婴儿)奶粉和宇航食品等之外,没有一种食品的营养价值全面到足以满足人体的全部营养需要。例如,牛奶虽然是一种营养价值相当高的食物,但是其中铁的含量和利用率都较低;胡萝卜也是一种被公认具有营养价值的蔬菜,但其蛋白质含量很低。通常被称为“营养价值高”的食物往往是指多数人容易缺乏的那些营养素含量较高或多种营养素都比较丰富的食物。

不同的食物中热能和营养素的含量不同,但即使同一种食物的不同品种、不同部位、不同产地、不同成熟程度之间,其营养素含量也有相当大的差别。有学者曾经检测过不同成熟度草莓中维生素 C 的含量,发现草莓青绿熟期维生素 C 含量为 33.79%,而全红熟期维生素 C 含量为 46.91%。因此,食物成分表中的营养素含量只是这种食物的一个代表值。

食物的营养价值也受储存、加工和烹调的影响。有些食物经过精制后会损失原有的营养成分;也有些食物经过加工烹调提高了营养素的吸收利用率,如大豆制品,经过加工除去了大豆中的有害成分,大豆蛋白结构也变成疏松状态,使大豆蛋白质的消化率增加,从而提高了大豆的营养价值。

有些食物中存在一些天然抗营养因素或有毒物质。如菠菜中的草酸会影响钙的吸收,生大豆中的抗胰蛋白酶影响蛋白质的吸收,生蛋清中的生物素结合蛋白影响生物素的利用,生扁豆中的毒物会引起中毒等。这些物质会对食物的营养价值和人体健康产生不良影响,应当通过适当的加工烹调使之失活。

此外,食品的安全性是首要的问题。如果食品受到来自微生物或化学毒物的污染,就无法考虑其营养价值。

2. 营养素质量

营养素的质与量同样重要。例如,同等重量的蛋白质,因其所含必需氨基酸的种类、数量、比值不同，因而在促进人体生长发育方面作用不同。

营养质量指数(INQ)即营养素密度(指食物中某营养素能满足人体需要的程度)与能量密度(该食物能满足人体能力需要的程度)之比。

$$营养素密度=食物中某营养素含量/该营养素参考摄入量$$

$$能量密度=食物所产量能量/能量参考摄入量$$

$$INQ=\frac{某营养素密度}{能量密度}=\frac{食物中某营养素含量/该素参考摄入量}{食物所产生能量/能量的参考摄入量}$$

INQ=1，表示食物的该营养素与热能含量，对该供给量的人的营养需要达到平衡。

INQ>1，表示该食物该营养素的供给量高于热能；其营养价值高。

INQ<1，表示该食物该营养素的供给量少于热能；其营养价值低。长期食用此种食物，可能发生该营养的不足或热能过剩。

通过计算某种食物的INQ可对其营养质量的优劣一目了然，所以，目前常用营养质量指数(index of nutritional quality，INQ)作为评价食物营养价值的指标。

3.营养素的生物利用率

食物中所存在的营养素往往并非人体直接可以利用的形式，而必须先经过消化、吸收和转化才能发挥其营养作用。所谓营养素的“生物利用率”(bioavailability)，是指食品中所含的营养素能够在最大程度上真正在人体代谢中利用。在不同的食品中，不同的加工烹调方式，与不同食物成分同时摄入时，营养素的生物利用率会有差别。

影响营养素生物利用率的因素主要包括以下4个方面：

(1)食物的消化率。例如，虾皮中富含钙、铁、锌等元素，然而由于很难将其彻底嚼碎，故其消化率较低，因此其中营养素的生物利用率受到影响。

(2)食物中营养素的存在形式。例如，在植物性食物中，铁主要以不溶性的三价铁复合物存在，其生物利用率较低；而动物性食品中的铁为血红素铁，其生物利用率较高。

(3)食物中营养素与其他食物成分共存的状态，是否有干扰或促进吸收的因素。如不同食品成分对铁的吸收利用有促进或抑制的作用，维生素C促进铁的吸收，而磷酸盐、草酸盐、植酸盐等可与铁结合，降低其溶解度，使铁吸收降低；菠菜含草酸影响钙的利用。

(4)人体的需要状况与营养素的供应充足程度。在人体需求急迫或是食物供应不足时，许多营养素的生物利用率提高；反之，在供应过量时便降低。如缺铁性贫血患者或缺铁的受试者对食品中铁的吸收增加(正常成人膳食铁的吸收为1%～12%，缺铁受试者吸收达45%～64%)；妇女对铁的吸收高于男子，小孩随年龄增加，铁的吸收下降。

(5)食品加工。食品加工对营养素的生物有效性有一定影响，在食品加工中除去植酸盐或加维生素C均对铁的生物有效性有利。颗粒小或溶解度高的铁盐，其生物有效性更好。

因此，客观准确评定食品营养价值，一是全面了解各种食物的天然组成成分，包括营养素、非营养素类物质、抗营养因素等，提出现有食品的营养缺陷，并指出改造或创制新食品的方向，解决抗营养因素问题，充分利用食物资源；二是了解在加工烹调过程中食品营养素的变化和损失，采取相应的有效措施，最大限度地保存食品中的营养素含量，提高食品营养价值；三是指导人们科学地选购食品和合理配制营养平衡膳食，以达到增进健康、增强体质及预防疾病的目的。

第二节　谷薯类食物的营养价值

一、谷类食物的营养价值

1.谷粒的构造及营养素分布

各种谷类种子形态大小不一，但其结构基本相似，除荞麦外，都是由谷皮、糊粉层、胚乳、胚芽四个主要部分组成(图4-1)。

(1)谷皮。为谷粒的外壳，有多层坚实的角质化细胞构成，对胚和胚乳起保护作用。主要成分为纤维素、半纤维素，食用价值不高，常因影响谷的食味和口感，而在加工时去除。其含有较高的维生素、脂肪和一定量的蛋白质。

(2)糊粉层。糊粉层位于谷皮与胚乳之间，除含有较多的纤维素外，还含有较多的磷和丰富的B族维生素及无机盐。另外，糊粉层还含有一定量的蛋白质和脂肪。但在碾磨加工时，糊粉层易与谷皮同时脱落，而混入糠麸中。

(3)胚乳。位于谷粒的中部，占谷粒重量的83%～87%，是谷类的主要部分。由许多淀粉细胞构成，含大量淀粉和一定量的蛋白质。越靠近胚乳周边部位，蛋白质含量较高，越靠近胚乳中心，蛋白质含量越低。主要成分为淀粉，并含有少量蛋白质、脂肪、矿物质和维生素。

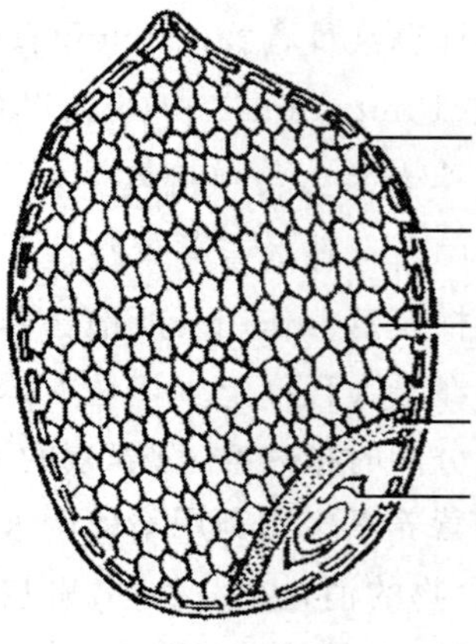

图4-1　谷粒纵切面结构

(4)胚芽。位于谷粒的下端，占谷粒重量的2%～3%，富含脂肪、蛋白质、无机盐、B族维生素和维生素E。胚芽质地比较软而有韧性，不易粉碎，但在加工时因易与胚乳分离而损失。含有丰富的B族维生素，大量的蛋白质、脂肪及较多的维生素E和矿物质。

(5)在胚芽和谷皮中还含有各种酶如α、β-淀粉酶、蛋白酶、脂肪酶和植酸酶等。在粮谷储存中，条件适合酶的活动，易发生变质。

2.谷类的营养特点与价值

谷类是人体能量的主要来源。我国人民膳食中，50%～70%的能量、55%的蛋白质来自谷类。

(1)蛋白质。一般谷类蛋白质含量在7%～16%，主要由谷蛋白、白蛋白、醇溶蛋白、球蛋白组成。不同谷类各种蛋白质所占的比例不同，但禾谷类种子中主要是醇溶蛋白和谷蛋白。

大多数谷类蛋白质的必需氨基酸组成不平衡。一般而言，谷类蛋白质中谷氨酸含量丰富，但缺乏赖氨酸、苏氨酸、色氨酸、苯丙氨酸。蛋氨酸含量也偏低。谷类蛋白质的生物学价值分别为大米77，小麦67，大麦64，高粱56，小米57，玉米60，其蛋白营养价值低于动物性食物。为提高谷类蛋白质的营养价值，常采用氨基酸强化和蛋白质互补的方法，可明显提高其蛋白质生物价值。

(2)脂肪。粮谷脂肪含量低，仅1%～3%，主要存在于胚芽及糊粉层，加工后所剩无几。

谷类脂肪以甘油三酯为主，还含少量植物固醇和卵磷脂。小麦和玉米胚芽中的甘油三酯以不饱和为主，达80%以上，其中亚油酸占60%，具有较高的营养价值。

(3)碳水化合物。占谷物总量的70%～80%，主要是淀粉约90%，还有10%的糊精、戊聚糖、葡萄糖和果糖等。主要集中在胚乳的淀粉细胞内，糊粉层深入胚乳的部分也有少量淀粉。

谷类中的淀粉分为直链和支链淀粉，一般直链淀粉为20%～25%。糯米几乎全为支链淀粉。研究认为，直链淀粉使血糖升高的幅度较小，因此目前高科技农业已培育出直链淀粉达70%的玉米品种。

(4)无机盐。谷类含矿物质1.5%～3%，包括钙、磷、钠、镁和一些微量元素Cu、Co、Zn、Se、Mo等，集中在谷皮、糊粉层和胚芽里，经过精制后含量都很少。谷类含矿物质以磷、钙为主，多以植酸盐形式存在，消化吸收差。此外，铜、镁、钼、锌等微量元素的含量也较高，总量为1.5%～3%，谷类食物含铁较少，仅为1.5～3 mg/100 g。

(5)维生素。谷类是B族维生素重要来源，谷类中维生素B_1、维生素B_2、烟酸、泛酸等含量高于其他烹饪原料，主要集中在胚芽和糊粉层中。加工方法和加工精度影响维生素的含量，加工精度越高，维生素的损失越大。

另外，玉米所含的烟酸为结合型，不能被人体吸收，常导致以玉米为主食地区易发生癞皮病。黄色玉米中含有一定量的胡萝卜素，而新鲜玉米还含有少量维生素C。高粱由于含有一定量的鞣质和色素，煮熟后常显红色，带有明显的有涩味，妨碍消化，使蛋白质的消化率更低。荞麦中含有较丰富的亚油酸、芦丁等，可防治高血压和心血管疾病，对于降低血糖也有一定作用。小米所含色氨酸较一般谷物多，脂肪和铁含量比玉米高，维生素B_1、维生素B_2较丰富，有少量胡萝卜素，所以小米粥是一种营养丰富的谷物食品。

3.储藏和加工对谷类营养价值的影响

(1)加工对谷类营养价值的影响。加工精度与谷类营养素的保留程度有着密切关系，加工精度越高，营养素损失越大，维生素尤以B族维生素改变显著。在出粉率为90%时，B族维生素的含量大大降低；出粉率为70%时，B族维生素的保存率仅为总量的35%以下。

谷类加工越精细，其碳水化合物含量越高，人体消化吸收越快，血糖生成指数越高。谷类加工越粗糙，虽然营养素损失减少，但口感和味道差。同时由于植酸和纤维素质量分数较多，还将影响其他营养素的吸收，如结合成植酸盐，不能被机体吸收利用。对谷类含有的各类营养素的消化吸收率相应降低，还可能影响其他同时摄入的食物中的营养素的吸收。

(2)贮存对谷类营养价值的影响。谷类的贮存一般选择避光、通风、干燥和阴凉的环境，在正常的贮藏条件下，谷类种子由于水分含量低，生命活动进行得十分缓慢，各种营养成分基本不发生变化。

4.谷类的合理食用与烹调

(1)食粮混用。各种粮食营养成分不完全相同，混用可提高营养价值。膳食中采用一部分粗粮或杂粮如小米、玉米、薯类等，不仅可以增加维生素和矿物质的摄入量，还可以利用蛋白质互补作用。因此，提倡少吃精白米面，注重粗细搭配。

(2)注意合理烹调。复合维生素B及无机盐均易溶于水，淘米时避免过分搓揉。蒸饭或焖饭比去掉米汤的捞饭损失的营养素少。米汤和面汤不要丢弃，食用原汤面条较好。

(3)采用强化粮食。在食品中加入某些缺少的营养素，称强化食品。例如，在面粉或米粉中加赖氨酸提高蛋白质营养价值;在精白米或面粉中加维生素 B_1、维生素 B_2、烟酸、Ca、Fe 等。

二、薯类的营养价值

薯类属于杂粮类,主要有马铃薯、甘薯、木薯、芋头等,是既能当主食,又能当蔬菜的食品。薯类的营养成分非常丰富,富含卵蛋白,含有特殊的黏蛋白,不但有润肠作用,还能帮助胆固醇代谢。

(一)薯类的营养特点

1. 碳水化合物

淀粉是薯类食物碳水化合物的主要成分,每 100 g 干薯类食物中含有 76~81 g 碳水化合物,高于谷类食物。薯类食物极易消化,适宜婴儿及病弱者食用。

2. 膳食纤维

每 100 g 干薯中含有 1.5~2.0 g 膳食纤维,是谷类稻米的 1.2 倍,有利于肠道蠕动,促进食物消化。

3. 维生素

每 100 g 干甘薯中胡萝卜素和维生素 C 的含量分别为 0.75 mg 和 25 mg,在土豆粉中分别含 0.12 mg 和 27 mg,而在谷类食物中基本不含有这类维生素。

4. 矿物质

在薯类食物中,钙、铁的含量较高,每 100 g 薯类食物中钙含量为 100~200 mg,铁为 10 mg,分别为谷类食物的 5~10 倍。

5. 特殊的营养保健成分

薯类食物中含有黏体蛋白,可以预防心血管系统的脂肪沉积,保持动脉血管的弹性,防止动脉粥样硬化过早发生。同时,对于减少眼干燥症的发生和预防癌症有重要作用。

(二)薯类的合理利用

目前我国薯类食用加工主要有两类:淀粉加工和食品加工。薯类中淀粉含量高的品种适合加工淀粉,而淀粉含量低的适合做菜用。薯类的加工方法也同样重要,煮食或做汤,营养易吸收。如果烹饪方法选择不当,维生素就会大量损失,尤其油炸的加工方法,会增加脂肪,成倍提高食物能量。因此,要避免选用油炸的烹饪方式。

马铃薯有着丰富的营养价值和保健作用,但是马铃薯本身也含有一些毒素,如果食用不当,会造成食物中毒。马铃薯中的茄素有剧毒,主要存在于未成熟块茎的外皮中,中心的肉部含量很少,选择成熟的马铃薯去皮后食用是安全的。龙葵素是马铃薯中的另一类毒素,也主要存在于外皮中,可导致溶血和神经症状。通常情况下,含量低不会影响其食用。但当马铃薯贮藏不当发芽、变绿或腐烂时,龙葵素含量大幅上升,食用后导致中毒。所以在挑选马铃薯时要注意,发绿的芽苞部位和霉烂的马铃薯绝不可食用。烹调时放点醋有中和龙葵素的作用。

第三节　豆类食物的营养价值

豆类品种较多，常见的有大豆、蚕豆、豌豆、绿豆、赤豆等，是我国人民膳食中优质蛋白质的重要来源。

豆类按食用部分的主要营养成分可分为两大类：

一类含高蛋白质（35%～40%）、较少碳水化合物（35%～40%）、中等脂肪（15%～20%），如大豆（黄豆、黑豆和青豆）、花生、四棱豆等。

另一类含高碳水化合物（55%～70%）、中等蛋白质（20%～30%）、少量脂肪（5%以下），如豌豆、蚕豆、绿豆、赤小豆、芸豆等。

一、大豆的营养特点与价值

1. 蛋白质

大豆含蛋白质 35%～50%，是谷类的 3～5 倍，是天然食物中含蛋白质最高的食物，黑大豆的蛋白质含量甚至高达 50%。

大豆蛋白为优质蛋白质，赖氨酸、亮氨酸等必需氨基酸含量丰富，只有苯丙氨酸、蛋氨酸稍低。其 8 种人体必需氨基酸的组成与比例也符合人体"理想蛋白质氨基酸组成模式"的需要，其余与动物性蛋白质相似。且富含谷类蛋白中较为缺乏的赖氨酸，是与谷类蛋白互补的天然理想食品。

2. 脂肪

大豆含脂肪 15%～20%，其中不饱和脂肪酸占 85%，以亚油酸为最多，达 50%以上。此外，大豆脂肪中还含有 1.64%的大豆磷脂和抗氧化能力较强的维生素 E。

3. 碳水化合物

大豆含碳水化合物 25%～30%，其中一半为可供利用的淀粉、阿拉伯糖、半乳聚糖和蔗糖，以五碳糖和糊精比例较大，淀粉较少；另一半为人体不能消化吸收的棉籽糖和水苏糖，存在于大豆细胞壁，在肠道细菌作用下发酵产生二氧化碳和氨，可引起腹胀。所以，大豆应加工后食用。

4. 维生素和矿物质

与谷类比较，豆类中钙、钾、钠等含量较高，微量元素含量略低。大豆中铁含量较丰富，达 8 mg/100 g，而谷类多在 3 mg/100 g 左右。但由于大豆中膳食纤维等抗营养因子的影响，钙和铁的消化吸收率不高。大豆含胡萝卜素、维生素 B_1、烟酸、维生素 E 等。相对于谷类而言，豆类中胡萝卜素和维生素 E 含量较高，维生素 B_1 含量较低，烟酸含量差别不大，而且种皮颜色较深的豆类，如黑豆、青豆等，胡萝卜素含量较高，青豆中可达 790 μg/100 g。干豆类几乎不含维生素 C，但做成豆芽后其含量明显提高，如黄豆芽中维生素 C 含量为 8 mg/100 g。

二、其他豆类的营养特点与价值

其他豆类有赤小豆、豇豆、芸豆、绿豆、豌豆和蚕豆等。蛋白质含量 20%～25%，其含量、质量均不及大豆；脂肪含量较低，在 0.5%～2%；碳水化合物含量高达 55%～60%；无机盐有

Ca、P、Fe、Zn、Se 等；还含有复合维生素 B 族，较少的胡萝卜素，不含维生素 C。

1. 豌豆

豌豆中蛋白质含量为 20%～25%，以球蛋白为主，氨基酸组成中色氨酸较多，蛋氨酸相对较少。脂肪仅为 1%左右。碳水化合物为 57%～60%，幼嫩的青豌豆籽粒中含有一定量的蔗糖，因而带有甜味。豌豆中的 B 族维生素较为丰富，幼嫩籽粒还有少量维生素 C。钙、铁在豌豆中较多，但消化吸收率不高。

2. 赤小豆

赤小豆中蛋白质含量为 19%～23%，胱氨酸和蛋氨酸为限制性氨基酸。脂肪含量为 1%～2%，碳水化合物含量为 55%～60%，大约一半为淀粉，其余为戊糖、糊精等。其他成分类似豌豆。

大豆制品的营养真相

3. 绿豆

营养成分类似豌豆，蛋白质含量为 18%～23%，但碳水化合物除淀粉外，还有纤维素、糊精和戊聚糖等。

三、豆制品的营养特点与价值

豆制品包括非发酵性的大豆制品（如豆浆、豆腐、豆腐干、腐竹等）、发酵性大豆制品（如腐乳、豆豉、臭豆腐等）。淀粉含量较高的豆类还可制作粉丝、粉皮等。豆制品加工除去了大豆内的有害成分，使大豆蛋白质消化率增加，从而提高了大豆的营养价值。但在未发酵豆制品加工中，部分 B 族维生素溶于水而被损失。

1. 豆腐

由于在加工时大豆经过浸泡、磨浆、过滤、煮浆等工序，去除了大量的粗纤维和植酸，蛋白质受热变性，胰蛋白酶抑制剂被破坏，各种营养素的利用率有所提高，蛋白质消化率可达到 92%～96%。

2. 豆腐干

豆腐干经压榨成型，水分大量排出，含水量只有 65%～78%，各种营养成分由此而浓缩。千张的水分含量更低，蛋白质的含量可达到 20%～35%。

3. 豆浆

豆浆是中国人常用的饮料，由于萃取了大豆中可溶性蛋白质，其蛋白质含量可达 2.5%～5%，脂肪含量为 0.5%～2.5%，碳水化合物含量为 1.5%～3.7%。营养成分接近牛奶，但是较牛奶的脂肪含量少，且不饱和脂肪酸比例大，更适合老年人和高血脂患者饮用。

4. 粉条、粉皮、凉粉

粉条、粉皮、凉粉是以富含淀粉的豆类加工制成的。由于制作时大部分蛋白质以“酸水”的形式被弃去，故其成分主要为碳水化合物。如粉条碳水化合物含量在 90%以上，其他成分甚微。凉粉含水 95%，碳水化合物含量为 4.5%左右，其他成分很少。

5. 发酵豆制品

有豆瓣酱、豆豉、黄酱、腐乳等，其蛋白质被部分分解，并使氨基酸游离，味道鲜美，且维生素 B_{12} 和维生素 B_2 增加。

6.豆芽

大豆和绿豆发芽成豆芽，除含原有营养成分外，还可产生维生素C，当新鲜蔬菜缺乏时，豆芽是维生素C的良好来源。大豆芽中含天门冬氨酸较多，常用来吊汤增鲜。

四、豆类的抗营养因素

各种豆类都含有一些抗营养因素。豆类中的抗营养因子包括蛋白酶抑制剂、植物红细胞凝聚素、胀气因子及抗维生素因子等。这些抗营养因子不利于豆类中营养素的吸收利用，甚至会危害人体健康。

1.蛋白酶抑制剂

生豆粉中含有此种因子，对人体内胰蛋白酶、胃蛋白酶、糜蛋白酶等多种蛋白酶的活性有抑制作用，所以，生大豆的蛋白质消化吸收率很低。

2.豆腥味

大豆中含有丰富的脂氧合酶，它不仅是豆腥味主要起因，而且在豆类储藏中容易造成不饱和脂肪酸的氧化酸败和胡萝卜素的损失。95℃以上加热10～15 min等方法可脱去部分豆腥味。

3.胀气因子

大豆还含有5%～10%的寡聚糖，寡聚糖中的棉籽糖和水苏糖不能被胃肠中的消化酶消化，而被细菌发酵产气，引起胃肠胀气，是大豆的胀气因子。但大豆低聚糖可不经消化直接进入大肠，为双歧杆菌所利用并有促进双歧杆菌繁殖并增强其活性的作用，有益于调整肠道微生物菌群的分布。因此，世界性的保健食品热潮中大豆寡聚糖备受青睐。

4.植物红细胞凝集素

植物红细胞凝血素存在于多种豆类中，它是一类糖蛋白，能够特异性地与人体的红细胞结合，使红细胞凝集，对人体有一定的毒害作用。适当的湿热处理可使这种蛋白失活，用蛋白酶处理也可使之分解。

5.植酸

大豆中含有大量的植酸，会影响矿物质Ca、Fe等的吸收。

6.皂苷和异黄酮

大豆皂苷能抑制胰凝乳蛋白酶和胆碱酶的活性，但目前发现其具有降血脂、抗氧化、抗病毒、提高免疫力等生物学活性。异黄酮具有雌激素作用，也称为植物雌激素，能抑制生长。其生物活性有降血脂、抗动脉硬化、抗肿瘤、抗骨质疏松等作用，是极有前途的一类物质。

五、豆类及其制品的合理利用

1.豆类及其制品须经充分加热煮熟后食用

大豆中含有的抗营养因子，如抗胰蛋白酶因子等，加热煮熟后可破坏这种因子，提高消化率，所以大豆及其制品须经充分加热煮熟后食用。

不同加工和烹调方法，影响大豆蛋白质的消化率，例如，整粒大豆消化率为65.3%，豆浆消化率为84.9%，豆腐消化率为92%～96%。

2. 豆类宜与谷类食物搭配食用

大豆蛋白为优质蛋白质，赖氨酸、亮氨酸等必需氨基酸丰富，而谷类蛋白质的赖氨酸含量少，因此豆类是谷类蛋白互补的天然理想食品。二者搭配食用，能有效提高蛋白质的利用率。

3. 豆类纤维的应用

豆类中膳食纤维含量较高，特别是豆皮。食用含纤维的豆类食品可以明显降低血清胆固醇，对冠心病、糖尿病和肠癌也有一定的预防和治疗作用。将豆类纤维添加到缺少纤维的食品中，可以改善食品的松软性，并有保健作用。

第四节　蔬菜、水果的营养价值

一、蔬菜的营养价值

新鲜蔬菜含水分多在90%以上，糖类不高，蛋白质很少，脂肪更低，故不能作为热能和蛋白质来源。但它们富含多种维生素、丰富的无机盐及膳食纤维。所以，在膳食中具有重要位置。

(一)蔬菜的分类

蔬菜的种类非常多，按植物结构部位可分为：

叶菜类：大小白菜、油菜、菠菜及其他绿叶蔬菜等。

根茎类：萝卜、芋头、土豆、胚兰、藕、葱、蒜等。

豆荚类：扁豆、豇豆、其他鲜豆等。

花芽类：菜花、黄花菜及各种豆芽等。

瓜果类：冬瓜、黄瓜、苦瓜、西葫芦、茄子、青椒、番茄等。

(二)蔬菜的营养特点与价值

1. 能量

由于大部分蔬菜的含水量高，所以提供的能量不多，平均每100 g蔬菜提供能量10～40 kcal。只有含淀粉较多的根茎类如马铃薯、芋头等提供的能量较多，每100 g可提供80 kcal。

2. 碳水化合物

蔬菜所含的碳水化合物包括可溶性糖、淀粉及膳食纤维。其所含种类及数量，因食物的种类和品种有很大差别。大部分蔬菜的碳水化合物含量较低，仅为2%～6%。而根茎和地下茎之类储藏器官的碳水化合物含量比较高，如马铃薯为16.5%，其中大部分是淀粉。蔬菜中纤维素、半纤维素等膳食纤维含量较高，如鲜豆类为1.5%～4.0%，叶菜类为1.0%～2.2%。

3. 蛋白质

新鲜蔬菜含蛋白质极低，通常为1%～3%。在各种蔬菜中，以鲜豆类、菌类和深绿色叶菜的蛋白质含量较高，如鲜豇豆蛋白质含量为2.9%，金针菇蛋白质含量为2.4%，苋菜为2.8%。蔬菜如菠菜、豌豆苗、豇豆、韭菜等的限制性氨基酸均为含硫氨基酸，赖氨酸比较丰富，可和谷类形成蛋白质营养互补。

4. 无机盐

新鲜蔬菜是膳食中无机盐的主要来源。含丰富的 Ca、P、K、Mg 和微量元素 Cu、Fe、I、Co、Mo、F 等。例如，菠菜、雪里蕻、油菜、苋菜等绿叶蔬菜一般每 100 g 含钙在 100 mg 以上，含铁 1～2 mg。各种蔬菜中，以叶菜类含无机盐较多，尤以绿叶菜最为丰富。但由于蔬菜含有草酸和膳食纤维，影响了无机盐特别是一些微量元素的吸收。

5. 维生素

新鲜蔬菜含除了维生素 D 和维生素 B_{12} 以外的各种维生素，含丰富的维生素 C、维生素 B_2、维生素 B_{11} 和胡萝卜素。胡萝卜素含量与蔬菜颜色有关，凡绿叶菜和橙黄色菜都有较多的胡萝卜素。一般深绿颜色蔬菜维生素 C 含量较浅色蔬菜高，叶菜中的含量较瓜菜中高，所以，绿叶蔬菜是维生素 C 的良好来源。番茄中维生素 C 含量虽然不很高，但受到有机酸保护，损失很少，且食入量较多，也是人体维生素 C 的良好来源。

6. 其他

(1)蔬果中天然色素如叶绿素、类胡萝卜素、花青素、花黄素等鲜艳的色泽，可增进食欲。

(2)水果中有机酸含独特果酸味，可增强消化液分泌，以利消化。水果中的有机酸以苹果酸、柠檬酸和酒石酸为主，此外还有乳酸、琥珀酸等，有机酸因水果种类、品种和成熟度不同而异。有机酸促进食欲，有利于食物的消化。同时有机酸可使食物保持一定酸度，对维生素 C 的稳定性具有保护作用。

(3)某些蔬菜含有促进消化的酶，如萝卜中的淀粉酶、菠萝和无花果中的蛋白酶。

(4)特殊生物活性物质：大蒜含二烯丙基硫有助于降低肺癌发病率。黄瓜含丙醇二酸，有抑制糖类转化为脂肪的作用。南瓜能促进胰岛素的分泌。番茄红素可降低患前列腺癌的危险。萝卜所含的酶和芥子油一起有促进胃肠蠕动、增进食欲、帮助消化的功效。白菜中有吲哚三甲醇，能帮助分解与乳腺癌有关的致癌雌激素。菠菜中含大量抗氧化剂，具有抗衰老、减少老年人记忆力减退的作用。花茎甘蓝含大量萝卜子素，可杀死幽门螺杆菌，对治疗各种胃病有好处。

(5)果蔬中还含有一些酶类、杀菌物质和具有特殊功能的生理活性成分。

(6)芳香物质：蔬菜中还含有芳香物质，能增加感官性能和起到一些特殊功效。

(三)蔬菜加工对营养的影响

蔬菜加工方法主要有罐藏、干制、腌制和速冻、榨汁等。蔬菜干制后营养素含量会升高，但蔬菜在脱水过程中，维生素 C 有部分损失，损失的程度因干制的方法的不同而异。一般真空冷冻干燥法的损失最小，长时间暴晒或烘烤则使维生素 C 损失可达 100%，也会使胡萝卜素氧化造成褪色。速冻蔬菜经过加工处理后，水溶性的维生素有一定的损失，但胡萝卜素的损失不大。罐藏蔬菜在加工中，水溶性维生素和矿物质可能受热降解并随水流失。蔬菜榨汁通常由多种蔬菜调配而成，包含了蔬菜中的主要营养成分，营养价值较高，但大部分膳食纤维被除去了。

(四)蔬菜的合理利用

1. 合理选择

除维生素 C 外，蔬菜中的维生素含量一般叶部含量高于根茎部，嫩叶高于枯叶，深色菜叶高于浅色。因此在选择时，应注意选择幼嫩、新鲜、色泽深的蔬菜。

2.合理加工与烹调

为防止无机盐和维生素的损失，新鲜蔬果能生吃的尽量生吃；应尽量减少用水浸泡和弃掉汤汁及挤去菜汁的做法，而且要先洗后切；烹调加热时间不宜过长，叶菜快火急炒保留维生素较多，做汤时宜后加菜；鲜蔬勿久存，勿在日光下曝晒，烹制后的蔬菜尽快吃掉；加醋烹调可降低B族维生素、维生素C损失，加芡汁也可降低维生素C损失；铜锅烹调损失维生素C最多，铁锅次之。

二、水果的营养价值

水果类的营养近似于新鲜蔬菜。各种水果都含有大量的水分，可达到85%～90%。蛋白质和脂肪的含量很低，能量低，但水果所含的矿物质和维生素不及蔬菜多。

（一）水果的营养特点与价值

1.碳水化合物

水果中碳水化合物含量也比蔬菜高，在5%～30%之间，主要以单糖或双糖形式存在，如苹果和梨以果糖为主，葡萄、草莓以葡萄糖和果糖为主。一般仁果类以果糖为主，核果类以蔗糖为主，浆果类则主要为葡萄糖及果糖。

水果中膳食纤维的含量也很高，特别是果胶，有促进肠胃蠕动的作用，是天然的缓泻剂。果胶还是制果汁和果酱不可缺少的乳化稳定剂和增稠剂等，在山楂、苹果、海棠中含量较高。

2.维生素

水果含丰富的维生素，尤其是维生素C。枣类（鲜枣、酸枣），柑橘类（橘、柑、橙、柚）和浆果类（猕猴桃、沙棘、黑加仑、草莓、刺梨）中维生素C含量较高。此外还含适量维生素D、胡萝卜素等。红、黄色水果中含胡萝卜素较多，如杏、柿等。

3.矿物质

水果中的矿物质含量也很丰富，但主要是钾、镁、钙等，钠含量较低。在膳食当中，水果是钾的重要来源。水果干制品也是矿物质的重要来源。

4.有机酸、色素等

水果中的有机酸如果酸、柠檬酸、苹果酸、酒石酸等含量比蔬菜丰富，能刺激人体消化腺分泌，增进食欲，有利于食物的消化，同时有机酸对维生素C的稳定有保护作用。

富含色素是水果的特色，它赋予水果不同的颜色。如花青素使水果呈紫色，胡萝卜素使水果呈黄色。

水果中还含有大量有益健康的活性物质，如黄酮类物质、香豆素、D-柠檬萜（存在于果皮的油中）等植物化学物质，它们具有特殊的生物活性，对人体的健康非常有益。

（二）加工对水果营养的影响

水果加工时维生素C等营养素的保存率与原料的特点、储藏与加工工艺有很大的关系。如，水果加工为纯果汁，是带果肉的混浊汁，含有除部分膳食纤维之外全部的养分。若水果加工为澄清汁，只含有糖分、矿物质和部分水溶性维生素。加工果酱和果脯时需要加入大量蔗糖长时间熬制和浸渍，一般含糖量可达50%～70%。水果干制维生素C损失较大，但可使矿物质得到浓缩。水果加工成果酒，除含有一定量的酒精外，还含有较丰富的糖类、氨基酸、矿物质和维生素及一些有益健康的有机酸、多酚类物质和风味物质。因此，少量饮用果酒有益健康。

(三)水果的合理利用

水果含有丰富的维生素和矿物质，还含有大量的非营养物质，可以防病治病。但如果食用不当可以致病。例如，梨清热降火、润肺去燥，对肺结核、急性或慢性气管炎和上呼吸道感染患者出现的咽干喉疼、痰多而稠等有辅助疗效。但是，产妇、胃寒及脾虚泄泻者不宜食用。红枣增加机体抵抗力，对体虚乏力、贫血者适用，但龋齿疼痛、下腹胀满、便秘者不宜食用。杏仁中含有杏仁苷，柿子中含有柿胶酚，食用不当，可引起溶血性贫血、消化性贫血、消化不良、柿结石等疾病。

三、硬果类食物营养价值

常见的硬果可分为两类：富含脂肪和蛋白质的有花生、核桃、杏仁、榛子仁、葵瓜子仁、松子；含糖类高而脂肪较少的有白果、板栗、莲子等，富含B族维生素及Ca、P、Fe、Zn等。其共同特点是低水分含量和高能量，富含各种矿物质和B族维生素。从营养素含量而言，富含脂肪的坚果优于淀粉类坚果。

硬果类是膳食蛋白质的补充来源。富含油脂的硬果蛋白质含量多在12%～22%之间，淀粉类干果中以栗子的蛋白质含量最低，4%～5%，而银杏和莲子都在12%以上。但各种硬果蛋白质各有特点，如缺乏色氨酸或含硫氨基酸，需要与其他食品营养互补后方能发挥最佳的营养作用。

硬果类当中的脂肪多为不饱和脂肪酸，富含必需脂肪酸，是优质的植物性脂肪。单不饱和脂肪酸的比例也很高。

富含油脂的硬果中可消化碳水化合物含量较少，多在15%以下，富含淀粉的硬果则是碳水化合物的好来源。硬果类的膳食纤维含量较高。

硬果类是维生素E和B族维生素的良好来源，包括维生素B_1、维生素B_2、烟酸和叶酸。富含油脂的硬果含有大量的维生素E，而淀粉类硬果含量低一些，然而它们同样含有较为丰富的水溶性维生素。

硬果富含钾、镁、磷、钙、铁、锌、铜等营养成分，是多种微量元素的良好补充来源。硬果中钾、镁、锌、铜等元素含量特别高，在其营养价值中具有重要意义。

第五节　畜、禽肉及水产品的营养价值

膳食中常用的肉类包括牲畜肉、禽肉、蛋、乳、水产品等。是人类蛋白质、脂肪、脂溶性维生素的良好来源肉。

一、畜、禽肉的营养价值

(一)畜肉的营养特点与价值

畜肉包括牛、猪、羊等大牲畜肉及内脏，其中蛋白质、脂肪、维生素及矿物质的含量随动物的种类、年龄、肥瘦度和部位的不同而有很大的差异。

1.蛋白质

畜肉类蛋白质含量为10%～20%,其中肌浆中蛋白质占20%～30%,肌原纤维中40%～60%,间质蛋白10%～20%。含量与动物种类、年龄及肥瘦有关。肥肉多脂肪,瘦肉多蛋白质。一般情况下:牛肉(20%)>羊肉(11%)>猪肉(9.5%)。

畜肉蛋白必需氨基酸充足,在种类和比例上接近人体需要,利于消化吸收,是优质蛋白质。但存在于结缔组织中的间质蛋白必需氨基酸组成不平衡,主要是胶原蛋白和弹性蛋白,其中色氨酸、酪氨酸、蛋氨酸含量少,蛋白质利用率低,属不完全蛋白质。内脏比一般肉类有较多的无机盐和维生素,营养价值高于一般肉类。

2.脂肪

一般畜肉的脂肪含量为10%～36%,肥肉高达90%,其在动物体内的分布,随肥瘦程度、部位有很大差异。平均畜肉的脂肪含量:猪肉(59%)>羊肉(28%)>牛肉(10%)。主要成分甘油三酯,又以饱和脂肪为主,熔点较高。还有少量卵磷脂、胆固醇和游离脂肪酸等。

肥畜肉含胆固醇100～200 mg/100 g,肥肉含胆固醇约109 mg/100 g,瘦肉含胆固醇约77 mg/100 g,内脏含胆固醇约为200 mg/g,脑中最高,约为2 571 mg/100 g。内脏含胆固醇较高,高胆固醇血症患者不宜过量摄取。

畜肉的脂肪含量因牲畜的肥瘦程度及部位不同有较大差异。育肥的畜肉脂肪含量可达30%以上,如瘦羊肉含脂肪18.9%,肥羊肉则可达35%～45.7%;瘦猪肉含脂肪23.3%,肥猪肉可达42.1%。

同一畜体肥肉的脂肪含量多,瘦肉和内脏脂肪含量较低,如猪肥肉脂肪含量达干重的90%,猪里脊含脂肪占干重的7.9%,猪前肘含脂肪31.5%,猪五花肉含脂肪35.3%,牛五花肉含脂肪5.4%,瘦牛肉含脂肪2.3%。

3.碳水化合物

畜肉中的碳水化合物含量极少,一般以游离或结合的形式广泛地存在于动物组织或组织液中。其碳水化合物主要以糖原形式存在于肝脏和肌肉中。

4.维生素

畜肉中B族维生素含量丰富,尤以维生素B_1为高,基本不含维生素A、维生素C。各种脏器都富含B族维生素,尤以肝脏是含有各种维生素最丰富的器官。肝脏是维生素A、维生素D、维生素B_2极好的来源,还含有少量维生素C和维生素E。

5.矿物质

畜肉中矿物质含量与肥瘦有关,瘦肉要比脂肪组织含有更多的矿物质,有P、K、Na、Mg、Cl等,红色瘦肉还有Fe,其他微量元素有Cu、Co、Zn、Mo等。其矿物质消化吸收率高于植物食品,尤其铁的吸收率高。肉类少Ca,S、P、Cl较多。

畜肉是磷、铁的良好来源,在畜的肝脏、肾脏、血液、红色肌肉中含有丰富的血色素铁,生物利用率高,是膳食铁的良好来源。肉中钙主要集中在骨骼中,肌肉组织中钙含量较低,仅为7.9 mg/100 g。畜肉中的锌、硒、镁等微量元素比较丰富,其他微量元素的含量则与畜禽饲料中的含量有关。

6.含氮化合物

畜肉中含有一些能溶于水的含氮浸出物,是肉汤鲜味的主要成分,包括肌溶蛋白、肌肽、肌酸、肌酐、嘌呤碱、尿素和氨基酸等非蛋白含氮浸出物，使肉汤具有鲜味。

（二）禽肉的营养特点与价值

禽类包括鸡、鸭、鹅、鹌鹑、鸽子、火鸡、鸵鸟等，其肉为“白肉”。与畜肉相比，其脂肪含量低、熔点更低（20～40℃），还含有20%的亚油酸，更易于消化吸收。

1. 蛋白质

禽肉含蛋白质10%～20%。其中鸡（21.5%）＞鸭（16.5%）＞鹅（10%）。能提供人体各种必需氨基酸，较牲畜肉有较多的柔软结缔组织并均匀地分布于一切肌肉组织内，比牲畜肉更细嫩更易消化。

2. 脂肪

不同禽类的脂肪含量很不一致，鸡肉约2.5%，而肥鸭、肥鹅可达10%或更高。禽肉脂肪含丰富的亚油酸（20%），营养价值高于畜肉脂肪。

3. 维生素

禽肉的维生素含量较畜类高1～6倍，B族维生素、泛酸、烟酸含量丰富。禽内脏富含维生素A、维生素B_2、维生素E。

4. 矿物质

禽肉中钙、磷、铁等的含量均高于猪、牛、羊肉，禽肝含铁为猪肝、牛肝的1～6倍。

5. 含氮浸出物

禽肉含氮浸出物与年龄有关，同一品种幼禽肉汤中含氮浸出物低于老禽。鸡肉经煮沸后蛋白质遇热凝固，仅有很小一部分水解为氨基酸而溶于汤中，大部分蛋白质仍在肉中。

（三）加工对畜禽肉营养价值的影响

畜禽肉在加工中主要损失维生素B_1、维生素B_2等水溶性维生素。除煎炸和烧烤处理外，蛋白质的生物价值基本不受影响。

畜禽肉加工为酱、卤肉制品，产品的脂肪含量有所减少。增加了游离脂肪酸，减少了饱和脂肪酸含量，但也使得B族维生素有明显损失。

畜禽肉熏制过程中，产品表面水分含量下降，并产生酚类、有机酸等物质，提高了肉制品的保藏性。但明火或高温烤制也造成多环芳烃类污染，高温可产生杂环胺类致癌物和多种致突变物质。

畜禽肉干制过程中，水分含量大幅度减少，蛋白质含量很高。B族维生素有一定损失，但成品中维生素的绝对含量与原料相当。

畜禽肉油炸，会使脂肪含量大幅度上升，必需脂肪酸含量下降，饱和脂肪酸、胆固醇、反式脂肪酸含量明显增加。脂肪、蛋白质、碳水化合物等在高温油炸过热中会产生一些致癌物质。如多环芳烃类、丙烯酰胺等的致癌物质。

畜禽肉加工为火腿制品，中式火腿中游离氨基酸含量大大提高，脂肪中游离脂肪酸含量升高，并有一定程度的脂肪氧化作用，对其独特风味的形成有所贡献。西式火腿脂肪含量较低，蛋白质较为丰富，含盐量也大大低于中式火腿，是营养价值较高的肉制品。

冷冻肉到底能存多久

(四)畜禽肉的合理利用

1. 荤素搭配

最宜与谷类食物搭配,提高蛋白质的营养价值。

2. 合理烹调

宜炒、蒸、涮、炖,少煎、炸、烤,注重挂糊、上浆等营养保护措施。

二、蛋类的营养价值

各种禽蛋在营养成分上大致相同,其营养价值高,且适合各种人群,包括成人、儿童、孕妇、乳母及病人等。

(一)蛋的结构

常见的蛋类有鸡、鸭、鹅和鹌鹑蛋等。其中产量最大,食用最普遍,食品加工工业中使用最广泛的是鸡蛋。

各种禽蛋的结构都很相似。由蛋壳、蛋清、蛋黄 3 部分组成。以鸡蛋为例,每只鸡蛋平均重约 50 g,其中,蛋壳占 11%,蛋清占全蛋重的 55%～60%,蛋黄占全蛋重的 30%～35%。

(二)蛋的营养特点与价值

1. 蛋的营养组成成分

蛋清中蛋白质由卵白蛋白、卵胶黏蛋白、卵球蛋白等五种蛋白质组成。蛋黄中蛋白质主要是卵黄磷蛋白和卵黄球蛋白。

蛋黄比蛋清含有较多的营养成分。钙、磷和铁等无机盐多集中于蛋黄中。蛋黄还含有较多的维生素 A、维生素 D、维生素 B_1 和维生素 B_2。维生素 D 的含量随季节、饲料组成和鸡受光照的时间不同而有一定变化。

蛋黄中含磷脂较多,还含有较多的胆固醇,每 100 g 约含 1 500 mg。蛋类的铁含量较多,但因有卵黄高磷蛋白的干扰,其吸收率只有 3%。

2. 蛋的营养特点与价值

(1)蛋白质:蛋类含蛋白质 13%～15%。全蛋蛋白质不但含有人体所需要的必需氨基酸,且氨基酸组成与人体组成模式接近,生物学价值达 95%以上。几乎能被人体完全吸收利用,是食物中最理想的优质蛋白质。在进行各种食物蛋白质的营养质量评价时,常以全蛋蛋白质作为参考蛋白。

(2)脂肪:蛋类含脂肪 11%～15%,主要在蛋黄(还含有较高的卵磷脂、胆固醇)中,蛋清几乎不含脂肪。蛋黄中的脂肪为乳融状,易于消化吸收。

(3)无机盐:是良好的来源,含钙、磷、铁均较多,但铁吸收率低,主要在蛋黄中。主要存在于蛋黄中,有 P、Mg、Ca、S、Fe、Cu、Zn、F 等。钙含量不及牛奶多,但铁含量高于牛奶。

(4)维生素:主要在蛋黄中,如维生素 A、维生素 D、维生素 B_1、维生素 B_2、维生素 PP。

(5)生蛋清中含有抗生物素和抗胰蛋白酶,能影响生物素的吸收和抑制胰蛋白酶的活力,但当蛋煮熟时,即被破坏。

(三)蛋制品的营养特点与价值

蛋制品主要有皮蛋、咸蛋、糟蛋等,这些产品具有独特的风味,在烹饪中常用。蛋制品的营养价值与鲜蛋相似,经过加工,部分蛋白质降解为更易被人吸收的氨基酸,消化吸收率提高。但B族维生素损失较大。糟蛋在制作时加入了酒精、醋,可使蛋壳中的钙的溶解度增加,其钙的质量分数较鲜蛋高40倍。

(四)加工烹饪对蛋营养价值的影响

一般烹调方法,温度不超过100℃,对蛋的营养价值影响很小,仅B族维生素有一些损失,如维生素B_2不同烹调方法的损失率为:荷包蛋13%、油炸蛋为16%、炒蛋为10%。煮蛋时蛋白质变得软且松散,容易消化吸收,利用率较高。

烹调过程中的加热不仅具有杀菌作用,而且具有提高其消化吸收率的作用,因为生蛋清中存在的抗生物素和抗胰蛋白酶经加热后被破坏。

皮蛋制作过程中加入烧碱产生一系列化学变化,使B族维生素破坏,但维生素A、维生素D保存尚好。咸蛋成分与鲜蛋相同。

(五)蛋及蛋制品的合理利用

(1)鸡蛋不宜生食,其中含抗营养因素妨碍营养素的吸收。

(2)合理烹饪。鸡蛋宜蒸、冲蛋花,不宜油炸、煎炒或煮得过老。

(3)合理搭配食物。蛋类蛋白质中的蛋氨酸、赖氨酸能补充谷类食品的不足,提高蛋白质营养价值。

(4)选择食用无铅皮蛋,减少咸蛋中的钠盐摄入量。

三、乳和乳制品的营养价值

乳和乳制品主要指动物乳类及其加工制品,其营养价值高且易于消化吸收,最适合病人、幼儿、老人食用。最常食用的乳是牛奶。有丰富的蛋白质、脂肪、无机盐、维生素等各种人体所需营养素,也是体弱、年老和病人的较理想食物。

(一)乳类的营养特点及价值

乳类是由蛋白质、乳糖、脂肪、矿物质、维生素、水等组成的复合乳胶体,呈乳白色,味道温和,稍有甜味,具有特有的香味与滋味。例如,牛奶含有83%的水和17%的总固形物,由脂肪、蛋白质、乳糖、矿物质、维生素等组成。是提供优质蛋白质、维生素A、核黄素和钙的良好食物来源。

1.蛋白质

乳类蛋白质丰富,以牛奶为例,牛奶中蛋白质含量平均为3%~4%,主要由79.6%的酪蛋白、11.5%的乳清(白)蛋白和3.3%的乳球蛋白组成,另有少量的其他蛋白质,如免疫球蛋白和酶等。其消化吸收率高(87%~89%),生物学价值为85%,必需氨基酸含量及构成与鸡蛋近似,属优质蛋白。

2.脂肪

乳类脂肪为3.0%~4.0%,以微粒状的脂肪球分散在乳液中,易消化吸收,吸收率高达97%。乳脂中油酸含量占30%,亚油酸和亚麻酸分别占5.3%和2.1%。水溶性挥发性脂肪酸(如丁酸、己酸、辛酸)含量较高,约为9%,是乳脂肪具有良好风味及易于消化的原因。此外乳汁中还有少量的卵磷脂、胆固醇。

3.碳水化合物

乳类碳水化合物主要为乳糖,牛奶乳糖含量为3.4%~5.4%,比人奶(7.4%)低。

乳糖有调节胃酸、促进胃肠蠕动、有利于钙吸收和消化液分泌的作用;还可促进肠道乳酸菌的繁殖而抑制腐败菌的繁殖生长。但有一些人先天缺乏乳糖酶,或由于长期不食用乳类而导致乳糖酶消失,当食用乳及乳制品时,就不能分解乳糖,乳糖在肠道内被肠道微生物分解发酵,产生胀气、腹泻等症状,称为乳糖不耐症。对牛乳进行适当处理,预先将乳糖分解,即可预防乳糖不耐症,并提高乳糖消化率,比如酸奶。

4.无机盐

乳类几乎含有婴儿所需要的全部无机盐。牛奶中矿物质含量为0.7%~0.75%,富含钙、磷、钾、磷、硫、镁等常量元素及铜、锌、锰等微量元素。其中钙含量尤为丰富,容易消化吸收。100 mL牛乳中含钙110 mg,为人奶的3倍,且吸收率高,是钙的良好来源。牛奶含磷约为人奶的6倍。牛奶中钙和磷的比值为1.2∶1,而人奶钙磷比为1∶1。牛奶中铁含量很低,仅为0.003 mg/100 g,如以牛奶喂养婴儿,应注意铁的补充。

5.维生素

乳类中含有人体所需的多种维生素,其含量与饲养方式、季节、加工方式等有关。

牛奶中含维生素较多的为维生素A和维生素D,但维生素B_1和维生素C很少。

(二)乳制品的营养特点及价值

1.乳制品的分类

鲜乳经过加工,可制成许多产品,主要包括炼乳、奶粉、调制奶粉、奶油和奶酪等。

(1)消毒鲜奶。消毒鲜奶是鲜牛奶经过过滤、加热杀菌后,分装出售的饮用奶。牛奶中除部分B族维生素和维生素C损失外,其营养价值与鲜牛奶差别不大。市售消毒牛奶常强化维生素A、维生素D和维生素B_1等营养素。

(2)奶粉。根据食用要求,奶粉又分为全脂奶粉、脱脂奶粉、调制奶粉。

①全脂奶粉:鲜奶消毒后,经浓缩除去70%~80%的水分,采用喷雾干燥法,将浓缩奶喷射形成雾状微粒,在热风下脱水干燥而成。生产的奶粉溶解性好,对蛋白质的性质、奶的色香味及其他营养成分影响很小,与鲜奶相比变化不大。其蛋白质含量约为20%,脂肪为19%~28%,碳水化合物约为39%。

②脱脂奶粉:原料奶脱去绝大部分的脂肪,再经浓缩、喷雾干燥而成。生产工艺同全脂奶粉,但原料奶经过脱脂的过程,由于脱脂使脂溶性维生素损失。此种奶粉适合于腹泻的婴儿及要求低脂肪、低热量膳食的人群。奶粉中脂肪含量约在1.3%,脂溶性维生素随着脂肪脱除而发生损失。

③调制奶粉:又称母乳化奶粉,该奶粉是以牛奶为基础,按照母乳组成的模式和特点经过调制而成,各种营养成分的含量、种类和比例接近母乳。如改变牛奶中酪蛋白的含量和酪蛋白与乳清蛋白的比例,补充乳糖的不足,以适当比例强化维生素A、维生素D、维生素B_1、维生素C、叶酸和微量元素等。经过调制,提高了牛奶蛋白质的消化率,更适合婴幼儿吸收。

(3)酸奶。酸奶是以新鲜奶、脱脂奶、全脂奶粉、脱脂奶粉或炼乳等为原料接种纯种的乳酸菌种，经发酵制成。该制品营养丰富，容易消化吸收，还可刺激胃酸分泌。

乳酸菌在肠道繁殖，可抑制一些腐败菌的繁殖，调整肠道菌丛，防止腐败胺类对人体产生不利的影响。

经过乳酸菌发酵后，牛奶中的乳糖变成乳酸，乳糖不耐症患者不会由于喝酸奶产生胃肠不适。酪蛋白等在乳酸作用下凝固，产生细小均匀的乳状凝块，易于消化吸收。脂肪不同程度的水解，形成独特的风味，备受食用者的喜爱。经过发酵，牛奶中原为结合型的B族维生素转化为游离型，提高了吸收率。

(4)炼乳。

①甜炼乳：牛奶经巴氏灭菌和均质后，加入约16%的蔗糖，经减压浓缩到原体积40%的一种乳制品。由于浓缩，炼乳中蛋白质、脂肪含量均相应提高，成品中蔗糖含量达40%～55%。可以直接作为蘸料与其他原料拌合食用。

②淡炼乳：又称无糖炼乳，将牛奶经巴氏消毒和均质后，浓缩到原体积1/3后，经加热灭菌制成具有保存性的乳制品。淡炼乳经高温灭菌后，维生素 B_1 受到损失，其他营养价值与鲜奶几乎相同，高温处理后形成的软凝乳块经均质处理脂肪球微细化，均有利于消化吸收，所以淡炼乳稀释后适于喂养婴儿。

(5)奶油。奶油是由牛奶中分离的脂肪制成的产品，天然奶油依含水量可分为鲜奶油(fresh butter)和脱水奶油(dehydrated butter)。将牛乳用油脂分离器或静置等方法分离出含脂肪成分较多的部分，即为鲜奶油。将搜集的鲜奶油经发酵(或不发酵)、搅拌、凝集、压制即成黄色半固体状的脱水奶油，又称白脱油、黄油。黄油含有80%～82%的脂肪，15%～18%的水和2%～5%的非脂乳固体(milk solid)，鲜奶油含脂肪量一般在18%以上，其余部分为水和少量乳糖、蛋白质、维生素、矿物质与色素等。

(6)奶酪(cheese)。奶酪是脱脂后的乳清经凝乳酶凝固并脱去部分水分、发酵并加入各种调味品而成，可用于佐餐和调味。其中的蛋白质和维生素 B_1、无机盐含量高。

2.乳制品的营养特点及价值

(1)蛋白质。乳制品含蛋白质平均约3.5%。以酪蛋白为主占86%，其次是乳白蛋白11%，乳球蛋白3%，三者均为完全蛋白质(含全部必需氨基酸)，生物价和消化率仅次于鸡蛋。

(2)脂肪。乳制品含脂肪约3.5%，与母乳大致相同。牛奶脂肪呈极小的脂肪球状，熔点较低，易消化，吸收率达98%。奶脂中含一定量的低中级脂肪酸、必需脂肪酸和卵磷脂，并有脂溶性维生素，营养价值较高。

(3)碳水化合物。乳制品只含乳糖4.5%，在肠中经消化酶作用分解为葡萄糖和半乳糖，有助于肠乳酸菌的繁殖，抑制致腐败菌的生长。

(4)无机盐。乳制品含婴儿生长需要的几乎全部无机盐，特别是Ca、P、K，还有Zn、Mn、I、F、Co、Si等，而Cu、Fe极少。

(5)维生素。乳制品含维生素A、维生素D、维生素 B_1、维生素 B_2，鲜奶仅含极少量维生素C，消毒处理后所剩无几。此外，牛奶中还有维生素H、维生素 B_6、维生素 B_{11}、维生素 B_{12} 和泛酸。

(三)乳类及其制品的合理利用

鲜奶水分含量较高，营养素种类齐全，十分有利于微生物的生长繁殖，因此必须经过严格消毒灭菌后方可食用。

鲜奶应避光保存，以保护其中的维生素。经研究发现，鲜牛奶经日光照射后，其B族维生素很快消失，即使在微弱的阳光下，经过6 h照射后，B族维生素也仅剩一半。

勿空腹喝牛奶，喝前吃些淀粉类食物如馒头、饼干、米粥等；喝酸奶更有益消化及身体健康。

四、水产品的营养价值

水产品类包括鱼、虾、蟹、贝及部分体软动物，根据其来源可分为淡水和海水类水产品。

（一）鱼类的营养特点及价值

1.蛋白质

鱼类肌肉蛋白质含量一般为15%～25%，氨基酸组成与肉类相似，是膳食蛋白质的良好来源。肌纤维细短，间质蛋白少，组织软而细嫩，结缔组织较少，较畜禽肉鲜嫩易消化，其营养价值与畜禽肉近似，属于完全蛋白质，利用率可达85%～95%。氨基酸组成中，色氨酸偏低。鱼蛋白中赖氨酸丰富，特别适合儿童。

2.脂肪

鱼类脂肪含量一般为3%～5%，范围在1%～10%，鱼类脂肪主要分布在皮下和内脏周围，肌肉组织中含量很少。不同鱼种含脂肪量有较大的差异，如鳕鱼含脂肪在1%以下，而河鳗脂肪含量高达10.8%。鱼类脂肪多由不饱和脂肪酸组成（占70%～80%），熔点低，常温下为液态，消化吸收率达95%。部分海产鱼，特别是深海鱼（如沙丁鱼、金枪鱼等）含有的长链多不饱和脂肪酸更高，如二十碳五烯酸（EPA）和二十二碳六烯酸（DHA），具有降血中胆固醇、防血栓形成及降低动脉粥样硬化等心脑血管疾病，并有抗癌防癌功效。

鱼类的胆固醇含量不高，一般为60～114 mg/100 g。但鱼子胆固醇含量较高，一般为354～934 mg/100 g，鲳鱼子的胆固醇含量高达1 070 mg/100 g。

3.矿物质

鱼肉含矿物质1%～2%，高于畜、禽肉，是多种矿物质元素的良好来源。如钾、钙、磷、镁、铁、锌、碘、硒、钴等。

4.维生素

鱼类是维生素B_2和烟酸的良好来源，所含的维生素A和维生素D、维生素E均高于畜禽肉。如黄鳝含维生素B_2 2.08 mg/100 g。海鱼的肝脏是维生素A和维生素D富集的食物，但维生素C含量低。有些生鱼中含有硫胺素酶和催化维生素B_1降解的蛋白质，因此大量食用生鱼可能造成维生素B_1缺乏。

5.含氮浸出物

鱼类含氮浸出物比较多，占鱼体质量的2%～3%，主要有三甲胺、次黄嘌呤核苷酸、游离氨基酸和尿素等，三甲胺呈鱼腥味，而氧化三甲胺则呈鲜味。

（二）甲壳类及软体动物类的营养特点

1.虾蟹

蛋白质含量为15%～20%，与鱼肉相比，缬氨酸、赖氨酸含量相对较低。脂肪为1%～5%。虾蟹钙、铁的含量较丰富，尤其是虾皮中钙的含量特别高，可达体重的2%。

2. 贝类

贝类肉蛋白质占 12%～20%，贝类蛋白质的精氨酸比其他水产品高，而蛋氨酸、苯丙氨酸、组氨酸含量比鱼类低。含有丰富的牛磺酸，其含量普遍高于鱼类。脂肪和碳水化合物含量较低。维生素含量与鱼类类似，含有较多的 B 族维生素、烟酸、维生素 A 和维生素 E。含矿物质 1%～1.5%，有较丰富的钙、钾、磷、铁、锌、硒、铜等。

3. 软体动物

软体动物包括章鱼、乌贼等，营养成分类似鱼类，含蛋白质 10%～20%，脂肪 1%～5%。软体动物肉含有较多的甜菜碱、琥珀酸，形成肌肉甜味和鲜味。海产软体动物的碘含量较高，微量元素含量类似肉类。需要注意的是，牡蛎锌的含量很高，每 100 g 含锌高达 128 mg，是人类食物中锌的很好的来源。软体动物的维生素以维生素 A、维生素 B_{12} 较丰富。

(三)藻类

我国海藻资源上千种，其中有经济价值的有 100 多种，如海带、紫菜、海白菜、裙带菜等。含丰富的蛋白质和糖，脂肪很少，还有多种维生素，包括维生素 A、维生素 B_1、维生素 B_6、维生素 B_{12}、维生素 PP、维生素 C 等，无机盐中 K、Ca、Cl、Na、S 及 Fe、Zn、I 都很高，特别是 Fe、I、Ca 等相当高；富含纤维 3%～9%，有防止便秘的作用。

(四)水产品类食物的合理利用

1. 充分利用水产品类营养资源

鱼类中富含优质蛋白质，容易被人体消化、吸收，且含有较少的饱和脂肪酸和较多的不饱和脂肪酸，如 DHA、EPA 等，为健脑益智和保障健康的良好食物。

2. 及时冷藏、加工，防止鱼类腐败变质

鱼类因为水分和蛋白质含量高，结缔组织较少，较畜禽肉更容易腐败变质，特别是青皮红肉鱼，如金枪鱼，其组氨酸含量较高，所含的不饱和双键极易被氧化，产生脂质过氧化物，对人体有害。因此，捕获的鱼类需及时冷藏或加工处理，防止腐败变质。在烹饪时，可以加入适量的雪里蕻、红果或醋来降低组胺的含量。

3. 预防食物中毒

有些鱼含有极强的毒素，如河豚，虽其肉质细嫩、味道鲜美，但其卵、卵巢、肝脏和血液中含有极毒的河豚毒素，若不会加工处理，可引起急性中毒而死亡。

第六节　其他食物的营养价值

一、食用油脂和调味品的营养价值

(一)食用油脂的营养特点及价值

油脂是膳食的重要组成部分，是热能的一个重要来源。可供给人体一些必需脂肪酸，并提供一定量的脂溶性维生素。

食用油脂按其来源可分为植物油和动物油脂两类。植物油主要来自于不同植物的种子，种类较多，有豆油、花生油、菜籽油、麻油、棉籽油、核桃油、玉米油、米糠油、茶籽油等。动物油脂主要来自动物的体脂、乳脂及鱼类脂肪。

目前食用油脂的营养素主要为脂类，包括甘油三酯、磷脂、固醇等。

1. 甘油三酯

甘油三酯是油脂中最主要的营养素，含量最高可达98%以上，因其来源不同，组成甘油三酯的脂肪酸也有区别。植物油和动物油相比，含较多的不饱和脂肪酸，如麻油中不饱和脂肪酸的含量高达78%，豆油含量高达86%，而猪油、牛油和黄油等动物脂肪中不饱和脂肪酸的含量一般在30%～35%。动物油脂（除鱼油外）含较多的16～22碳的饱和脂肪酸，尤其是棕榈酸和硬脂酸。因此，植物油脂的熔点低，消化吸收率高达97%～98%，而动物油脂熔点高，消化吸收率只有90%。

植物油脂中人体必需的脂肪酸，亚油酸和α-亚麻酸的含量远远高于动物脂肪，而且棉籽油、豆油、玉米胚芽油的含量高于其他植物油；动物油脂中，禽类脂肪中的必需脂肪酸含量高于畜类，畜类脂肪中猪油中的必需脂肪酸含量高于牛油和羊油。

2. 磷脂

许多植物油含有一定的磷脂，如大豆含1.1%～3.2%、玉米胚芽油含1.2%～2.0%、小麦胚芽油含0.8%～2.0%。但植物油经过精制后，磷脂的含量明显下降。

3. 固醇

油脂中含有一定量的固醇。动物油脂以胆固醇为主，而植物油则以植物固醇为主，而且植物油的精制程度会影响植物固醇的含量。

4. 维生素

一般动物油脂几乎不含脂溶性的维生素A、维生素D；植物油脂含有丰富的维生素E。

油脂经高温加热后，脂肪酸、维生素A、胡萝卜素、维生素E等均受到破坏，热能供给只有生油脂的1/3左右。经过高温加热的油脂，尤其是反复加热的油脂，不但不易被机体消化，而且妨碍其他同时进食的其他食物的吸收率。

（二）常见调味品的营养特点及价值

调味品是能调节食品色、香、味感官性状的食物。种类很多，分为咸味剂如盐、酱油、甜面酱、豆瓣酱等；甜味剂如糖、糖精、甜蜜素等；酸味剂如醋、醋精等；鲜味剂如味精、鸡精等；辛香剂如花椒、大料、桂皮等。

1. 食盐

食盐以NaCl为主要成分，未精制粗盐带少量Mg、Ca、K等，海盐含碘较多，精盐则较纯。

钠和钾对维持人体体液平衡和物质交换起重要作用，过多或过少都会影响细胞正常功能。氯为胃酸的成分之一，若缺少，会导致胃酸分泌减少，食欲不振。由于排汗、排尿的原因，每日都需要补充一定的食盐。健康人每日应摄入食盐，当人体出汗过多或腹泻、呕吐后，可适当增加食盐的摄入。而对患有高血压、心脏病、肾脏病的人，则应限制食盐的摄入。

2. 发酵性咸味调味品

由于使用了大豆等高蛋白质原料，发酵性咸味调味品中蛋白质含量可达3%～12%，其中较大部分为氨基酸态氮。碳水化合物为6%～27%，脂肪含量与原料初始脂肪含量有关，若使用脱脂的大豆饼粕制作，脂肪含量近乎为0，而鱼露、虾酱等含有0.6%的脂肪。发酵性咸味调味品中还含有少量的维生素和矿物质。

如酱油，是脱脂大豆（或豆饼）加小麦（或麦麸）酿造而成。用于调色调香，有利于促进食欲，是我国膳食烹饪中很重要的调味品。其组成十分复杂，有少量蛋白质、氨基酸、Ca、Mg、K、维生素 B_1、维生素 B_2 等。另外，酱油中加盐18%防腐坏，所以酱油也是人体钠的一个来源。

都是酱油为啥叫法不同？
生抽、老抽原来有这些区别

3. 食醋

醋是以谷类或其他含糖量较高的水果、酒糟、废糖蜜为原料发酵而成的调味品，西餐中还常使用酒醋。醋的主要成分为醋酸（3%～8%），还有少量乳酸、乙醇、氨基酸等，另有少量蛋白质（0.1%～3.8%）、脂肪（0.1%～0.7%）、碳水化合物（1%～18%）、矿物质（1%～5%），其中以钙和铁最为丰富。

4. 味精

味精为谷氨酸钠盐，国产味精多以粮食（淀粉）为原料，经微生物发酵制成。

常见有普通味精、强力味精和复合味精三种形式。普通味精含谷氨酸钠75%～99.9%，其余由食盐填充，鲜味随谷氨酸钠浓度增加而增强，鲜味值可达100；强力味精是谷氨酸钠与肌苷酸、鸟苷酸的钠盐混合而成，鲜味值可达150～160；复合味精是在强力味精的基础上添加油脂、水解蛋白、牛肉粉、鸡肉粉、香菇粉、香辛粉料等风味成分，有牛肉精、鸡精、香菇精等多个品种。

5. 芝麻酱

芝麻酱是用芝麻磨碎脱油的产品，为常用香味调料。芝麻酱的营养成分丰富，蛋白质高达20%，脂肪53%，碳水化合物18%，粗纤维6.9%，矿物质以钙和铁较高，可高达1 050 mg/100 g和10 mg/100 g，钙含量相当于100 g牛奶的10倍。B族维生素（硫胺素、核黄素、烟酸）丰富。

6. 糖

糖作为调味料食用的主要有白糖、冰糖、红糖、饴糖、蜂蜜等。日常用的多为蔗糖（99%纯碳水化合物），只供能量，缺乏其他营养素。红糖未经精炼，碳水物约94%，有铁、铬及少量其他无机盐。

饴糖又称糖稀、麦芽糖，是将大米、小麦等粮食经过发酵糖化而制成的浓稠的糖浆，色黄褐，主要成分为麦芽糖、葡萄糖、糊精等，甜度只有食糖的1/3。主要用于增加菜肴色泽，饴糖的吸湿力强，在糕点中使用可使糕点松软，不翻硬。

蜂蜜是由蜜蜂采集花蜜酿成的，为透明或半透明状的浅黄色黏性液体，带有花香味，回味微酸。碳水化合物约80%，主要为葡萄糖和果糖，除含有呈甜味的葡萄糖、果糖外，还含有多种蛋白质、有机酸、维生素、矿物质元素及生理活性物质。有增强人体代谢及润肠功能。主要用于制作营养滋补品、蜜饯食品及酿造蜜酒，在制作糕点和一些风味菜肴中充当甜味剂。

二、酒类和饮料的营养价值

(一)酒类的营养特点及价值

酒精饮料根据原料不同可分为粮食酒、果酒,根据制造方法分为蒸馏酒、发酵酒和配制酒,根据酒精质量分数不同又分为高度酒和低度酒等。

酿造酒是在含糖丰富的原料(水果或谷类)中加入酵母发酵,再经过压榨、澄清、过滤而成的酒精饮料。酒精质量分数低,含有原汁的各种营养成分,包括啤酒、葡萄酒、黄酒等。蒸馏酒是利用谷类、果实等原料经过发酵、蒸馏而成的产品。其酒精质量分数很高,可达38%~65%,每100 g可供能量1 000~1 600 kJ。在蒸馏后除含有乙醇外,还有部分与风味有关的醇类、醛类、酮类、酸类、酯类等物质。配制酒利用蒸馏酒或食用酒精加水、糖、食用色素、香料配制成。酒精含量较低,约10%。

1. 啤酒

啤酒是以发芽大麦为主要原料酿造的一类饮料。酒精度最低(每升啤酒含有大约35 g乙醇),营养价值高,成分有水分、碳水化合物、蛋白质、二氧化碳、维生素及钙、磷等物质。有"液体面包"之称,经常饮用有消暑解热、帮助消化、开胃健脾、增进食欲等功能。

(1)能量。每升啤酒的热能为400 kcal,相当于200 g面包,或500 g土豆,或45 g植物油,或60 g奶油。

(2)碳水化合物。每升啤酒中一般含有50 g糖类物质,如葡萄糖、麦芽糖、麦芽三糖、低聚糊精等。其中大部分是支链寡糖,这些支链寡糖可被肠道中有益于健康的肠道微生物(如双歧菌)利用,协助清理肠道。

(3)蛋白质。啤酒中还含有蛋白质的水解产物——肽和氨基酸(每升啤酒约有3.5 g)。啤酒中氨基酸的含量很丰富,已分析出17种氨基酸,其中有7种是人体必需氨基酸。

(4)维生素。啤酒中含有丰富的维生素B_1、维生素B_2、维生素B_6、维生素B_{12}、维生素C以及叶酸和泛酸等。其中的B族维生素及啤酒花浸出物可增加食欲,帮助消化和利尿消肿,泛酸则有软化血管、降低血压、改善血液循环的作用,预防动脉硬化。啤酒中的叶酸含量虽然只有0.1~0.2 mg,但它有助于降低人们血液中的半胱氨酸含量,而血液中半胱氨酸含量高会诱发心脏病。

(5)矿物质。啤酒从原料和优良酿造水中得到矿物质,含有钠、钾、钙、磷、镁等常量元素和锌、硒、铬等微量元素。啤酒中还含有一些阴离子,因而是一种微酸性的饮料,一般啤酒的pH为4.1~4.4。

(6)多种抗氧物质。啤酒中存在多种抗氧化物质,如从原料麦芽和酒花中得到的多酚或类黄酮,在酿造过程中形成的还原酮和类黑精,以及酵母分泌的谷胱甘肽等,都是减少氧自由基积累的最好的还原性物质。特别是多酚中的酚酸、香草酸和阿魏酸,可以避免对人体有益的低密度脂蛋白被氧化,防止心血管病的发生。

2. 葡萄酒

葡萄酒的营养成分很高,大部分来自葡萄汁,其成分也很复杂,现已知的有250种以上。葡萄酒除去酒和水以外(水占80%~90%),还含有糖、蛋白质、无机盐、微量元素、有机酸、果胶、各种醇类及多种维生素,这些物质都是人体生长发育所需要的。有关葡萄酒的营养价值,最重要的大概是它含 25 种氨基酸。每升葡萄酒中含 0.13～0.6 g，在这 25 种氨基酸中，含有 8 种人体不能合成的必需氨基酸。这些必需氨基酸的含量与人体血液中必需氨基酸的含量非常接近。葡萄酒中还含有多种维生素及其他生物流活性物质，具体含量如下：

(1)碳水化合物。酒中的果糖，每升中含量为 40～220 g，戊糖含量 0.5～1.5 g，这些糖都能被人体直接吸收。

(2)有机酸。每升葡萄酒内，含酒石酸 2～7 g，苹果酸 0.1～0.8 g，琥珀酸 0.2～0.9 g，柠檬酸 0.1～0.75 g，这些酸类是维持体内酸碱平衡的物质，也可以调味，有助消化。

(3)矿物质。葡萄酒含有多种矿物质营养元素。每升葡萄酒中，氧化钾含量为 0.45～1.35 g、氧化镁 0.1～0.25 g；磷的含量也相当高，每升中含五氧化二磷 0.4～0.9 g。葡萄酒中的钙含虽不多，但可被人体直接利用。

(4)含氮物质。每升葡萄酒中含蛋白质 1 g，含有 25 种氨基酸。每升葡萄酒中，苏氨酸含量 16.4 mg、缬氨酸 21.7 mg、蛋氨酸 6.2 mg、色氨酸 14.6 mg、苯胺酸 25.5 mg、异氨酸 32.4 mg、赖氨酸 51.7 mg。这些氨基酸是合成人体蛋白质所必需的原料。

(5)维生素。葡萄酒含有维生素 B_1、维生素 B_2、维生素 B_6、维生素 B_{12}、烟酸、泛酸、叶酸、生物素、维生素 C 等。肌醇含量也较多。

葡萄酒对人体的保健作用已经得到普遍公认。300 多年前，我国医学家李时珍在《本草纲目》记载："葡萄酒暖腰肾驻颜色"。中医认为："葡萄酒具益气调中、耐饥强志、消痰破癖的作用"。葡萄酒是唯一的碱性酒精性饮品，可以中和现代人每天吃下的大鱼大肉以及米面类酸性食物，降低血液中的不良胆固醇，促进消化。葡萄酒中含有抗氧化成分和丰富的酚类化合物，可防止动脉硬化和血小板凝结，保护并维持心脑血管各级组织正常机能，起到保护心脏、防止中风的作用。

3. 黄酒

黄酒以大米、黍米为原料，一般酒精含量为 14%～20%，属于低度酿造酒。黄酒含有丰富的营养，包括糖分、糊精、氨基酸、有机酸、脂类、醇类、维生素、矿物质等。

(1)能量。黄酒的热能为 1 200 kcal，是啤酒的 3～6 倍，是普通红葡萄酒的 1.84 倍。

(2)蛋白质。黄酒含有 21 种氨基酸，其中包括有数种未知氨基酸，而人体自身不能合成必须依靠食物摄取 8 种必需氨基酸黄酒都具备，故被誉为"液体蛋糕"。

(3)碳水化合物。黄酒所含糖的种类很多，其中以葡萄糖为主，还有麦芽糖、乳糖及多糖等多种糖类。这些糖对人体有一定的营养价值，极易被人体所吸收，可以补充人体的热量。黄酒中还含有乙醛、仲丁醇、3-甲基丁醇、β-苯乙醇等物质，这些物质对形成黄酒风格，具有一定的促进作用。

(4)维生素。黄酒中维生素含量十分丰富，根据对绍兴黄酒的检验分析得知，含有维生素 C、维生素 B_2、维生素 B_{12}、烟酰胺、维生素 A，同时还有少量维生素 D、维生素 K、维生素 E 等。

(5)矿物质。黄酒中含有钙、镁、磷等常量元素和铁、铜、锌、硒等微量元素。如每 100 mL 含镁量为 20～30 mg，比白葡萄酒高 10 倍，比红葡萄酒高 5 倍；含硒量为 1～1.2 μg，比白葡萄酒高约 20 倍，比红葡萄酒高约 12 倍。这些微量元素均有防止血压升高和血栓形成的作用。

(6)有机酸。黄酒的有机酸含量根据分析检验在 0.003～0.005 g/mL，主要由乳酸、柠檬酸、醋酸、酒石酸、苹果酸、延胡索酸、丁酸等组成，这些有机酸类物质，在发酵后熟和贮藏过程中，与醇类产生香气成分物质，如乳酸乙酯、琥珀酸乙二乙酯、乙酸乙酯、丁酸乙酯等，给黄酒赋予纯正、谐调、浓郁的酒香气，形成黄酒的典型性。

4. 白酒

白酒又名烧酒，是中国的传统饮料酒。据《本草纲目》记载："烧酒非古法也，自元时创始，其法用浓酒和糟入甑（指蒸锅），蒸令气上，用器承滴露。"白酒种类繁多。按酒精含量分为高度酒（含酒精 40%以上）、中度酒（含酒精 20%～40%）、低度酒（含酒精 20%以下）。按香型分为清香型（汾型）、浓香型（泸型）、酱香型（茅型）。按酒精来源分为原汁酒、勾兑酒。

白酒不同于黄酒、啤酒和果酒，除了含有极少量的钠（平均约为 0.7 mg/100 g）、铜（平均约为 0.C3 mg/100 g），锌（0.13 mg/100 g）外，几乎不含维生素和钙、磷、铁等，所含有的仅是水和乙醇。酒中的酒精被人体吸收后，虽然也可以氧化供热，但是饮白酒后所感到的浑身发热，并非酒精供热的结果，而是在酒精的刺激下，由人体的微血管扩张，体表大量散热所致，实际上消耗的还是体内的葡萄糖。据测定，每饮烈酒 500 g，会使体内在一天内所摄取热量的 1/3～1/2 被它白白消耗掉。

传统认为白酒有活血通脉、助药力、增进食欲、消除疲劳，陶冶情操，使人轻快并有御寒提神的功能。饮用少量低度白酒可以扩张小血管，促进血液循环，延缓胆固醇等脂质在血管壁的沉积，对循环系统及心脑血管有利。

5. 酒类的嫌忌成分和毒副作用

（1）甲醇。蒸馏酒的甲醇主要来自酿酒原料的果胶物质。果胶物质受糖化和发酵微生物的作用发生分解，最终产生甲醇，并可以完全被蒸馏到成品酒中。薯干类酒的果胶质含量高，故酒中甲醇含量也较高。

甲醇在人体中的氧化分解很慢，在人体内经呼吸道、胃肠道吸收后，可迅速分布在机体组织内。尤在脑脊液、血、胆汁和尿中含量最高。甲醇具有明显的麻醉作用。故甲醇在体内蓄积呈现出来的中毒症状比乙醇明显得多。严重中毒时，颅内血管扩张或痉挛，甚至引起脑出血使组织功能紊乱，以致局部瘫痪、深度麻痹、体温下降、衰竭死亡。

由于眼房和玻璃体内的含水量达 99%以上。甲醇中毒后，其中的含量很高，并作用于视网膜上的糖原酵解酶，抑制视网膜的氧化磷酸化过程，引起视网膜及视神经病变，最后引起视神经萎缩。

（2）甲醛。酒中也可能含有甲醛。一般白酒中的含量较高，但很少有人对此进行化验。若含有甲醛，则对人体是有害的。甲醛轻度中毒有烧灼感、头晕、意识丧失等症状。

（3）杂醇油。杂醇油是一类较高级的醇类化合物，包括异戊醇、正丁醇、异丁醇、丙醇、异丙醇等。因其在液体里以油状出现，故称杂醇油。在酒精发酵过程中，除能产生糖类外，在氨基酸的分解过程中也能产生杂醇油。

杂醇油的毒性比乙醇大。其中，丙醇的毒性相当于乙醇的 8.5 倍；异丁醇为乙醇的 8 倍。由于杂醇油能抑制神经中枢，故饮入过多者有头痛、头晕等症状，对人是有害的。按国家规定，蒸馏酒及配制酒中的杂醇油含量（以异丁醇和异戊醇计）应≤0.2 g/100 mL。在各类酒中，蒸馏酒的杂醇油含量最高，如中国白酒、白兰地、威士忌等。

（二）饮料的营养特点及价值

不含酒精的饮料称为软饮料，是以水为基本原料，添加不同其他原料加工而成的，供人们直接饮用的液体食品。软饮料种类繁多。软饮料中的纯净水、太空水、白开水、苏打水等含有纯净的水，是良好的补水剂。矿泉水还含有人体需要的微量元素，如锶、锂、偏硅酸、溴、锌等，可补充人体易缺乏而又不易获得的微量元素，对健康有益。此外，还有以下几类。

1. 碳酸型饮料

碳酸型饮料在饮料中充入了二氧化碳，清凉感突出，可增进食欲，促进消化。饮料配方中加入了大量的糖、香料、食品添加剂，除了提供热量(为 80～240 kJ/100 g)外，营养价值不高。

2. 果蔬汁饮料

包括各种纯果汁、鲜榨汁、蔬菜汁、果蔬混合汁等。由天然的果蔬榨汁加工而成，含有较丰富的维生素、矿物质和纤维素等，营养价值高。如果是花生、大豆和含乳饮料，其蛋白质含量较高，可作为蛋白质来源的补充。

3. 功能饮料

含各种功能要素的饮品，满足人体特殊需要。

4. 茶类饮料

茶类饮料包括茶叶类、花茶等。茶叶类又包括红茶、绿茶、乌龙茶、普洱茶等，是我国的传统饮料，也是世界三大饮料之一，有丰富的营养成分及活性成分。

茶叶类饮料除含有丰富的维生素类、蛋白质、氨基酸、类脂类、糖类及矿物质元素等营养成分，还含有对人体有保健和药效作用的成分，如茶多酚、咖啡因、脂多糖等。茶叶蛋白质含量虽高，但能溶于水被利用的只有 1%～2%，所含的各种游离氨基酸为 2%～4%，易被吸收利用。茶叶脂肪含量为 2%～3%，其中亚油酸和亚麻酸含量较多，部分能被人体利用。茶叶的碳水化合物多数为不溶于水的多糖，能溶于水被人体利用的糖类只有 4%～5%。茶叶含矿物质有 30 多种，含量为 4%～6%，包括钙、镁、铁、钠、磷、锌、铜、硒等。茶叶中含有维生素 A、维生素 D、维生素 E、维生素 K、维生素 B_1、维生素 B_2、维生素 B_3、维生素 B_5、维生素 B_6、维生素 H、维生素 C 和肌醇等。在茶叶中维生素 C 含量较高，一般每 100 g 绿茶中含量可高达 100～250 mg，高级龙井茶含量可达 360 mg 以上，比柠檬、菠萝、苹果、番茄、橘子等水果高得多。茶叶中含的茶多酚是自然界中最强有力的抗氧化剂之一。实验证明：10 μg/mL 茶多酚的作用可以相当于 200 μg/mL 维生素 E 的作用。茶多酚可以使致癌物失去活性，可阻断亚硝酸胺的形成，抑制癌细胞生长，对防治癌症有一定作用。

因茶叶中含有咖啡因，可使中枢神经系统兴奋并有舒张血管和利尿的作用。因此，失眠的人睡前不宜饮用浓茶，有胃溃疡的人也不宜饮用。茶叶中含有茶碱和鞣酸，能影响人体对钙、铁和蛋白质的吸收，所以，营养不良的人也不宜多饮茶。

三、食用菌的营养特点与价值

食用菌作为人们所共知的佐膳佳品，含有丰富的蛋白质、脂肪、维生素和碳水化合物，是低热量、高蛋白食品。富含对人体有益的各种矿物质、维生素、食物纤维以及游离氨基酸、海藻糖、甘露醇糖等养分，味道鲜美，食用方便。

(一)蛋白质

食用菌粗蛋白质含量为其干重的 13%～46%，远高于水果、蔬菜和粮食作物，可与肉、蛋类食物媲美，营养价值较高。蛋白质所含氨基酸种类也比较齐全，含 17～18 种氨基酸，其中包括人体必需的8种氨基酸。氨基酸总量在10.71%～24.81%，8种人体必需氨基酸在总氨基酸中的比例为30%～50%，是极好的营养保健食品。

(二)脂肪

食用菌的脂肪含量较低，为2%左右，而且大多为不饱和脂肪酸，是肥胖症、高血压、动脉硬化、脑血管疾病患者的理想食物。

(三)碳水化合物

食用菌的碳水化合物主要是食用菌多糖，菌类多糖是一种非特异性免疫促进剂，能增强网状内皮系统的吞噬功能，通过对淋巴细胞、巨噬细胞、网状内皮系统等的作用，提高、调节机体免疫功能。食用菌多糖体和其所含微量元素的抗癌、抗肿瘤作用已有大量报道。

(四)矿物质

食用菌含有多种矿质元素，除含有人体必需的Ca、Mg、K、P、S等外，还含有人体必需的微量元素Zn、Cu、Fe、Mn、Ni、Cr、Se等。矿质元素的总量在2.37%～4.5%，为矿质元素十分丰富的食品。不同的食用菌矿物元素含量存在一定的差异，其含量也因食用菌的不同部位而有差异。如黑木耳含有丰富的铁，为补血佳品。

(五)维生素

食用菌中的维生素类有维生素B_1、维生素B_2、维生素C、维生素D、维生素E等。此外，还含有少量维生素A。食用菌中还含有麦角甾醇、麦角烯醇等。麦角甾醇是维生素D_2前体物质，经紫外线照射后转为维生素D_2，可促进Ca、P在骨骼中的积累，有利于骨骼形成。

复习思考题

1. 什么是营养价值？如何理解食物营养价值的相对性？
2. 如何评价食物的营养价值？评价食物的营养价值有何意义？
3. 豆类食物中含有哪些抗营养因子？加工中如何处理可以消除其影响？
4. 简述牛奶的营养价值。
5. 简述蔬菜水果的营养价值。

第五章 特殊人群的营养

教学目标:

1. 了解孕妇、乳母、婴幼儿、青少年、老年人等特殊人群的生理代谢特点;
2. 熟悉孕妇、乳母、婴幼儿、青少年、老年人等特殊人群的营养需求;
3. 掌握孕妇、乳母、婴幼儿、青少年、老年人等特殊人群的合理膳食要求与原则。

第一节 概 述

与健康的成人相比,特殊人群是指处于特殊生理阶段、特殊环境的人群。特殊的生理阶段人群是指处于不同生理阶段如孕妇、乳母、婴儿、幼儿、儿童、青少年及老年人群等。特殊环境人群指处于特殊生活、工作环境和从事特殊职业的各种人群,包括处于高温、低温、缺氧环境,有毒物质、噪声、放射作业环境下生活或工作的人群,以及运动员、脑力劳动者等从事特殊职业的人群。

生命的发生、发展到衰老是一个连续的过程。它分为胎儿、婴儿、幼儿、学龄前、学龄、青少年、成年及老年阶段。胎儿期是从母体受孕到分娩的时期,一般 10 个月。婴儿期是指出生 1～12 个月(断脐～28 天为新生儿期)阶段;幼儿期是指 1～3 岁阶段;学龄前期指 3～6 岁阶段;学龄期指 6～12 岁阶段;青少年期是指 12～18 岁(也称青春期)时期;成年期是指 18～60 岁时期,在此时期包括两个特殊生理阶段:孕期和哺乳期;老年期是指 60 岁以上时期。人生经历的生理状况随着年龄变化而有所不同,因此对营养的需求也不完全相同。如果在不同的生理阶段得到合理的营养,就能造就一个健康的体魄。一个人当他(她)还处在胎儿阶段时就必须从母体中获得自己所需要的一切营养物质,所以维持一个生命的营养是从怀孕时期开始的。

特殊生活和工作环境的人群与处于一般生活和工作环境的健康成人相比,他们在生理或营养代谢方面有其各自的特点,其营养需要和膳食供给方面应该有其特殊要求。因为,这些人群长期处于物理或化学因素的刺激下,或高强度的体力或脑力应激状态中,他们体内的代谢会发生对机体不利的变化,如果不注意其营养和提高机体的抵抗力,他们适应这些不利环境的能力就会降低,而且容易发生疾病。如果改善处于不利环境人群的营养状况,可增加其适应环境的能力。

可见,膳食营养是关系人民健康的大事,不同人群营养缺乏和过剩均对人体健康产生不利的影响,直接造成国民的身体素质下降,甚至危及生命。所以,本章旨在探讨处于特殊生理阶段、特殊环境中各种人群的营养特点及其营养需要,如何科学地选择食物和调配膳食以保证合理营养、促进健康，以尽量减少或避免特殊生理阶段、环境或职业不利因素对健康的影响。

第二节　孕妇与乳母的营养与合理膳食

妇女从妊娠开始到哺乳终止期间，由于孕育胎儿、分娩及分泌乳汁的需要，母体要经受一系列的生理调整过程，对多种营养素的需要较正常时期增加。孕妇及乳母的营养不仅与本身健康有关，还直接影响到胎儿、婴儿、青少年直至成人体力、智力的全面发展，是与整个社会、民族兴衰有着密切关系的重大问题。

一、孕妇营养与合理膳食

（一）孕妇的生理特点

1. 代谢变化

在胚胎植入数日后，黄体和胎盘分泌激素增加，如人绒毛膜促性腺激素（HCG）、人绒毛膜生长素（HCS）、雌激素、孕激素及其他激素等。孕妇内分泌系统中多种激素水平的改变导致身体发生生理变化。内分泌的改变使母体合成代谢增加、基础代谢升高，后半期平均每日增高15%～20%，即孕后期平均每日比非孕期增加能量消耗150 kcal。

孕期由于胰岛功能旺盛，胰岛素分泌增多，使血中胰岛素增加，糖耐量试验血糖增高幅度大，恢复慢。妊娠期肠道吸收脂肪的能力增强，血脂增加，脂肪积存增多。孕妇蛋白质的需求量增加，母体储备氮，除供给胎儿生长发育及子宫、乳房增长的需要外，还要为分娩期的消耗做准备。

2. 消化系统功能改变

消化液分泌减少，胃肠蠕动减慢，常出现胃肠胀气及便秘，对某些营养素如钙、铁、维生素 B_{12} 和叶酸的吸收能力增强。早期常有食欲下降、恶心、呕吐等症状，12 周后逐渐消失。

3. 肾功能改变

孕妇需排出自身及胎儿的排泄物，肾脏负担增加，使肾血流量增加75%，肾小球滤过率增加50%。故尿中的葡萄糖、氨基酸和水溶性维生素如维生素 B_2、叶酸、维生素 C 的排出量也增加，常出现糖尿和水溶性维生素损失。

4. 血容量及血液成分的改变

孕期血容量增加，血浆增加50%，红细胞增加20%，孕期血容量增加幅度大于红细胞的幅度，使血液相对稀释，可出现生理性贫血。孕期除血脂及维生素 E 以外，几乎血浆中所有营养素均降低。虽然在妊娠期母体各种营养素含量都有所降低，但在胎儿血浆中水平较高，尤其在胎盘组织中更高。

5. 水潴留增加

正常妊娠母体内潴留较多钠，除供胎儿需要外，其余分布在母体细胞外液中，随钠的潴留，在体内水分的潴留增加。整个妊娠过程中母体含水量增加6.5～7 kg。

6. 体重增长

健康妇女若不限制饮食，孕期一般增加体重10～12.5 kg。孕早期（1～3个月）增重较少，而孕中期（4～6 个月）和孕后期（7～9 个月）则每周稳定地增加 350～400 g。

（二）孕期的营养需要

1. 热能

孕期由于胎儿、胎盘以及母亲体重增加和基础代谢率增高等因素的影响，在整个正常怀孕期间需要额外增加约 80 000 kcal 的能量，此值相当于每日在孕前能量需要的基础上增加约 285 kcal，但实际上并不是在怀孕期间每个时期都这样平均增加，而是根据每个时期的需要按不同的数量增加。前 3 个月，热能的增加并不明显。第 4 个月后，各种营养素和热能的需要增加，能量增至 350～400 kcal/d。后两个月增加则不必太高，以免胎儿过重、过胖。

我国建议孕妇在平衡膳食的基础上每日应增加 200 kcal 热能。在此期间，膳食中碳水化合物仍应占 55%～60%为宜，膳食中应有一定量的膳食纤维，以促进排便。不宜过分摄取油腻食品，但要注意不饱和脂肪酸的摄入。蛋白质是构造、修补机体组织与调节正常生理功能所必需，摄入应占 15%左右。

2. 蛋白质

孕期对蛋白质的需要量增加，以满足母体、胎盘和胎儿生长的需要。我国因摄入植物性食品较多，前 3 个月推荐摄入量增加 5 g/d；在 4～6 个月，蛋白质推荐摄入量增加 15 g/d，相当于干黄豆 40 g 或豆腐 200 g 或豆干 75 g；在 7～9 个月，蛋白质推荐摄入量增加 20 g/d。孕妇摄入的蛋白质中 1/3 以上为生物价较高的优质蛋白质。

WHO 建议妊娠后半期每日应摄入优质蛋白质 9 g（相当于牛奶 300 mL 或鸡蛋 2 个或瘦肉 50 g）。

3. 脂肪

孕妇膳食中应含有足够的脂肪，提供饱和脂肪酸和多不饱和脂肪酸，以保证胎儿神经系统的发育和成熟，并促进脂溶性维生素的吸收。

鱼类富含 DHA，尤其是深海鱼，对胎儿神经系统发育有利，所以孕妇可以经常吃些鱼、虾和贝蛤。我国膳食营养素参考摄入量建议，孕妇每日脂肪摄入量应占总能量的 20%～30%为宜，胆固醇的摄入量应少于 300 mg。

4. 矿物质

由于孕期的生理变化、血浆容量和肾小球滤过率的增加，使得血浆中矿物质的含量随妊娠的进展逐步降低。孕期膳食中缺乏的主要是钙、铁、锌、碘。

（1）钙。钙是孕期营养中一个十分重要的物质，它是构成胎儿骨骼和牙齿的主要成分。若母体钙摄入不足，则会动用母体的钙贮备；若母体钙贮备耗尽，则动用母体骨钙，以满足胎儿的营养需要。因此，孕妇常有缺钙发生，表现为夜间或白天小腿腓肠肌痉挛或腰背酸痛。我国建议妊娠中期，钙的适宜摄入量为 1 000 mg，后期为 1 200 mg，同时注意供给充足的维生素 D，其可耐受最高摄入量为 2 000 mg。

（2）铁。孕期母体对铁的需要量增加，除胎儿本身造血和构建肌肉组织需要外，肝脏还要贮备一份，供出生后 6 个月内消耗。由于我国膳食中铁的来源主要为非血红素铁的植物性食物，铁的吸收率低，因此孕妇膳食中铁的摄入量应适当增加，其每日膳食中铁的适宜摄入量在孕早期、孕中期和孕后期应分别为 15 mg、25 mg 和 35 mg。

（3）锌。锌对胎儿器官的形成及生长发育十分重要，因此在孕中期和孕后期对锌的需要量增加。孕妇每日膳食中锌推荐摄入量在孕中期和孕后期均为 16.5 mg。

(4)碘。孕妇碘缺乏可致胎儿甲状腺功能低下,从而引起克汀病和对婴儿生长、发育与认知功能不可逆的不良影响。我国建议孕妇碘的推荐摄入量为 200 μg/d。

5. 维生素

许多维生素在孕期血液中的浓度降低,这与孕期的正常生理调整有关,但并不一定反应明显地增加需要量。在孕期,需特别考虑的维生素为维生素 A、维生素 D、维生素 C 及 B 族维生素。

(1)维生素 A 和胡萝卜素。摄入足够的维生素 A 可维持母体健康和胎儿的正常生长,并可保证肝脏中有一定的贮备量。尽管维生素 A 是胎儿所必需的,但孕妇不可通过过量服用鱼肝油制剂来补充维生素 A,尤其在怀孕早期,这样不仅会引起孕妇自身中毒,而且可能会导致胎儿先天畸形。孕妇所需的维生素 A 最好来源于食物。怀孕早期每日膳食中维生素 A 的推荐摄入量为 800 μg 视黄醇当量,怀孕中期及后期每日中膳食维生素 A 的推荐摄入量为 900 μg 视黄醇当量。

(2)维生素 D。孕期缺乏维生素 D 会影响胎儿的骨骼发育,也能导致新生儿的低钙血症、手足搐搦、婴儿牙釉质发育不良及母亲骨质软化症。但过量摄入维生素 D 可引起中毒,故孕妇不可盲目补充维生素 D 制剂。妊娠期除多晒阳光外,还应补充富含维生素 D 的食物。孕中期和孕后期每日膳食中维生素 D 的推荐摄入量为 10 μg。

(3)叶酸。由于胎儿快速生长、DNA 的合成、胎盘及母体组织和红细胞的增加,孕妇对叶酸的需要量大大增加。已被证实,孕早期叶酸缺乏是导致胎儿神经管畸形的主要原因,孕期叶酸缺乏还可引起胎盘早剥或新生儿低出生体重。孕妇每日膳食中叶酸的推荐摄入量为 600 μg 叶酸当量。

(4)维生素 B_{12}。当维生素缺乏 B_{12} 时,会增加母体早期习惯性流产、神经管畸形儿和巨幼红细胞性贫血的危险。孕妇每日膳食中维生素 B_{12} 的推荐摄入量为 2.6 μg。

(5)维生素 B_6。维生素 B_6 对核酸及蛋白质的合成十分重要,因此孕期对维生素 B_6 的需要量增加。孕妇每日膳食中维生素 B_{12} 适宜摄入量为 1.9 mg。

(6)维生素 C。胎儿生长需要大量的维生素 C,孕期母血维生素 C 下降 50%左右,为保证胎儿的需要,会消耗母体的含量。我国建议孕期的维生素 C 在早期为 100 mg/d,中、晚期的摄入量 130 mg,较平时增加 30 mg。孕妇应保证蔬菜和水果的供应。

(三)孕妇的合理膳食

孕期胎儿的生长发育、母体乳腺和子宫等生殖器官的发育为分娩后乳汁分泌进行必要的营养储备,都需要额外的营养。因此,妊娠各期妇女膳食应在非孕妇女的基础上,根据胎儿生长速率及母体生理和代谢的变化进行适当的调整。孕早期胎儿生长发育速度相对缓慢,所需营养与孕前无太大差别。孕中期开始,胎儿生长发育逐渐加速,母体生殖器官的发育也相应加快,对营养的需要增大,应合理增加食物的摄入量。

根据中国营养学发布的《2016 年孕期妇女膳食指南》,孕期妇女的膳食应是由多样化食物组成的营养均衡膳食。

1. 孕早期

(1)怀孕早期无明显早孕反应者可继续保持孕前平衡膳食;孕吐较明显或食欲不佳的孕妇不必过分强调平衡膳食,应根据个人的饮食嗜好和口味选用清淡适口、容易消化的食物,少食多餐，尽可能多地摄入食物，特别是富含碳水化合物的谷、薯类食物。进餐的时间地点也可依个人的反应特点而异，可清晨醒来起床前吃，也可在临睡前进食。

(2)每天保证摄入 400 g 各种蔬菜，且其中 1/2 以上为新鲜绿叶蔬菜，可提供 200 μg DFE 叶酸。孕期除了常吃富含叶酸的食物外，还应补充叶酸 400 μg/d，以满足其需要。

(3)每天必需摄取≥130 g 碳水化合物。首选易消化的粮谷类食物，如米、面、烤面包、烤馒头片、饼干等。各种糕点、薯类、根茎类蔬菜和一些水果中也含有较多碳水化合物，可根据孕妇的口味选用。

2. 孕中晚期

(1)孕中期和孕晚期每天铁的推荐摄入量为 24 mg 和 29 mg。因此，孕中、晚期每天增加 20～50 g 红肉，每周摄入 1～2 次动物血和肝脏，每次 20～50 g，以满足孕期增加铁的需要。

(2)孕期碘的推荐摄入量比非孕时增加近 1 倍(110 μg/d)，食用碘盐仅可获得推荐量的 50%左右，为满足孕期对碘的需要，孕妇每周摄入 1～2 次富含碘的海产食品。如：海带(鲜，100 g)、或紫菜(干，2.5 g)、或裙带菜(干，0.7 g)、或贝类(30 g)、或海鱼(40 g)均可提供 110 μg 碘。

(3)孕中期孕妇每天需要增加蛋白质 15 g、钙 200 mg、能量 300 kcal，因此，孕妇在孕前平衡膳食的基础上，额外增加 200 g 奶，可提供 5～6 g 优质蛋白质、200 mg 钙和 120 kcal 能量，再增加鱼、禽、蛋、瘦肉共计 50 g 左右，可提供优质蛋白质约 10 g，能量 80～150 kcal。孕晚期孕妇每天需要增加蛋白质 30 g、钙 200 mg、能量 450 kcal，应在孕前平衡膳食的基础上，每天增加 200 g 奶，再增加鱼、禽、蛋、瘦肉共计约 125 g。

(4)孕期一天食物量。

孕中期一天食物建议量：谷类 200～250 g，薯类 50 g，全谷物和杂豆不少于 1/3；蔬菜类 300～500 g，其中绿叶蔬菜和红黄色等有色蔬菜占 2/3 以上，水果类 200～400 g；鱼、禽、蛋、肉类(含动物内脏)每天总量 150～200 g；牛奶 300～500 g；豆类 15 g，坚果 10 g；烹调油 25 g，食盐不超过 6 g。

孕晚期一天食物建议量：谷类 200～250 g，薯类 50 g，全谷物和杂豆不少于 1/5；蔬菜类 300～500 g，其中绿叶蔬菜和红黄色等有色蔬菜占 2/3 以上，水果类 200～400 g；鱼、禽、蛋、肉类(含动物内脏)每天总量 200～250 g；牛奶 300～500 g；豆类 15 g，坚果 10 g；烹调油 25 g，食盐不超过 6 g。

二、乳母的营养与合理膳食

母乳是婴儿生长发育最理想的食品，产后有条件哺乳的母亲，应力争母乳喂养，保证婴儿健康成长。乳母膳食直接影响乳汁的质量。乳母膳食中某些营养素供给不足，首先动用母体的营养贮备稳定乳汁成分。乳母营养继续不足将导致母体营养缺乏，乳汁分泌量也随之下降，在哺乳期中应重视乳母的合理营养，保证母婴健康。

(一)泌乳生理

乳汁分泌是一个十分复杂的神经内分泌调节过程。除精神方面的刺激影响乳汁分泌的质量外，乳母的饮食、营养状况是影响乳汁分泌量的重要因素，营养不良的乳母将会影响到乳汁的分泌量和泌乳期的长短。

泌乳量少是母亲营养不良的一个指征。正常情况下，产后 3 个月每日泌乳量为 750～850 mL。营养较差的乳母产后 6 个月每日泌乳量为 500～700 mL，后 6 个月每日 400～600 mL。

（二）乳母的营养需要

1. 能量

泌乳期妇女基础代谢增加 10%～20%，平均增加 250～300 kcal/d；通常每产生 100 mL 奶耗 90 kcal 热量，按每日分泌 850 mL 计，则需多耗 765 kcal 热能。泌乳所消耗的能量中，一般 2/3 由膳食提供，所以，乳母每天在平衡膳食的基础上需增加约 500 kcal 的能量。

2. 蛋白质

为保证母体的需要及乳汁中蛋白质的含量，每日须额外增加蛋白质摄入量。母乳蛋白质的含量为 1.2%，膳食中，蛋白质转变为乳汁蛋白质的转化效率为 70%，全日乳中含蛋白质为 10～15 g，考虑到其转化效率则需蛋白质 16 g 左右，再考虑到膳食蛋白质的利用率，加上 30% 的安全系数，最后考虑到个体差异，因此，一般每日乳母应增加 25 g 蛋白质摄入量。

3. 脂肪

脂肪在不额外增加的前提下，应占总热能的 20%～30%。膳食中脂肪低于 1 g/kg 体重时泌乳量下降，乳中脂肪量也降低，乳脂肪酸种类与膳食有关，膳食中脂肪类所含必需脂肪酸多时，乳汁中相应也多。

4. 无机盐

乳母对无机盐的需求主要是钙。人乳中钙含量稳定，一般为 34 mg/100 mL。当膳食摄入钙不足时不会影响乳汁的分泌量及乳汁中的钙含量，但可消耗母体的钙贮存，母体骨骼中的钙将被动用。因此每日必须补给乳母 2 g 以上的钙以及适量的维生素 D，才能维持母体钙的平衡。

乳汁中铁的浓度较低，但胎儿在肝脏中有铁储蓄，可供婴儿 6 个月使用。

5. 维生素

乳母膳食中各种维生素必须相应增加，以维持乳母健康，促进乳汁分泌，保证乳汁中营养成分的稳定，满足乳儿及乳母的营养需要。但是，食物中维生素 A 转到乳汁中的数量有一定的限度，即使母体大量摄入，乳汁中含量并不按比例增加；维生素 D 几乎不能通过乳腺传递给婴儿，婴儿应通过多晒太阳或补充鱼肝油及其他制剂获得维生素 D。水溶性维生素可大量自由地通过乳腺供给婴儿，但乳腺有调节作用，达到饱和后乳汁中含量不会再继续增加。乳母每日膳食中维生素的推荐摄入量为：维生素 A 1 200 μg 视黄醇当量、维生素 D 10 μg、维生素 B_1 1.8 mg、维生素 B_2 1.7 mg、烟酸 18 mg、维生素 B_6 1.9 mg、维生素 B_{12} 2.6 mg、维生素 C 130 mg。

6. 水分

泌乳需要大量的水分，水分不足，会影响乳汁分泌量。除喝饮料外，在每天的食物中，应增加肉汤、骨头汤和粥等含水较多的食物以供给水分。乳母每天摄入的水量不低于 2 500 mL。

（三）乳母的合理膳食

哺乳期是母体用乳汁哺育新生子代，使其获得最佳生长发育，并奠定一生健康基础的特殊生理阶段。哺乳期妇女（乳母）既要分泌乳汁、哺育婴儿，还需要逐步补偿妊娠、分娩时的营养素损耗并促进各器官、系统功能的恢复，因此比非哺乳妇女需要更多的营养。

乳母的膳食仍是由多样化食物组成的营养均衡的膳食。根据中国营养学会发布的《2016哺乳期妇女膳食指南》，哺乳期妇女合理膳食在一般人群膳食指南基础上增加以下内容。

1. 增加富含优质蛋白质及维生素A的动物性食物和海产品，选用碘盐

(1)每天比孕前增加80～100 g的鱼、禽、蛋、瘦肉(每天总量为220 g)，必要时可部分选用大豆及其制品替代。

(2)每天比孕前增饮200 mL的牛奶，使饮奶总量达到每日400～500 mL。

(3)每周吃1～2次动物肝脏(总量达85 g猪肝，或总量40 g鸡肝)。

(4)至少每周摄入1次海鱼、海带、紫菜、贝类等海产品。

(5)采用加碘盐烹调食物。

2. 产褥期食物多样但不过量，重视整个哺乳期营养

(1)产褥期膳食应是由多样化食物构成的平衡膳食，无特殊食物禁忌。

(2)产褥期每天应吃肉、禽、鱼、蛋、奶等动物性食品，但不应过量。吃各种各样蔬菜水果，保证每天摄入蔬菜500 g。

(3)保证整个哺乳期的营养充足和均衡以持续进行母乳喂养。选用营养价值较高的食品，调配成平衡膳食。为保证母婴健康，每天可增餐为4～5餐，特别注意经常供一些催乳的汤类如鸡、鸭、鱼、肉汤，豆类及豆制品。

3. 促进乳汁分泌

注意供给肉、骨头汤、鸡鸭汤、鲫鱼汤，保证每餐应有带汤水的食物。汤滋味鲜美，可供给足够的水分。炖汤时，可在汤中加两滴醋，有利于钙溶出。

4. 忌烟酒，避免浓茶和咖啡

(1)乳母忌吸烟饮酒，并防止母亲及婴儿吸入二手烟。

(2)乳母应避免饮用浓茶和大量咖啡，以免摄入过多咖啡因。

第三节　婴幼儿的营养与合理膳食

婴幼儿(0～3岁)生长发育迅速，是人一生中身心健康成长的重要时期，合理营养将为一生中体力和智力的发展打下良好的基础，而且对于某些成年或老年疾病(如肥胖、心血管疾病、某些肿瘤等)的发生具有预防作用。

一、婴儿的营养与科学喂养

(一)婴儿生长发育特点

1. 体格发育

(1)体重。新生儿出生体重平均为3.3 kg(2.5～4.0 kg)。出生后，婴儿开始沿着其遗传因素，预先决定生长曲线(或称为生长轨迹)生长。

前6个月的婴儿，体重平均每月增长0.6 kg，在头4～6个月时体重增至出生时的2倍。后6个月平均每月增长0.5 kg，1岁时到达或超过出生时的3倍(>9 kg)。

(2) 身长。身长是反映骨骼系统生长的指标。足月新生儿平均身长为50 cm。在1岁时增长约50%，达75 cm。

(3) 头围和胸围。头围大小是反映脑及颅骨的发育状态。出生时，头围平均为34 cm(男

略大于女），1岁时增至46 cm。婴儿期的前6个月，脑细胞数目持续增加，至6月龄时，脑重增加至出生的2倍（600～700 g），至1岁时，脑重达900～1 000 g，接近成人脑重的2/3。胸围是胸廓及胸肌发育程度的指标，出生时比头围小1～2 cm，但增长速度快，6个月至1岁时，胸围和头围基本相等，称之为头胸围交叉。

2. 消化系统发育

新生儿的消化器官发育未成熟，嘴唇黏膜的皱褶很多，颊部有丰富的脂肪，有利于婴儿吸吮。新生儿的唾液分泌较少，不利于消化淀粉。婴儿期胃呈水平位，胃贲门的括约肌约束力较弱，而幽门部肌肉较紧张，在吸饱奶后受震动则易导致胃中奶溢出或呕吐。婴儿小肠黏膜的绒毛较多，吸收面积较大，有利于食物的消化和吸收。婴儿消化道已能分泌消化酶，但消化酶的活力相对较差，特别是淀粉酶，胰淀粉酶要到出生后第4个月才达到成人水平。胰腺脂肪酶的活力亦较低，肝脏分泌的胆盐较少，因此脂肪的消化与吸收较差。

（二）婴儿的营养需要

1. 能量

婴儿的能量需要包括基础代谢、体力活动、食物的热效应以及生长发育所需。应依据年龄、体重及发育速度来估计总能量的需要。生长发育所需要能量约占总能量消耗的60%，1岁为每千克体重55 kcal。

在保证蛋白质需要时，要注意碳水化合物及脂肪等主要产能营养素的供给，后二者不足使蛋白质利用率降低，生长发育迟缓或停止。中国营养学会推荐婴儿能量为：初生至6个月，每天为每千克体重120 kcal；7～12个月，每天为每千克体重100 kcal。

2. 蛋白质

婴儿越小，生长发育越快，所需蛋白质也就越多，以构成新的细胞和组织，保证身体和大脑的良好发育。婴儿每日蛋白质的推荐摄入量为每千克体重2.0～4.0 g（母乳喂养2.0 g，牛乳喂养3.5 g，混合食物喂养4.0 g）。蛋白质提供能量占总热能的15%，不能过低。若婴儿缺乏蛋白质的时间较长，则会影响其生长发育，体重及身高增加缓慢，肌肉松弛，出现贫血和机体抵抗力下降，严重的则会引起营养不良性水肿。

3. 脂肪

脂肪不仅是婴儿的能量来源，而且脂肪中的不饱和脂肪酸是婴儿大脑和神经系统发育的必需成分。只有充分供给其所需的不饱和脂肪酸才能保证婴儿正常发育。

母乳所含的脂肪和不饱和脂肪酸多于牛乳，对婴儿的生长发育更有帮助。0～5个月婴儿所需能量45%～50%靠脂肪供给，6～12个月为35%～40%。必须脂肪酸可促进婴儿大脑发育，推荐亚油酸的供给量不低于3%，亚麻酸的供给量为1%。

4. 碳水化合物

婴儿最初6个月是靠乳糖来满足其需要的。人奶中乳糖含量为6%～7%，牛、羊奶为4%～5%。婴儿最初仅能消化葡萄糖、乳糖、蔗糖等单双糖，随着消化系统的逐渐完善，才能开始消化淀粉类食物。所以，5～6个月以后就可以为婴儿添加一定量的淀粉食物，如米粥、米糊、面条等半流质食物。

婴幼儿每日每千克体重所需要的碳水化合物比成人高。1岁内为10～12 g/(d·kg)。2岁以上约10 g/(d·kg)。

5. 矿物质

婴儿生长发育快，需多种矿物质，最重要的是钙、磷、铜、钾、钠、氯、锌、碘等元素，其中摄入量较难满足的是钙和铁。

足够的钙和磷能促进婴儿骨骼及牙齿的生长，维持骨骼和牙齿的坚韧。婴儿体内的钙和磷主要来自乳类。钙与磷摄入的比例最好为 2∶1，以这一比例摄入时，钙和磷的利用程度最高。母乳中钙与磷比例适当，其喂养的婴儿患佝偻病的人数明显少于人工喂养儿。婴儿每日膳食中钙的适宜摄入量为：6 个月以内 300 mg，7～12 个月为 400 mg。

婴儿生长快，对铁的需要量相对较多，且乳汁中铁极少，因此需要额外补充。足月胎儿体内肝脏贮备的铁可供出生后 6 个月之内消耗，而早产儿体内铁贮备不足，仅够出生后 3～4 个月之用，故 5～6 个月的婴儿就应开始添加含铁丰富且吸收率高的动物性食物，如肝泥、鱼泥、肉末、肉松、蒸鸡蛋等。绿色蔬菜中含有一定量的铁，加工成菜汁或菜泥后给予婴儿膳食补充，既可补充铁，又可补充多种维生素。婴儿每日膳食中铁的适宜摄入量为：6 个月以内 0.3 mg，7～12 个月为 10 mg。

6. 维生素

维生素与婴儿生长关系极为密切，其中需从饮食中补充的最重要维生素包括维生素 A、维生素 D、维生素 B、维生素 C、维生素 E 等。

维生素 A 摄入不足时可致婴儿生长缓慢，并易患各种皮肤病和黏膜炎症等，但摄入过多则会发生中毒现象，故一定要适量食用，最好从食物中自然摄取。主食中维生素 A 量不足时，可添加辅食来补充。7～12 个月婴儿每日膳食中维生素 A 的适宜摄入量为 400 μg 视黄醇当量。维生素 D 缺乏，可致婴儿患佝偻病，但维生素 D 摄入过多，也会发生中毒。维生素 D 在全脂牛奶、动物肝脏、蛋黄中含量较多，但由于其需要量太大，因此婴儿还需增加鱼肝油来额外补充维生素 D。

一般来说，乳母食物中 B 族维生素含量丰富时，乳汁中的含量即可满足婴儿生长需要，无须额外补充。维生素 C 在母乳中的含量为 3～4 mg/100 mL，婴儿每日对维生素 C 的需要量为 40～50 mg，故母乳喂养的婴儿不易发生缺乏。牛奶中维生素 C 含量不多，煮沸消毒又要破坏一部分，因此人工喂养时，则要及时补充含维生素 C 丰富的柑橘汁、苹果汁、菜泥、水果泥等。

7. 水

婴儿对水的需要量为 120～150 mL/kg 体重。与母乳喂养相比，人工喂养的婴儿要多喝一些水，以助排泄。在喂奶间歇应给婴儿适当补充一些水分，如白开水或天然果汁等。

(三)婴儿的科学喂养

婴儿喂养通常分为母乳喂养、混合喂养和人工喂养，其中以母乳喂养为首选方式。

1. 母乳喂养

母乳是婴儿最佳的天然食物，是任何食物也无法替代的营养佳品，能提供婴儿 6 个月内所需要的全部营养素。

母乳的营养成分最适合于婴儿的消化和营养需要。母乳中乳糖含量高，而乳糖对婴儿的营养十分重要。母乳中蛋白质主要为易消化吸收的清蛋白，约为 60%，而牛奶中蛋白质 80% 为酪蛋白，这种蛋白质在胃内易形成较大凝块，不利于消化吸收。母乳中含有多种酶(如蛋白酶、淀粉酶和脂肪酶)，它们有利于婴儿对三大营养物质的消化吸收，可减少婴儿消化功能紊乱，促进肠蠕动。与牛乳相比，母乳中必需脂肪酸含量高，可促进婴儿的智力发育，并减少湿疹的发生。母乳中钙与磷比例适当(2∶1)，且含有较多的乳糖，因此有利于钙的吸收利用，故母乳喂养儿较少发生佝偻病。

母乳中含有多种免疫成分，婴儿可从母乳中获得一定的免疫力。产后一周内分泌的乳汁为初乳，含有丰富的蛋白质和抗体，蛋白质的含量为成熟乳的10倍，还有丰富的免疫因子，包括分泌型免疫球蛋白A、乳铁蛋白、白细胞、溶菌酶及抗菌因子等，它们对婴儿肠道常见的大肠杆菌和病毒有抵抗力，对婴儿防御感染十分重要。

母乳温度适宜，易于保持清洁，喂养方法十分方便，无须进行烦琐的消毒操作。此外，母乳喂养可促进母婴感情和预防多种疾病。流行病学调查表明，母乳喂养可减少乳母患乳腺癌、乳儿成年后患糖尿病及冠心病等疾病的危险性。

2. 人工喂养与混合喂养

人工喂养是指无母乳条件下完全用其他食品喂养婴儿的方法。人工喂养要选用专用的婴儿配方奶粉替代。6个月前选用含蛋白质12%～18%、6个月后选用含蛋白质>18%的配方奶粉。

混合喂养是指母乳不足时，添加其他代乳品而进行的喂养方式。最好在每次哺乳后加喂一定量。6个月前可选用含蛋白质12%～18%、6个月后可选用含蛋白质>18%的配方奶粉。这种情况下，仍应按时让婴儿吸吮乳头，刺激乳汁分泌，切记不要因乳汁分泌量不足而完全改用人工喂养。

3. 婴儿辅食的添加

乳类虽是婴儿的理想食物，但随着婴儿的生长发育，母乳及其他乳类的质和量就无法满足其营养需要。婴儿的胃容量逐渐增大，消化功能逐渐完善，6个月以后开始长出牙齿，这时无论是母乳喂养、人工喂养或混合喂养的婴儿，只靠流质乳类远不能满足婴儿生长发育的需要。因此，必须按时添加辅助食品，这既可补充乳类中某些营养素的不足，又可为逐渐过渡到断乳做好准备。人工喂养的婴儿可以从4个月开始，母乳喂养的婴儿可稍晚些添加。

辅食添加总的原则是：由一种到多种，由少量到多量，循序渐进，食物由流质状到半固体到固体，按月龄添加。具体注意事项如下：

(1) 每次只加一种新食品，待婴儿消化正常，习惯新食品后，再加第二种。

(2) 第一次添加新食品的数量要少，食后要观察婴儿大便，如消化正常，3～4 d后可加量；如有消化不良，则应暂停辅食，待消化正常后，再添加，并在数量上比上次减少一些。

(3) 婴儿在饥饿时容易接受新食品，故要在喂奶前喂新食品。

(4) 婴儿身体不适、天气炎热、消化能力较差或改变环境时，都不要增加新食品。

(5) 添加辅食品的时间要与月龄相适应，婴儿添加辅食的适宜时间为4～6个月龄，过早添加会使婴儿消化不良，过晚添加会导致婴儿营养不良。不同年龄儿童添加辅食的种类见表5-1。

表5-1 不同时期婴儿辅食添加种类

月龄	辅食名称
1～2个月	鱼肝油
3～4个月	果汁、菜汁
5～6个月	蛋黄、米粉、稀饭、煮软面、菜泥、果泥、鱼糜
7～9个月	粥、软面条、全蛋、肝泥、碎肉末、豆腐、饼干、烤面包片
10～12个月	软饭、馒头、包子、面条、豆腐干、碎菜、碎肉等

二、幼儿营养与合理膳食

1～3周岁为幼儿期，生长发育虽不及婴儿迅速，但亦非常旺盛。

（一）幼儿期生长发育特点

1. 体格发育

幼儿期体重每年增加约2 kg，身长第二年增长11～13 cm，第三年增长8～9 cm。头围约以每年1 cm的速度增长。这一时期智能发育较快，语言、思维能力增强。

2. 脑和神经系统的发育

自孕中期开始，持续到出生后的第2年甚至第3年是大脑发育的关键时期。脑组织的重量也增至成人的2/3以上。进入幼儿期后，大脑发育速度已显著减慢，但并未结束。在幼儿期，神经细胞间的联系也逐渐复杂起来。而在神经纤维外层起绝缘作用的髓鞘，则在出生后4年才完全发育成熟，因此小儿对外来刺激反应慢且易于泛化。

3. 消化系统发育

由于幼儿的牙齿还处于生长过程，故咀嚼功能尚未发育完善，这个时期的幼儿容易发生消化不良及某些营养缺乏病。幼儿18月龄胃蛋白酶的分泌已达到成人水平，1岁后胰蛋白酶、糜蛋白酶、羧肽酶和脂酶的活性接近成人水平。

4. 心智发育

幼儿期大脑皮质的功能进一步完善，语言表达能力也逐渐丰富，模仿性增强，智能发育快，要求增多，能独立行走、活动，见识范围迅速扩大，接触事物增多，但仍缺乏自我识别能力，是性格的形成阶段。

（二）幼儿的营养需要

由于幼儿仍处于生长发育的旺盛时期，对蛋白质、脂肪、碳水化合物及其他各营养素的需要量相对高于成人。

1. 能量

由于幼儿的体表面积相对较大，基础代谢率高于成年人，但男女孩之间的差别不大。一般好动多哭的幼儿比年龄相仿的安静孩子，需要的能量可高达3～4倍。1岁、2岁和3～4岁能量每日推荐摄入量：男孩分别为1 100 kcal、1 200 kcal和1 350 kcal；女孩分别为1 050 kcal、1 150 kcal和1 300 kcal。

2. 蛋白质

幼儿对蛋白质不仅量相对需要比成人多，而且质量要求也比成人高。一般要求蛋白质所供能量应占膳食总能量的15%，其中有一半应是优质蛋白质。

3. 脂肪

对于1～3岁的幼儿，由脂肪提供的能量在30%～35%为宜，其中必需脂肪酸应占总能量的1%，才能保证正常生长，预防发生脱屑性皮炎。必需脂肪酸中，亚油酸富含于所有植物油中，较少出现缺乏，而含α-亚麻酸的油仅限于大豆油等少数油，应注意补充。补充时还应注意二者的适宜比例。

4. 碳水化合物

幼儿每日每千克体重需要碳水化合物比成人多。一般 2 岁以上为 10 g，要逐渐增加来自淀粉类食物的能量，供能为总能量的 50%～55%。由于过高膳食纤维和植酸盐对营养素吸收利用的影响，应该尽量避免选择含有太多膳食纤维和植酸盐的食物，特别是 2 岁以下的幼儿。

5. 矿物质

幼儿生长发育所需矿物质与婴儿类似。

从 1 岁到 10 岁，平均每日用于骨骼生长需要储留钙从 70 mg 上升到 150 mg，因此，1～3 岁幼儿的钙推荐摄入量为 600 mg/d。幼儿期每天平均需要 1.0 mg 的铁。但因我国儿童（尤其是农村）膳食铁主要以植物性铁为主，吸收率低，幼儿期缺铁性贫血成为常见和多发病。1～3 岁幼儿铁的推荐摄入量为 12 mg/d。膳食中铁良好的食物来源是动物的肝脏和血。1～3 岁幼儿锌的推荐摄入量为 9.0 mg/d。锌最好的食物来源是蛤贝类，如牡蛎、扇贝等每 100 g 可达 10 mg 以上的锌。其次动物的内脏（尤其是肝）、蘑菇、坚果类（如花生、核桃、松子等）和豆类，肉类和蛋也含有一定量的锌，其他食物含量低。碘对婴幼儿的生长发育影响很大，幼儿期缺碘会影响生长发育，1～3 岁幼儿碘的推荐摄入量为 50 μg/d。

6. 维生素

1～3 岁幼儿每日维生素 A 的 AI 为 500 μg 视黄醇当量。由于维生素 A 可在肝内蓄积，过量时可出现中毒，不可盲目给小儿服用。幼儿也是特别容易发生维生素 D 缺乏的易感人群，维生素 D 主要来源是户外活动时由紫外线照射皮肤，使 7-脱氢胆固醇转变成维生素 D。我国的推荐摄入量为 10 μg/d，幼儿也可适量补充含维生素 D 的鱼肝油。水溶性维生素在体内储存极少，需每日从膳食中及时补充。

（三）幼儿的合理膳食

1. 幼儿食物选择的基本原则

（1）粮谷类及薯类食品。一般以标准米、面为宜，同时加入适量的杂粮和薯类。平均每人每天各类食物的参考量为粮谷类 100～150 g。

（2）乳类食品。每天牛奶不低于 350 mL 或全脂奶粉 40～50 g。

（3）鱼、肉、禽、蛋及豆类食品。每天鱼、肉、禽、蛋类或豆制品（以干豆计）100～130 g。

（4）蔬菜、水果类。蔬菜水果不仅可提供营养素，而且具有良好的感官性状，可促进小儿食欲，防治便秘。每天蔬菜、水果类各 150～250 g。

（5）油、糖、盐等调味品及零食。每天植物油 20 g，糖 0～20 g。

2. 幼儿膳食的基本要求

结合中国营养学会发布的《中国学龄前儿童膳食指南（2016）》，幼儿膳食必须做到以下几点。

（1）营养齐全、搭配合理。幼儿膳食应包括上述五类食物。在比例上蛋白质、脂肪、碳水化合物所占能量比分别为 15%、25%～35%、50%～60%。动物蛋白（或加豆类）应占总蛋白的 1/2。此外应注意在各类食物中，不同的食物轮流使用，使膳食多样化，从而发挥出各类食物营养成分的互补作用，达到均衡营养的目的。

（2）每天饮奶，足量饮水，正确选择零食。培养和巩固儿童饮奶习惯，建议每天饮奶 300～

400 mL 或相当量奶制品，可保证学龄前儿童钙摄入量达到适宜水平。建议学龄前儿童每天饮水 600～800 mL，而且，应以白开水为主，避免饮含糖饮料。宜选择新鲜、天然、易消化的食物，如奶制品、水果、蔬菜、坚果和豆类食物；正确选择零食，少选油炸食品和膨化食品，避免整粒的豆类、坚果类食物呛入气管发生意外，建议坚果和豆类食物磨成粉或打成糊食用。零食最好安排在两次正餐之间，量不宜多，睡觉前 30 min 不要吃零食；吃零食前要洗手，吃完漱口。

(3)合理加工与烹调。幼儿的食物应单独制作，质地应细、软、碎、烂，避免刺激性强和油腻的食物。食物烹调时还应具有较好的色、香、味、形，并经常更换烹调方法，以刺激小儿胃酸的分泌，促进食欲。加工烹调也应尽量减少营养素的损失，如淘米次数及用水量不宜过多，应避免吃捞米饭，以减少 B 族维生素和无机盐的损失。蔬菜应整棵清洗、焯水(飞水)后切，以减少维生素 C 的丢失和破坏。

(4)规律就餐，自主进食不挑食，培养良好饮食习惯。尽可能给儿童提供固定的就餐座位，定时定量进餐。避免追着喂、边吃边玩、边吃边看电视等行为。吃饭细嚼慢咽但不拖延，最好在 30 min 内吃完，同时让孩子自己使用筷、匙进食，养成自主进餐的习惯。在 1～2 岁每天可进餐 5～6 次，2～3 岁时可进餐 4～5 次，每餐相间隔 3～3.5 h。一般可安排早、中、晚三餐，午点和晚点。

(5)营造幽静、舒适的进餐环境。安静、舒适、秩序良好的进餐环境，可使小儿专心进食。环境嘈杂，尤其是吃饭时看电视，会转移幼儿的注意力，并使其情绪兴奋或紧张，从而抑制食物中枢，影响食欲与消化。另外，在就餐时或就餐前不应责备或打骂幼儿，发怒时，消化液分泌减少降低食欲。进餐时，应有固定的场所，并有适于幼儿身体特点的桌椅和餐具，从小培养小儿良好的饮食习惯。

生命早期 1 000 d 生长发育的“机遇窗口期”

(6)注意饮食卫生。幼儿抵抗力差，容易感染，因此对幼儿的饮食卫生应特别注意。餐前、便后要洗手；不吃不洁的食物，少吃生冷的食物；瓜果应洗净才吃，动物性食品应彻底煮熟煮透。

第四节　青少年的营养与合理膳食

青少年期一般指的是 12～18 岁这一阶段，包括青春发育期和少年期，相当于初中和高中学龄期。

一、青少年的生理特点

一般来说，12 岁是青春期的开始，女性稍早，从 11～12 岁开始到 17～18 岁，男性则从 13～14 岁开始至 18～20 岁。人生的第二个生长高峰就出现在这一时期，身高每年可增加 5～7 cm，个别的可达到 10～12 cm；体重年增长 4～5 kg，个别可达到 8～10 kg。此时不但体格发育速度加快，各个器官都在增大，脑、心、肝、肾等器官功能增强，而且生殖系统迅速发育，第二性征逐步出现，加之活动量大，学习负担重，致使对能量和营养素的需求均超过成年人。因此，充足的营养是此期体格及第二性征迅速生长发育、增强体魄、获得知识的物质基础。

二、青少年的营养需要

1. 能量

青少年对能量的需要与生长速度成正比，生长发育需要的能量占总能量供给的 25%～30%。但能量摄入过多会导致青少年肥胖等。中国营养学会建议青少年能量 RNI 为 9.2～12.0 MJ(2 200～2 900 kcal)。

2. 蛋白质

青春期机体组织、肌肉增长很快，性器官迅速发育接近成人，因此需要供给充足、优质的蛋白质。青少年期增加的体重中约有 16%是蛋白质。蛋白质 RNI 为 75～85 g/d，与热能供给一致，均是一生需求的高峰。

3. 矿物质

处于青春期的青少年，由于骨骼、肌肉、红细胞等的迅猛增长，矿物质需要量增加，尤其是对钙、铁、锌的需要。此阶段钙营养状况良好，有助于骨密度峰值的提高，可减缓老年时骨质疏松的发生、发展，青少年期需储备钙约 200 mg/d，中国营养学会推荐钙摄入量：12～18 岁为 1 000 mg/d。伴随第二性征的发育，女性青少年月经初潮，铁丢失增加，铁的供给不足可引起青春期缺铁性贫血。因此，青少年期的铁营养素需要稍高。中国营养学会建议女性和男性青少年铁的适宜摄入量别为 18～25 mg/d 和 16～20 mg/d。

青春期由于生长迅速及性的成熟，对锌需要量增加。中国营养学会建议女性和男性青少年锌的适宜摄入量别为 15.0～15.5 mg/d 和 18～19 mg/d。

4. 维生素

全国抽样调查结果表明，中学生营养素摄入不足的有维生素 A、维生素 B_1、维生素 B_2、维生素 B_6、维生素 E、维生素 D、维生素 C 和叶酸。尤其维生素 A 和维生素 E 供给量与成人相同，极易造成缺乏。预防维生素 A 缺乏，女性和男性的推荐摄入量分别为 800 μgRE/d 和 700 μgRE/d。

三、青少年的合理膳食

（一）青少年的营养与膳食原则

《中国儿童青少年零食指南(2018)》指出，13～17 岁青少年正经历着生长发育的第二个高峰期——青春期发育阶段。这一时期的青少年对能量和营养素的需要量大，对食物选择的自主性和独立性更强，容易产生冲动性食物消费，甚至对某些零食产生依赖。因此，针对 13～17 岁的青少年，核心推荐的营养与膳食原则为：

(1)吃好三餐，避免用零食替代。

(2)学习营养知识，合理选择零食，优选坚果、奶类、水果和蔬菜。

(3)少吃高盐、高糖、高脂肪及烟熏油炸零食。

(4)不喝或少喝含糖饮料，不饮酒。

(5)零食新鲜、营养卫生。

(6)保持口腔清洁，睡前不吃零食。

(二)青少年期的食物选择和合理膳食

1. 多吃谷类,供给充足的能量

谷类是我国膳食中主要的能量和蛋白质来源,青少年的能量需要量大,每日需要400～500 g谷类食物,可因活动量大小而有所不同。而且宜选用加工较为粗糙、保留大部分B族维生素或强化B族维生素的谷类,条件允许时应适当选择杂粮及豆类。

2. 保证足量的鱼、禽、肉、蛋、奶、豆类和新鲜蔬菜水果的摄入

蛋白质是组织器官增长及调节生长发育和性成熟的各种激素的原料,而且由于生长发育的机体对必需氨基酸要求较高,因此,供给的蛋白质中来源于动物和大豆的优质蛋白质应达50%以上,鱼、禽、肉、蛋、奶及豆类是膳食中优质蛋白质的主要来源。其中鸡蛋除含优质蛋白质外还含有维生素A、核黄素及卵磷脂等营养素;奶类除含优质蛋白质外,还是维生素A及钙的良好来源。鱼、禽、肉、蛋每日供给量共200～250 g,奶不低于300 mL。新鲜蔬菜和水果,尤其深色蔬菜和水果是胡萝卜素、维生素C、常量及微量元素的良好来源,每日蔬菜和水果的总供给量约为500 g,其中绿叶蔬菜类不低于300 g。

3. 平衡膳食,鼓励参加体力活动,避免盲目节食

青少年的膳食也应是平衡膳食,食物应该多样化,以谷类为主,以供给充足的能量和各种营养素。鼓励青少年多参加体力活动,使其发育成健壮的体格。近年来,我国青少年肥胖发生率逐年增长,青少年尤其是女孩往往为了减肥而盲目节食,引起体内新陈代谢紊乱,抵抗力下降,严重者可出现低血钾、低血糖,甚至由于厌食导致死亡。因此,对那些超重或肥胖的青少年,应引导他们通过合理控制饮食,少吃高能量的食物(如肥肉、糖果和油炸食品等),同时应增加体力活动,使能量摄入和消耗保持平衡,而不宜采用药物或盲目节食等减肥方式,以免影响青少年的正常生长发育。

第五节　老年人的营养与合理膳食

人体衰老是自然规律,但机体衰老过程出现的早晚以及表现程度受多种因素的影响,如年龄、营养、心理、环境、遗传等。50～60岁以后,人体会出现新陈代谢变慢,组织器官活动减慢,腺体分泌减少,咀嚼及消化能力减弱,肌肉活动及抵抗力下降等症状。因此,老年人对饮食和营养有特殊的要求,合理安排膳食和营养调理对预防衰老及防病保健都是十分有益的。

一、老年人的生理代谢特点

(一)代谢功能降低

老年人较中年人相比基础代谢降低15%～20%,这与代谢速率减慢、代谢量减少有关。合成代谢降低,分解代谢增高,细胞功能下降。

(二)体内成分改变

体内脂肪组织随年龄增长而增加,而脂肪以外的组织则随年龄增长而减少。如细胞量下降、体内水分减少、骨组织矿物质减少。尤其是钙减少,因而出现骨密度降低。

(三)器官功能改变

消化液、消化酶及胃酸分泌量减少,致使食物的消化和吸收受影响。胃扩张能力减弱,肠蠕动及排空速度减慢,易发生便秘。多数老人有牙齿脱落而影响食物的咀嚼和消化。心律减慢,心搏输出量减少,血管逐渐硬化。脑功能、肾功能及肝代谢能力均随年龄增高而有不同程度的下降,脑细胞及肾细胞数量较青年减少,肾单位再生力下降,肾小球滤过率降低,糖耐量下降。

二、老年人的营养需要

(一)能量

由于基础代谢下降、体力活动减少和体内脂肪组织的比例增加,老年期对能量的需要量相对减少,因此每日膳食总能量的摄入量应适当降低,以免引起肥胖。能量摄入量应随年龄增长逐渐减少。60 岁后应较青年时期减少 20%,70 岁以后减少 30%。一般而言,每日能量摄入 1 700~2 000 kcal 即可满足需要。能量的摄入量与消耗量以能保持平衡并可维持正常体重为宜。

(二)蛋白质

老年人由于分解代谢大于合成代谢,蛋白质的合成能力差,表现为人血白蛋白含量降低,易出现负氮平衡,而摄入的蛋白质利用率亦降低。因此,蛋白质的摄入应质优量足,每日达到每千克体重 1.0~1.2 g 为宜,由蛋白质提供的能量以占总能量的 12%~14%较合适。老年人肝、肾功能降低,过多的蛋白质可加重肝、肾负担,应选择生物利用率高的优质蛋白质,每日需有一小部分蛋、奶、肉、鱼等动物蛋白,而豆腐、豆制品等豆类蛋白质可较多食用。

(三)脂肪

由于老年人胆汁酸减少,脂酶活性降低,对脂肪的消化功能下降,因此脂肪的摄入不宜过多,以占膳食总能量的 20%为宜。脂肪种类的选择应以富含多不饱和脂肪酸的植物油为主。多不饱和脂肪酸、单不饱和脂肪酸与饱和脂肪酸的比值应为 1∶1∶1。

老年人应该减少胆固醇的摄入,但不宜过分限制,因为血清胆固醇升高主要是体内胆固醇代谢紊乱,并不完全是因为食物胆固醇的作用。每日食用胆固醇不宜多于 300 mg/d。另外,补充卵磷脂可以改善大脑功能。

(四)碳水化合物

老年人对葡萄糖耐受差,糖类过多易发生糖尿病及诱发糖源性高脂血症,所以,老人对糖类供给要适宜,使之占总热能的 55%~65%为宜。老年人不宜食用含蔗糖高的食品,果糖对老年人最为适宜,因其在机体内易被利用,再者果糖在体内转变为脂肪的可能性比葡萄糖小,对老年人较为有利。所以,老人膳食中碳水化合物可包括较多的果糖。老年人易发生便秘,膳食纤维可刺激消化液分泌,防止便秘,因此,老年人的膳食中应有适量的粗粮、水果和蔬菜以提供膳食纤维。

(五)矿物质

由于胃肠功能降低,胃酸分泌减少,老年人对钙的吸收能力下降。钙的摄入不足易使老年人出现钙的负平衡,以致骨质疏松症及股骨、颈骨骨折比较多见。中国营养学会推荐成人每日膳食钙的摄入量为 1 000 mg。老年人对铁的吸收利用能力下降，造血功能减退，血红蛋白含量减少，易出现缺铁性贫血，我国营养学会推荐老年人膳食铁的摄入量为每日 15 mg。老年人硒的膳食供给量与成年人相同，每日 50 μg。

此外，微量元素锌、铜、铬每日膳食中亦需有一定的供给量以满足机体需要。

（六）维生素

老年人由于食量减少，生理功能减退，易出现维生素 A 缺乏。因此膳食中除一部分维生素 A 由动物性食品提供外，还应注意多食用黄绿色蔬菜。老年人因户外活动减少，由皮肤形成的维生素 D 量降低，加之肝、肾功能衰退致使通过肝、肾转化为 1,25-$(OH)_2$- D_3 的活性形式减少，易出现维生素 D 缺乏而影响钙、磷吸收及骨骼矿化，导致钙缺乏，故每日维生素 D 的摄入量应达到 10 μg。充足的维生素 C 可防止老年血管硬化，使胆固醇代谢易于排出体外，增强抵抗力，因此应充分保证供应。老年人维生素 C 每日 RNI 为 100 mg。维生素 E 可保护细胞膜受体内过氧化物酶的损害，有抗衰老作用，应注意供给含维生素 E 多的食物。

（七）水分

老年人对水分的要求不低于中青年，有时还比其他年龄组要求高，因为老人对失水与脱水的反应会迟钝于其他年龄组，加之，水的代谢有助于其他物质代谢以及排泄代谢废物，目前老龄人每日每千克体重应摄入 30 mL 的水。有大量排汗、腹泻、发热等状态下还必须按情况增加。

三、老年人的合理膳食

（一）老年人营养与膳食原则

依据《中国老年人膳食指南 2016》，老年人营养与膳食需遵循以下原则。

1. 少量多餐细软，预防营养缺乏

食物要多样，制作要细软，少量多餐。应特别注意增加餐次，除三餐外，可增加 2～3 次加餐，保证充足的食物供给。食量小的老年人，应注意在餐前和就餐时少喝汤水，少吃汤泡饭。

2. 主动足量饮水，积极户外活动

老年人身体对缺水的耐受性下降，要主动饮水。每天饮水量要达到 1 500～1 700 mL，首选温热的白开水。

一般认为老年人每天户外锻炼 1～2 次，每次 1 h 左右，以轻微出汗为宜；或每天至少 6 000 步。注意每次运动量要量力而行，不可强度过大，不可持续时间过长。

3. 延缓肌肉衰减，维持适宜体重

老年人的膳食中应增加富含优质蛋白的瘦肉、海鱼、豆类等食物。

老年人的体重应维持在正常稳定水平，不应过度苛求减重，体重过高或过低都会影响健康。70 岁以上的老年人的 BMI 应低于 20 kg/m^2 为好，血脂等指标正常的情况下，BMI 上线值可放宽至 26 kg/m^2。

4. 摄入充足食物，鼓励陪伴进餐

老年人每天至少摄入 12 种以上的食物。注重饮食和体重的变化，及时发现和预防疾病的发生和发展。

(二)老年人的食物选择与合理膳食

老年人的饮食营养调理,要根据各自的生理特点而定。膳食中应有足够蛋白质、足够矿物质、足够维生素、足够膳食纤维和低热能、低脂肪、低胆固醇、低盐。做到饮食有节,清淡,荤素均食,粗细搭配。

1. 食物多样化,粗细搭配

食物不仅种类多,主食还要做到粗细搭配。粗粮、薯类能提供较多的维生素、矿物质和膳食纤维,有利于老年人维持良好的食欲和消化液的正常分泌。膳食纤维可刺激肠蠕动,防治便秘。老年人应多吃鱼、豆制品、乳类、蔬菜、菌藻类和水果,吃适量的瘦肉、禽;少吃动物内脏、盐腌食品或熏制品。做到荤素均食。

2. 食物宜清淡、易消化

食物必须清淡、少盐、少油腻,以适应老年人的心、肾功能。烹调方式宜采用蒸、煮、炖、煲,少用油炸、油煎。食物应尽量切细,切碎,并注意色、香、味齐全。老年人宜多食带馅食品。

关注营养改善:给老年人多些“营养关爱”

3. 膳食安排以少食多餐为宜

进食要定时定量,少量多餐。除三餐外可增加 2～3 次加餐。

4. 增加抗氧化营养素的摄入

抗氧化剂和抗氧化酶可有效清除自由基,延缓衰老。抗氧化剂和抗氧化酶可从食物中获得。具有抗氧化作用的营养素有维生素 A、维生素 C、维生素 E,类胡萝卜素以及微量元素硒等。老年人可以选用富含以上营养素的食物,如鱼、海产品、瘦肉、豆制品、蘑菇、香菇、木耳、海带、紫菜、绿色蔬菜、黄色瓜果等,以增强机体抗衰老能力。

第六节　特殊环境人群的营养与合理膳食

一、高温环境条件下人群的营养与合理膳食

高温环境通常指寒、温带地区的气温或生产场所温度>32℃或炎热地区气温>35℃或气温 30℃而相对湿度>80%的工作场所。在这种高温条件下,人体的代谢和生理状态发生一系列变化,对于营养也有其特殊要求。

(一)高温环境对人体代谢的影响

1. 循环系统

高温环境下人体会出现心率增加和血压降低等一系列心血管系统的反应。有文献报道,在高温环境下皮肤血管扩张,血流量增加。

2. 免疫系统

长时间暴露于热环境可引起血清中免疫球蛋白含量下降。

3. 消化系统

高温使人体消化液分泌减少,胃液中游离盐酸减少,使胃肠的消化功能降低,胃的排空加速,出现食欲减退、消化不良以及其他肠道不适症状。

4. 营养物质代谢

高温环境一方面引起机体代谢率增加及 ATP 酶活性升高；另一方面在高温刺激下的应激和适应过程中，通过大量出汗、心率加快等调节方式可以引起机体能量消耗增加。高温环境下由于失水和体温增高的相互作用引发蛋白质的分解增加；此外，由于大量出汗也可引起氮和氨基酸的丢失。

高温环境下，人体通过出汗以调节热平衡。汗液中还包含一些矿物质，包括钠、钾、钙、镁以及铁、锌、铜等微量元素。其中最主要的是钠盐，出汗多时每天随汗丢失的氯化钠可达 25 g 左右。钠离子对维持体液的渗透压，维持肌肉的正常收缩和酸碱平衡有重要作用。

高温环境下机体代谢增强，营养素消耗也增加。这就使得机体对维生素的需求增加。同时，大量出汗会引起水溶性维生素随之丢失。

(二)高温环境下的营养需要

1. 水和无机盐

水分的补充以能补偿出汗的失水量、保持体内水的平衡为原则，过多饮水会增加心、肾的负担。补充水分要少量多次，以防影响食欲，并可减少水分蒸发量和排尿量。食盐需适当补充。含盐饮料的氯化钠浓度以 0.1%为宜。钾的补充可通过食用富含钾的新鲜蔬菜水果和豆类，注意补充富含钙、铁的食品。

2. 维生素

汗液、尿液排出水溶性维生素较多，尤其是维生素 C、维生素 B_1、维生素 B_2。高温环境下，一般认为维生素 C 每日膳食供给量应为 150～200 mg。硫胺素应为 2.5～3 mg，核黄素 2.5～3.5 mg。对接触钢水的人员应适当增加维生素 A 供给量(可达 5 000 IU/d)。

3. 能量

在 30～40℃之间，每上升 1℃，能量的供给应增加 0.5%。

4. 蛋白质

高温环境下生活、作业人员汗氮、尿氮和粪氮排泄均增加，应增加蛋白质供应量。但蛋白质要适量增加，过多会增加肾脏负担。一般每日摄入量占总热能的 12%～15%，优质蛋白应占 2/3。

(三)高温环境下人群的合理膳食

(1)合理搭配、精心烹制谷类、豆类及动物性食物，以补充优质蛋白质及 B 族维生素。

(2)补充含无机盐尤其是钾盐和维生素丰富的蔬菜、水果和豆类，其中水果中的有机酸可刺激食欲并有利于食物在胃内的消化。

(3)以汤作为补充水及无机盐的重要措施。

(4)营养制剂使用。近几年来电解质饮料的研究和使用较多，如 25%氯化钾和 12.5%氯化钙的枸橼酸溶液，服用后高温作业者主观感觉良好、工作效率较佳；也有耐热保健饮料，其主要成分为氯化钠、维生素 B_1、维生素 C、山楂、乌梅等，根据需要可再加上维生素 B_6、烟酸、泛酸钙、磷酸二氢钾等。

二、低温条件下的营养与合理膳食

低温环境一般是指气温在10℃以下的外界环境，此时人体的代谢及对营养的需要发生一定的改变。

（一）低温环境对人体代谢的影响

1. 皮肤散热快

体热失散快，导致局部肢体温度下降；皮肤血管收缩，同时使心排血量增多、血压上升、心率加快。

2. 对消化系统的影响

胃排空减慢，食物在胃内的消化过程较为充分。同时食欲增强，喜好能量多、脂肪多的食物，喜进热食。

3. 对内分泌系统的影响

急性冷暴露时甲状腺和肾上腺皮质活动增强，氧的摄入量大为提高，机体产热增加，能量消耗增加。

4. 对呼吸系统的影响

冷空气的吸入，可使呼吸道上皮直接受刺激，同时气道阻力增高，可成为冬季哮喘病发作的主要原因。

5. 对营养素代谢的影响

低温环境下人体能量消耗增多。碳水化合物的代谢增加，机体对碳水化合物和脂肪的利用增加。寒冷环境下，机体内水、电解质的代谢发生特殊的改变，会出现多尿，由此可能会引起相对的轻度脱水和失盐。低温环境下，人体内水溶性维生素的代谢变化较大，水溶性维生素的体内含量较夏季偏低冬季偏高的现象。

（二）低温环境下的营养需要

1. 产能营养素

低温环境下人体热能消耗量增加，是由于寒冷使基础代谢升高10%～15%，且低温下的寒战、穿着笨重防寒服使身体活动受限，使能量消耗增加。此外低温下体内一些酶的活力增高，使机体的氧化产热能力增强。因此，膳食供给应较常温下增加10%～15%，脂肪在膳食中的比例可适当增加，可占总热能的35%～40%，蛋白质占总热能的13%～15%，动物蛋白最好在50%～65%，碳水化合物占总热能50%左右。

2. 矿物质

寒冷地区易缺乏钙和钠，应注意补充。

3. 维生素的需要

寒冷地区营养调查表明，低温使人对维生素A、维生素D、维生素B_1、维生素B_2、维生素C、维生素PP需要增加。特别是维生素C，除日常饮食充足外，可每日额外补充70～120 mg，以提高耐寒能力。低温下体内氧化产能过程加强，故膳食中硫胺素、核黄素和烟酸的供给量要充足，维生素A有利于增强机体耐寒能力，每日供给为1 000 μg视黄醇当量。

(三)低温环境人群的合理膳食

(1)提供平衡而合理的膳食。低温条件下的膳食比同一人群常温条件下的能量供给提高10%～15%,能量增加部分主要应通过提高脂肪和碳水化合物的供给来提供。膳食中脂肪的供应量应占总能量的35%,碳水化合物约占总能量的50%,每日应供给450～600 g稻米或面粉。

此外,要注意膳食中钙、钠、钾、镁等矿物元素应有足够数量,以克服在低温条件下这些元素排出较多而血液中浓度偏低的情况。维生素的供给要特别强调抗坏血酸的供应,其他维生素如硫胺素、核黄素、维生素A、烟酸等的供应量也应有所增加,其增加幅度为30%～50%。

(2)能量食物和油脂食物的供应要充足,如粮食、豆类、动物性食品和食用油等。

(3)膳食中应有数量充足、种类丰富的蔬菜水果;同时应增加动物肝脏、蛋类及瘦肉的供应,以满足机体在低温条件下对维生素A、核黄素、硫胺素的需要。

(4)膳食制度的要求。为了适应寒冷地区能量需求大、食量多、劳动强度大、时间长等特点,每日可安排4餐,即早餐占一日能量的25%,间餐占15%,午餐占35%,晚餐占25%。

三、运动条件下人群的营养与合理膳食

(一)运动对人体生理的影响

运动员在训练和比赛时的生理变化主要因肌肉活动量大而引起。肌肉在活动时能量来源主要靠糖及脂肪的氧化分解。在运动开始和大强度运动时,糖代谢所占比例较高,而运动强度小或糖原贮备大量消化后,脂肪氧化的比例增加。

参加运动使机体代谢增加,能量消耗增加,并短时大量出汗,机体对氮的排出明显增加,水分、无机盐、水溶性维生素的丢失比正常人多。运动员在热和体力运动两种应激同时存在时处于失水、失盐状态,此时表现为体温升高、脉率加快、心血输出量下降,肌力减弱并疲劳。

(二)运动员的营养需求

1.能量

运动员能量需要主要包括基础代谢、食物代谢反应、生长发育和训练比赛等一切体力活动所消耗的能量。不同的运动项目,热能需要差别较大,但都比普通人高,多数运动项目能耗在3 500～4 700 kcal。运动员膳食蛋白质、脂类、碳水化合物的重量比为1∶1∶4,而对缺氧条件下的登山运动员则为1∶0.8∶4。

2.蛋白质

运动时蛋白质分解代谢加强,如在耐力训练中肌肉非收缩蛋白参与供能,占总热能消耗的3%～15%。运动后恢复期因为要促进肌肉蛋白质合成和损伤组织修复,蛋白质的合成代谢加强。因此,运动员对蛋白质需要量高于普通人。

不同的运动项目、运动量和生理状况,蛋白质需要量不同。运动强度大、运动持续时间长、运动次数多、出汗量大则蛋白质的需要增加。处于生长发育阶段的运动员需要比成人高;运动员减体重时,蛋白质的需要也增加。建议运动员蛋白质供给量占总热能的15%,优质蛋白摄入占50%。

3. 脂肪

运动员膳食脂肪也不宜过高，否则影响消化、影响供氧，进而影响运动员成绩。一般运动项目，脂类供给占总热量的30%，登山为20%～25%，冬季项目、游泳项目为35%。同时要控制胆固醇的摄入量。

4. 碳水化合物

碳水化合物（糖）是运动员重要的能源物质。短时间、大强度、间歇运动消耗能量主要来自碳水化合物，各种高长时间、中低强度运动初期供能主要也是碳水化合物，碳水化合物是维持运动持续进行的必需燃料。只有在糖原储备下降后，脂肪和蛋白质的供能比例才会提高。

不同类型膳食与肌糖原储量和耗竭时间的关系见表5-2。运动员体内糖原的储备量直接影响其体力和耐力，而影响其体内糖原恢复的因素主要是时间和碳水化合物的摄入量。运动员碳水化合物供能应占总热量50%～70%，力量项目5～6 g/kg体重，耐力项目7～9 g/kg体重。但也不宜过高，否则食物体积过大，比赛中也易发生饥饿感。

表5-2　不同类型膳食与肌糖原储量和耗竭时间的关系

	肌糖原含量/（g/100 g湿肌）	肌糖原耗竭时间/min
平衡膳食	1.75	115
高脂、高蛋白膳食	0.63	60
高糖膳食	3.75	120

5. 矿物质

运动时机体的代谢旺盛，特别是在高温环境下，进行高强度训练时，运动员体内的钾、钠、钙、镁、磷等矿质元素除随代谢消耗外，随汗液流失的量也加大。汗液中99%为水，0.3%为无机盐，其中Na占54～68%，K占19%～44%，Ca占22%～23%，Mg占10%～15%，Fe占4%～5%。如长跑和马拉松运动员在22～32℃条件下训练时，尿K为1.3～1.9 g/d，汗K 0.4～4.46 g/d，在 29～30℃，湿度为40%～48%，K丢失可达到6 g或更多。低钾运动员的肌肉无力或心脏节律紊乱。低钠运动员可出现疲乏、中暑，表现为口干、头昏、心悸、肌肉痉挛。低钙运动员的运动能力下降，严重会出现肌肉抽搐、应激性骨折。低镁可诱发运动员情绪激动与肌肉抽搐。低铁运动员的运动速度与耐力下降。这些都会影响运动员的成绩，因此，要及时补充矿物质。

建议运动员每天摄入量：钠少于5 g，高温环境中训练少于8 g。钾为3～4 g。镁为400～500 mg。钙为1.0～1.5 g。常温训练中，锌为20 mg，大运动量或高温环境训练时应增加到25 mg。

6. 维生素

运动员维生素的需要量取决于运动负荷、机体消耗状况、营养水平。训练或比赛时缺乏维生素，易产生疲劳，增加运动损伤并妨碍伤后恢复。

建议运动员每天摄入量：维生素C训练期140 mg，比赛期200 mg。维生素B_1为3～5 mg，维生素B_2为2～2.5 mg。维生素A为1 500 μgRE，视力活动紧张的项目应达到 1 800 μgRE。

7. 水

运动时通过排汗达到体内热平衡，出汗量与气温、湿度、运动量、饮食盐量、气压等有关，高气温、大运动量出汗可达到6L以上，需补充水，失水过多，对运动成绩有影响；补水应该少量多次，高气温时，可在训练和比赛前先补水。

(三)不同运动项目的营养需求

1. 耐力型运动项目

马拉松、自行车、长跑、长距离游泳、滑雪以及现代体育项目铁人三项。这类运动项目特点为运动强度相对较小，但持续时间相对较长。这类运动能耗大，能量代谢以有氧代谢为主，所以，会导致能源物质含量减少、体液丢失和体温升高及缺铁性贫血等。营养需要首先满足糖类和脂肪等能量物质的补充，膳食应有丰富的蛋白质和铁。

(1)糖。糖是耐力性项目运动员需要补充的主要能源物质。糖的补充分四个环节。赛前，通常安排在训练和赛前1～2 h之间进行，且多以果糖为主。赛中，补充的含糖饮料其浓度不要超过10%，以免影响胃排空的速率。赛后，有助于肌糖原储备的恢复。补充糖的最佳时机是赛后30～45 min。恢复期，保证恢复期糖类的足够摄入。

(2)水及电解质。运动中每间隔15～20 min可补充水分150～200 mL；补水的同时可以补充少量的钠盐以及钾、钙和镁等电解质。高温情况下，适当增加补水的频率，减少每次补水的数量。

(3)水溶性维生素。维生素 B_1 摄入量应达到3～5 mg，维生素C摄入量要超过60 mg。维生素E推荐日服用量为男子10 mg和女子8 mg。

2. 力量型运动项目

包括：举重、投掷、摔跤等和其他竞技运动项目。运动员特点是肌肉比较发达，有较好的力量和爆发力以及有效的神经肌肉协调控制能力。这类运动项目特点是持续时间比较短、强度大、有间歇，肌肉输出功率比较高，肌肉活动所需的能量主要来源于无氧的ATP-磷酸肌酸系统，其余来源于糖酵解系统的供应，所以，此类项目蛋白质供能达15%～20%。这类运动员营养需求要注意蛋白质等营养物质的摄取。优质蛋白质应占1/3以上。国外建议蛋白质摄入量控制在1.4～1.8 g/kg体重之间，我国建议摄入量为2.0 g/kg体重。另外，为减少体液酸化，应有较多的碱储备，故运动员应摄取丰富的糖、维生素和无机盐，应多吃蔬菜和水果等碱性食物。

3. 灵敏、技巧型运动项目

包括：击剑、体操、跳水和跳高、乒乓球等项目。其特点是灵敏、技巧性高，反应性与适应性强。训练动作为非周期性和多变，精神高度集中，神经高度紧张，要求机体有良好的协调运动能力、良好的力量、爆发力、速度乃至耐力等。这类项目能耗不大，但对能量平衡供给要求较严，需要经常控制体重和体脂水平。膳食中要有充足的蛋白质，平时蛋白质供能占12%～15%，控体重期可为18%左右；脂肪供能不超过30%；维生素 B_1 的供给量应达到每日4 mg，维生素C每日140 mg。乒乓球、击剑等项目运动员视力活动紧张，应补充维生素A，以保证敏锐的视力。

4. 球类运动项目

足球、篮球和排球等，运动形式复杂多变、强度大、能量消耗多，对运动员身体素质要求全面发展，对力量、速度、耐力和灵敏等素质要求较高。球类运动项目运动员营养应全面。应摄入丰富糖、蛋白质、维生素 B_1、维生素 C 和磷，比赛中应提供含电解质和维生素的饮料。

（四）运动员的合理膳食

1. 运动员的一般膳食要求

(1) 食物品种多样，配比适宜，营养平衡。

(2) 食量与运动量平衡。谷类为主以保证摄入足够的碳水化合物；一日三餐食物能量的分配应根据训练或比赛任务安排。

(3) 多吃蔬菜、水果、薯类，每天喝牛奶或酸奶。

(4) 肉类食物要适量，多吃水产品、豆类及其制品，减少脂肪和油脂的摄入。改善体成分，提高肌肉质量。

(5) 主动喝水补液，稳定体温、水盐平衡。

2. 运动员比赛前的膳食要求

(1) 饮食的热量应当相应减少，纤维素、产气食品应当相应减少，保持适宜的体重。

(2) 采用习惯的膳食种类，保证高糖类膳食。

(3) 增加碱性食物的供养，减少蛋白质和脂肪等酸性食物，增加碱储备。

做好比赛前 10～14 d 的膳食调整，纠正体内维生素缺乏。

(4) 饮食内容要具有运动项目针对性。如长时间耐力运动注意补充糖；力量性型运动注意优质蛋白质补充。

3. 运动员比赛当日膳食要求

(1) 比赛当天的饮食应速效、高热、体积小、易消化，含无机盐、维生素丰富，无刺激，无干豆、粗杂粮、韭菜等产气食物及多纤维食物，膳食应为运动员平时习惯的饮食。

(2) 赛前不宜大量服用糖，否则刺激胰岛素分泌，出现低血糖，赛前可用淀粉、米粉、面包等补糖，不宜用过多的蛋白质、脂类、以免增加胃肠负担，长时间耗能的项目可用脂肪补充能量。

(3) 为防脱水，赛前可饮 500 mL 液体，赛中补充水少量多次，每小时不超过 800 mL 为宜。

(4) 赛前可一次大量服用维生素 C，而 B 族维生素、维生素 A 应在赛前 10 d 或 2 周开始服用，以使体内这些营养素有较多储备或较好的营养状态。

(5) 在赛前 2.5 h 吃完食物。

4. 运动员赛后膳食要求

(1) 赛后补液，促进体液恢复。比赛结束采用少量多次原则，补充 100～150 g 葡萄糖或含糖浓度 5%～10%的电解质饮料，补充钠盐 30～40 mmol/L。

(2) 赛后膳食恢复能量。比赛结束 30 min 以后进食赛后第一餐。赛后膳食采用高糖、低脂、适量蛋白质和容易消化食物，增加抗氧化食物、维生素、微量元素和碱性食品。

四、脑力劳动者的营养与合理膳食

脑力劳动者是指以脑力劳动为主的人群，其工作性质决定了他们必须经常用大脑去分析、思维和记忆事情。脑细胞对其能量物质的供应失调非常敏感，中枢神经系统对缺氧的耐受力很差，尤其在大脑的高级中枢部位，不能耐受 3～5 min 的严重缺氧。

(一)脑力劳动者的营养需要

脑力劳动者全身活动较少,从整体看,日常饮食中所提供的能量完全可以满足需要,而无须再额外添加能量类食品。但脑力劳动者大脑依赖血中葡萄糖氧化所供给的能量来维持正常活动,大脑需要蛋白质和脂类,尤其是卵磷脂等构成和修补大脑神经组织。所以脑力劳动者饮食的调配原则,应是在日常膳食的基础上,特别注意优质蛋白质、不饱和脂肪酸和各种维生素的补充。

1. 能量

在脑力劳动过程中,日常饮食所提供的能量完全可满足机体需要,但要注意与其能量消耗量保持平衡。

2. 蛋白质

脑力劳动者在记忆、思考的过程中要消耗大量的蛋白质,同时脑组织在代谢中也需要大量的蛋白质来更新自己。膳食中提供优质、充分的蛋白质是保证大脑皮质处于较好生理功能状态的重要前提。

3. 脂肪

脑力劳动者应经常有计划地食用含有不饱和脂肪酸的食物。大脑所需要的脂类主要是脑磷脂、卵磷脂和不饱和脂肪酸,它们有补脑作用,能使人精力充沛,工作和学习效率提高。多不饱和脂肪酸对神经系统更为重要,如 EPA、DHA 缺乏时对脑功能影响较大。

4. 碳水化合物

碳水化合物分解成葡萄糖后进入血循环成为血糖,后者是膳食中提供脑组织活动的唯一能源。大脑对血糖极为敏感,如果血糖降低,脑的耗氧量也下降,轻者感到疲倦,重者会发生低血糖反应昏倒。

5. 维生素

水溶性维生素 B_1,如维生素 B_2、维生素 B_6、维生素 B_{12}、叶酸(维生素 B_9)和维生素 C 以及某些脂溶性维生素严重不足时,可以使记忆受损害,补充维生素后,可以恢复到正常水平,多种神经生物学变化,可以伴随维生素缺乏的改善和治疗而恢复。紧张的思维和用眼活动将增加机体对 B 族维生素、维生素 C 及维生素 A 的需要量。

6. 矿物质

磷是组成脑磷脂和卵磷脂的重要部分,参与神经信号传导和细胞膜的生理活动,是细胞内能量代谢必不可少的矿物质,能提高脑的记忆力和集中注意力,钙能调节神经递质的释放、神经元细胞膜的兴奋性,对脑的记忆力和注意力也具有促进作用。锌、铁与脑发育密切相关,成人缺铁也影响脑的功能。

总而言之,脑力劳动者的营养从其工作特点及其对营养素的需要看,应以补充脑组织活动的能源,构成脑细胞的磷脂或不饱和脂肪酸,以及参与调节脑细胞兴奋或抑制的蛋白质、维生素 A 和微量元素等为重点。脑力劳动者接触电脑、手机等电器机会较多,故提高其免疫力、增强抗辐射能力显得十分重要。

(二)脑力劳动者的合理膳食

1. 提供充足的碳水化合物食物

人类碳水化合物的主要来源是谷类,即米、面、杂粮等,它们只有被分解成葡萄糖进入血液后，才能供脑细胞利用。脑力劳动者必须保证碳水化合物供给充足，不可忽视谷类摄入，尤其是早餐不可少。

2. 提高蛋白质供给比例

脑细胞在代谢中需要大量蛋白质来更新，增加食物中蛋白质的含量，能够增加大脑皮层的调节功能。注意选用优质蛋白质，如大豆、奶、蛋或鱼、瘦牛肉、羊肉、虾等，最好每日能搭配这些食品 3 种以上。

3. 增加磷脂食物的供应

脑内最多的脂类为卵磷脂，它构成并维护脑细胞膜及各种细胞器膜的完整性。经常摄入含磷脂类丰富的食物，可以使人感到精力充沛，使工作和学习效率提高。含磷脂丰富的食物品种有很多，除大豆、蛋黄外，花生米、核桃仁、松子、葵花籽、芝麻等，也富含卵磷脂。

4. 供应多种维生素

多吃些蔬菜，水果是有益的，特别是含维生素 A、维生素 B_1 和维生素 PP 丰富的蔬菜非常重要，它们对提高视力、保证碳水化合物代谢必不可少。

5. 控制总能量和脂肪

脑力劳动者宜吃一些含蛋白质、卵磷脂、维生素、矿物质丰富的食物，并注意少吃脂肪和甜食。

五、职业性接触有毒有害物质人群的营养与合理膳食

职业接触有害物质种类繁多，有害化合物进入人体后或干扰、破坏机体正常的生理过程，或干扰、破坏营养物质在体内的代谢，或损害特定的靶组织或靶器官，危害人体健康。

机体营养状况良好时，可通过对酶活性的调节增加机体的解毒能力，提高机体对毒物的耐受和抵抗力。

(一)铅作业人群的营养和合理膳食

铅作业的危害主要是铅可通过消化道和呼吸道进入人体可引起慢性或急性中毒。

1. 供给充足的维生素 C

维生素 C 可在肠道与铅形成溶解度低的抗坏血酸铅盐，减少在肠道的吸收。因此，对职业接触铅的人群而言，维生素 C 是一个重要的营养素。专家建议职业接触铅的人员应供给 150～200 mg/d 的维生素 C，即每日除供给 500 g 蔬菜外，还应至少补充 100 mg 的维生素 C。

2. 补充富含硫氨基酸的优质蛋白质

蛋白质不足可降低机体排铅能力，增加铅在体内的贮存和机体铅中毒的敏感性。而充足的蛋白质，特别是富含硫氨基酸的优质蛋白质，对降低体内的铅浓度有利，蛋白质供给量应占总热能的 14%～15%，其中动物蛋白质宜占总蛋白质的 50%。

3. 补充保护神经系统和促进血红蛋白合成的营养素

维生素 B_1、维生素 B_{12} 和叶酸可以促进血红蛋白的合成和红细胞的生成。所以，要适当补充维生素 B_1、维生素 B_6、维生素 B_{12}、叶酸。维生素 B_1 的食物来源主要包括豆类、谷类、瘦肉；叶酸来源于绿叶蔬菜；维生素 B_{12} 的来源主要为动物肝脏及发酵食品。

4. 适当补充铁、钙、锌

这些矿物质可以拮抗人体对铅的吸收，并能促进铅的排除。锌可诱导金属硫蛋白合成，使

之与铅结合而降低铅的毒性;铁在肠道内的存在可减少铅的吸收,这是因为铅与铁竞争同一黏膜受体,缺铁时可增加铅的贮存而加重铅的毒性;还有研究显示有机硒能干扰铅的吸收和蓄积。

5.适当限制膳食脂肪的摄入

脂肪的供热比不宜超过25%,以避免高脂肪膳食所导致的铅在小肠吸收的增加。脂肪可促进铅在小肠中的吸收,故铅作业人员保健餐中脂肪量不宜过多。

6.多摄入水果和蔬菜

其所含的果胶、膳食纤维等降低肠道中铅的吸收。

(二)苯作业人群的营养与合理膳食

苯可损害骨髓、破坏造血功能,毒性很大。苯作业人群膳食原则是:以高碳水化合物、高蛋白为主,增加维生素C和铁的摄入。

1.增加优质蛋白质的摄入量

优质蛋白质尤其是含硫氨基酸丰富的食物可提高机体的解毒能力。建议动物蛋白应占总量的50%。

2.增加碳水化合物的摄入量

碳水化合物可以提供机体对苯的耐受性。因此,应增加碳水化合物的摄入量。

3.适当限制膳食脂肪的摄入量

脂肪供热比不超过25%,因苯对脂肪亲和力强,高脂膳食可增加苯在体内的蓄积。

蛋白质对预防苯中毒有一定意义,当蛋白质不足时,高脂肪可增强机体对苯的易感性。苯为脂溶性,所以膳食中脂肪过多可促进苯的吸收。

4.补充维生素

苯作业工人体内维生素C含量偏低,同时维生素C提供羟基,使苯在体内羟化解毒起到重要作用。维生素C摄入量应在平衡膳食的基础上每日补充维生素C 150 mg/d。摄入苯的豚鼠摄入大量维生素C可缩短其出血时间和凝血时间。维生素K对治疗苯中毒有一定疗效,对苯中毒时的氧化还原过程恢复有显著促进作用。维生素C、B族维生素、维生素PP对治疗苯中毒都有良好的效果。

5.补充促进造血的有关营养素

适当补充铁、维生素及叶酸,以促进血红蛋白的合成和红细胞的生成。

(三)电离辐射人员的营养与合理膳食

电离辐射是由引起物质电离的粒子(如α粒子,β粒子、质子和中子)或电磁(X射线和γ射线)构成的辐射。人体接触到的辐射主要包括外源和内源两种。外源最为常见,是指发生于外环境的电离辐射,如宇宙射线、核试验、医疗或职业射线、电脑显示器、手机及其他电子设备等;内源性辐射是指进入人体内的放射性核素持续产生电离作用形成的辐射,常见于接受放射性治疗的病患。电离辐射对人体的危害主要是通过DNA损伤及促进活性氧自由基的生成两个方面产生。其中,活性氧自由基可进一步诱发DNA碱基损伤,并影响RNA的合成代谢。因此,电离辐射可能诱发包括造血障碍、肿瘤、不孕等多种慢性疾病。

1.保证充足的产能营养素供给

在能量不足的情况下，机体对辐射的敏感性更高，抵抗性更弱，对于辐射相关损失的组织修复能力也更低。因此，需要加强能量的供给。一般建议蛋白质供能占总热能的12%～18%，以补充优质蛋白质为主；碳水化合物占60%～65%，并应选择抗辐射效果较好的果糖和葡萄糖。必需脂肪酸和油酸的摄入也应适量增加，但不建议增加脂肪占总能量的比例，以免升高血脂。

2.选择富含抗氧化物质的新鲜水果与蔬菜

维生素C，维生素E，维生素A和β-胡萝卜素等抗氧化维生素可有效减少辐射产生的活性氧自由基对机体的损伤，如新鲜蔬果、果仁、奶、蛋等；富含维生素C和维生素A的食物，也可增加机体防辐射能力，如动物内脏、肉类、豆类等。

3.注意矿物质的补充

适量增加微量元素（如铁、锌、铜、硒、锰）和常量元素（钠、钾）的摄入，并注意矿物质之间的平衡。

另外，天然的植物性食物的抗辐射作用越来越受到人的关注。诸如类黄酮、异硫代氰酸酯类、含硫氨基酸、酚类化合物以及一些称之为植物性生物激活素的物质，它们具有抗氧化、抗诱变、抗肿瘤多种生物学功效。研究发现苹果、橘子、杏仁以及十字花科植物，如卷心菜有较好抗辐射作用，从植物性食物中（如海藻、香菇、灵芝等）中提取的海藻多糖、香菇多糖以及绿茶滤液、银杏提取物等均有较好抗辐射效果。

复习思考题

1.孕妇的营养不平衡会造成哪些不良症状？

2.从营养学角度考虑，母乳有哪些优点？

3.老年人的饮食原则有哪些？怎样运用营养延缓衰老？

4.青少年对于营养的需求有哪些特殊性？

5.铅酸电池制造企业的员工如何从营养方面减轻铅中毒的危害？

第六章 营养、膳食与疾病

教学目标:

1. 掌握常见慢性疾病的膳食指导;
2. 熟悉常见疾病的营养需要;
3. 了解常见慢性疾病的致病机理。

第一节 概 述

健康是人类追求的永恒主题,自古以来人们就在多方寻找健康的秘诀。改革开放40年来,中国经济社会发生了翻天覆地的变化,中国人民的膳食结构和营养状况也产生了巨大变化。我国居民因营养过剩和营养不平衡引起的疾病发病率一直保持上升的势头,严重影响我国居民健康水平。如何预防疾病及开展临床治疗,已成为人类健康所面临的重要问题。

人体的健康需要健康的饮食来维持。饮食是供给人体营养、维持生命活动的源泉。合理营养与平衡膳食不仅可促进健康、预防疾病,而且还有助于调理亚健康、辅助疗疾、促进疾病的康复。

随着社会经济文化的发展和人民生活水平的提高,人体慢性疾病的发生、发展与人们的营养状况和膳食选择行为存在密切关系。

慢性疾病与不良生活方式息息相关。其中,饮食不规律、搭配不合理、垃圾食物长期摄入导致的高脂肪、高热量、毒素的积累等都是慢性疾病的重要诱因。目前,我国慢性疾患者还有年轻化发病趋势。

膳食中营养素摄入过剩或缺乏与多种慢性疾病密切相关,如肥胖、高血压、高血脂、高血糖、糖尿病、痛风、脑卒中甚至多种恶性肿瘤。国际权威专家认为,约1/3的癌症的发生与膳食和营养有关。

多数慢性疾病的治疗难度较大,治疗周期较长,根据目前的治疗条件和水平,还有相当一部分慢性疾病无法彻底治愈,为患者带来不可逆的机体器质性或功能性损伤。所以如何预防慢性疾病的发生,国家、政府尤其是每一个生命个体应给与足够的重视。

根据疾病发生发展过程以及健康影响因素的作用规律,通常将疾病预防策略按等级分类,称为三级预防策略。

1. 第一级预防

第一级预防又称病因学预防,包括根本性预防措施、针对社会和环境的预防措施、针对个体和人群的预防措施。

根本性预防是从全球性预防战略和各国政府策略及政策角度考虑，建立和健全社会法规、经济、文化等方面的措施。如为了保障人民健康，从国家角度以法令或法规的形式，颁发一系列的法律或条例，如食品卫生法、传染病防治法及肺尘埃沉着病防治条例等，以预防有害健康的因素进入公众的生活环境。

针对社会和环境的预防措施，包括通过各种法规、卫生标准和有益于健康的公共政策的制定，提供清洁安全的饮用水和食品，针对大气、水源、土壤的环境保护措施，公共场所禁止吸烟，利用各种媒体开展健康教育，提高公众健康意识，防止致病因素危害公众健康，创造并维护有利于健康的自然条件和社会条件，减少致病因素对人群健康的影响。

针对个体和群体的预防措施有非特异性措施（如婚姻及生育咨询）和特异性措施（如免疫接种），包括以下几方面：①开展健康教育，培养良好的行为与生活方式，注意合理营养和加强体育锻炼；②提高人群免疫水平，预防疾病，有组织地进行预防接种；③预防遗传性疾病，做好婚前检查和禁止近亲结婚；④做好妊娠和儿童期的卫生保健工作；⑤对某些疾病的高危个体通过服用药物预防疾病的发生，慎重使用医疗措施和药品，预防医源性致病因素的危害。

近年来，有学者提出在致病因子或机制尚不明确或尚未出现之前，尽可能地保持健康体魄而采取的各种措施，对健康人和健康人群而言，这又称为“0 级预防”或“原级预防”，其采取的预防措施比第一级预防更超前。

2. 第二级预防

第二级预防也称临床前期预防，即在疾病的临床前期做好早期发现、早期诊断、早期治疗的“三早”预防工作，以控制疾病的发展。慢性病多是致病因素经过长期作用引起的，而且疾病的发展过程较长。对于某些处于临床前期有可能逆转的疾病，则早期检测和预防性体检就显得更为重要。早期发现疾病的方式可包括普查、筛检、周期性健康检查、高危人群重点项目检查等。实施“三早”预防工作的关键办法是提高医务人员诊断水平和建立灵敏而又可靠的疾病筛检工作指南。

3. 第三级预防

第三级预防也称临床期预防，对已患病者，采取及时、有效的治疗措施，防止病情恶化，预防并发症和伤残；对已丧失劳动力或残废者，提供适宜的康复治疗，及时做好功能恢复、心理康复，使病人尽量恢复生活和劳动能力，并能参加社会活动及延长寿命。

居民营养与慢性病状况报告：膳食结构变化超重肥胖凸显

对不同类型的疾病，有着不同的三级预防策略。就大多数疾病而言，不论其病因是否明确，都应强调第一级预防。病因尚未肯定，但综合性的第一级预防措施一般还是有效的，如恶性肿瘤应强调第一级和第二级预防；对有些病因明确而且是人为因素造成的疾病，采取第一级预防较易见效，如职业因素所致疾病、医源性疾病；有些疾病的病因是多因素的，则要按其特点，通过筛检、早期诊断和治疗改善预后，如心脑血管疾病、糖尿病，除针对其危险因素开展第一级预防外，同时还应兼顾第二级和第三级预防。

本章将分别从营养需求分析和膳食指导两个方面对常见慢性疾病进行概述。

第二节　营养、膳食与肥胖

肥胖是指人体脂肪的过量储存，表现为脂肪细胞增多和（或）细胞体积增大，即全身脂肪组织增大，与其他组织失去正常比例的一种状态，属于一种由多种因素引起的慢性代谢性疾病。目前，肥胖患者在全球范围内快速增长、蔓延。我国改革开放40年来，随着经济的快速发展，我国居民膳食结构和生活方式发生较大改变，肥胖率也有惊人的增长。肥胖既是一个独立的疾病，又是2型糖尿病、心血管病、高血压、中风和多种癌症的危险因素，引起了各国政府和学者的高度重视。

一、肥胖的判定

目前，判定肥胖常用方法有3种：人体测量法、物理测量法以及化学分析法。

1.人体测量法

人体测量法包括身高、体重、胸围、腰围、臀围、肢体的围度和皮褶厚度等参数的测定。依据人体测量数据的不同结果可以建立不同的肥胖判定标准和方法，常用的有身高标准体重法、体质指数法和皮褶厚度法3种方法。

(1)身高标准体重法。肥胖度＝[实际体重(kg)－身高标准体重(kg)]/身高标准体重(kg)×100%。这是WHO推荐的传统上常用的肥胖衡量方法。其判断标准如下：肥胖度>10%为超重；20%～29%为轻度肥胖；30%～49%为中度肥胖；≥50%以上为重度肥胖。

(2)体质指数(BMI)法。体质指数＝体重(kg)/身高$(m)^2$。

在中国，体质指数计算结果在18.5～23.9之间为正常；在24～28之间为超重；大于等于28时为被界定为肥胖。

身高标准体重法和BMI法用来评价肥胖程度时有一定的缺陷，如果肌肉组织和（或）骨骼特别发达者，也可能超过理想体重或肥胖标准，这种情况可以结合腰围和臀围比进行综合评价是否肥胖。

(3)皮褶厚度法。测量仪器为皮褶厚度测量仪或皮褶计。测量部位有肩胛下角部、上臂肱三头肌、腹部、脐旁1 cm处、髂骨上嵴等。其中前3个部位可分别代表个体肢体、躯干和腰腹等部分的皮下脂肪堆积情况。皮褶厚度一般需要与身高标准体重结合起来判定。判定方法如下：凡肥胖度≥20%，两处的皮褶厚度≥80%，或其中一处皮褶厚度≥95%者可判定为肥胖；凡肥胖度<10%，无论两处的皮褶厚度如何，均为正常体重。

2.物理测量法

物理测量法是指根据物理学原理测量人体成分，进而推算出体脂含量的测量方法。这类方法包括全身电传导、生物电阻抗分析、双能X线吸收、计算机控制的断层扫描和核磁共振扫描。其中后3种方法费用相当高，但可测量骨骼重量以及体脂在体内和皮下的分布。

3.化学分析法

化学分析法的理论依据是中性脂肪不结合水和电解质，因此机体的组织成分可以用无脂的成分为基础来计算。该方法有一个前提，即假设人体去脂体质的成分是恒定的，那么通过分析其中一种组分（如水、钾或钠）的量就可以估算去脂体质的量，然后用体重减去去脂体质的量就得到体脂的重量。化学测定法包括稀释法、^{40}K计数法、尿肌酐测定法。

体脂测定结果的判定：男性＞25％、女性＞30％可诊断为肥胖。

二、肥胖的分类

肥胖按发病机制及病因主要分为两大类，包括原发性肥胖和继发性肥胖。

1.原发性肥胖

原发性肥胖包括单纯性肥胖和特发性肥胖。

(1)单纯性肥胖。此类型肥胖无明显神经、内分泌系统形态和功能改变，但伴有脂肪、糖代谢调节过程障碍。此类肥胖最为常见，单纯性肥胖者约占肥胖症总人数的95％以上。

单纯性肥胖包括体质性肥胖和营养性肥胖。体质性肥胖多数有家族遗传史；营养性肥胖亦称获得性(外源性)肥胖或膳食性肥胖，多由饮食摄入相对或绝对过量引起。摄入的能量长期超过身体正常所需，能量在体内过多储存形成脂肪堆积，或因某种原因需长期处于低体力活动水平，热量消耗过少而引起的肥胖。

(2)特发性肥胖。此类型肥胖多见于生殖及更年期女性。其发生可能与雌激素增加所致毛细血管通透性增高、醛固酮分泌增加及静脉回流减慢等因素有关。

2.继发性肥胖

继发性肥胖是以某种疾病为原发病的症状性肥胖。临床上少见或罕见，仅占肥胖患者中的5％以下。继发性肥胖以某种疾病作为原发病，肥胖只是原发病的表现之一，常非该病的主要表现，更不是该病的唯一表现。通过对原发病的治疗，肥胖多可治愈。

常见的继发性肥胖主要有垂体性肥胖、甲状腺性肥胖、肾上腺性肥胖、胰岛性肥胖以及外伤引起的内分泌障碍而导致的肥胖等。

三、肥胖发生的原因

导致肥胖的原因有很多，主要包括：遗传因素、膳食结构及饮食习惯、体力活动水平、社会环境因素和心理因素等。

1.遗传因素

肥胖与遗传有一定关系。目前已发现近300余种与肥胖有关的基因，分布在除Y染色体以外的所有染色体上。肥胖不但具有一定的遗传性，而且脂肪的分布位置及骨骼状态也有一定的遗传性。但需要说明的是，遗传变异是非常缓慢的过程，肥胖症发生率的快速增长主要不是遗传基因发生显著变化的结果，而主要是生活环境转变所致。

2.膳食结构及饮食习惯

发达国家的肥胖症患病率远远高于不发达国家，其原因之一是发达国家人群膳食结构中的能量和脂肪摄入量特别是饱和脂肪的摄入量大大高于不发达国家。已有研究证明，含脂肪多而其他营养素密度低的膳食引起肥胖的可能性最大。

饮食习惯也是影响肥胖症发生的重要因素。不吃早餐常常导致其午餐和晚餐摄入的食物较多，而且一日的食物总量增加。晚上吃得过多而运动相对较少，会使多余的能量在体内转化为脂肪而储存起来，更易导致肥胖。随着人们生活步调的加快，速食和快餐消费日益普遍，但快餐食品往往富含高脂肪和高能量，而且膳食构成比较单一，经常食用会导致肥胖，甚至有引起某些营养素缺乏的可能。另外,如经常性的暴饮暴食、夜间加餐、喜欢零食等饮食习惯也是许多人发生肥胖的重要原因。此外,进食速度与肥胖之间也有一定关系。进食速度过快往往导致摄入食物过量,容易引发肥胖。因此良好的膳食结构和饮食习惯对于保持适宜的体重至关重要。

3. 体力活动水平

适宜的体力活动可以在增加能量消耗和维持机体能量平衡的同时提高身体素质。随着经济和技术的发展,生活的便利性大大提高,人们处于静态生活的时间比以前大为增加,因而能量消耗相对减少。另外,因某些因素,如疾病等也会使体力活动水平被动降低。

4. 社会环境因素

全球肥胖症患病率的普遍上升与社会环境因素的改变密切相关。随着经济社会的发展以及食品生产、加工、运输及储藏技术水平的改善和提高,市场上为消费者提供的食物种类的丰富程度大大提高,人们对食物的购买能力也大幅度提高。

5. 疾病因素

肥胖常与一些疾病伴发,比如甲状腺功能减退患者即便正常饮食,但由于代谢功能降低、代谢速度减慢等原因,也会较容易形成肥胖;高胰岛素血症的患者较容易反复出现饥饿的感觉,常会因过量进食而导致肥胖。

6. 心理因素

心理因素对摄食行为有明显影响,是造成肥胖的原因之一。研究表明:多种心理因素如焦虑、愤怒、忧郁等都会刺激人对食物的欲望。摄食对某些特定心理的人群来说成了一种慰藉。

四、肥胖的危害

在全世界范围内肥胖症患者越来越多,而且有年轻化的趋势。肥胖本身是一种内分泌异常状态。现有研究还表明肥胖是引起多种慢性疾病的危险因素之一。肥胖患者最普遍出现的就是高血糖,当胰岛素抵抗发生时,食物没有完全代谢,血糖升高。因此,主动减肥可以改善胰岛素抵抗,有利于血糖的调节和控制。除此之外,肥胖还会引起血脂和血压异常,并与心血管疾病密切相关,会造成心、脑、肾的一些疾病,例如脑卒中、肾动脉硬化、肾萎缩等疾病,严重的可以危及生命。

1. 肥胖与高血压

肥胖者的高血压患病率较高,60%以上的高血压病人伴有肥胖或超重。大量的研究证实超重、肥胖是高血压的重要危险因素之一,特别是向心性肥胖则是高血压的重要指标。肥胖持续时间越长,发生高血压的危险性越大(女性尤为明显),有研究显示40%左右的肥胖人群经过15年后可发展为高血压。体质指数与血压呈明显的正相关,即使在体质指数正常的人群中,血压水平也随体质指数的增加而增高。对我国24万人群的资料分析显示,体质指数≥24者的高血压患病率是体质指数在24以下者的3倍左右;体质指数≥28者的高血压患病率是体质指数在24以下者的4倍左右。当通过控制饮食和加强运动使体重降低后,血容量、心排血量和交感神经活动下降,血压也随之降低。体重减轻9.2 kg可引起收缩压降低6.3 mmHg,舒张压降低3.1 mmHg。

2.肥胖与血脂异常

肥胖患者的高脂血症检出率为23%～40%。根据我国人群调查数据，体质指数≥24者的血脂异常(甘油三酯≥200 mg/100 mL)检出率为体质指数在24以下者的2.5倍，体质指数≥28者的血脂异常检出率为体质指数在24以下者的3.0倍。腰围超标者高甘油三酯血症的检出率为腰围正常者的2.5倍。肥胖患者会影响体内高密度脂蛋白胆固醇的水平，体质指数≥24和≥28者的高密度脂蛋白胆固醇降低(<35 mg/100 mL)的检出率分别为体质指数在24以下者的1.8倍和2.1倍。腰围超标者高密度脂蛋白胆固醇降低的检出率为腰围正常者的1.8倍。

3.肥胖与2型糖尿病

体重超重、肥胖和腹部脂肪蓄积是2型糖尿病发病的重要危险因素。中国2型糖尿病人群中，肥胖发病率为24.3%。体重每增加1 kg，糖尿病发病风险升高9%，2型糖尿病患者中，90%合并肥胖或超重。肥胖持续的时间越长，发生2型糖尿病的危险性越大。中心型脂肪分布比全身型脂肪分布的人患糖尿病的危险性更大。我国人群调查数据显示，体质指数≥24者的2型糖尿病的患病率是体质指数在24以下者的2倍，体质指数≥28者的2型糖尿病患病率为体质指数在24以下者的3倍。男性和女性腰围分别≥85 cm和≥80 cm时，糖尿病的患病率分别为腰围正常者的2～2.5倍。另外，儿童青少年时期开始肥胖、18岁后体重持续增加和腹部脂肪堆积者患2型糖尿病的危险性更大。

4.肥胖与心血管疾病

流行病学研究显示，肥胖是心血管疾病发病和死亡的独立危险因素。体质指数与心血管疾病发生呈正相关。BMI每增加5 kg/m^2，冠心病死亡率增加30%。

腰围超标危险因素聚集者的患病率为腰围正常者的2.1倍。高血压、糖尿病和血脂异常都是冠心病和其他动脉粥样硬化性疾病的重要危险因素，而超重和肥胖导致这些危险因素聚集，大大促进了动脉粥样硬化的形成。而动脉粥样硬化是发生心、脑、肾、四肢大血管等发生缺血性病变，栓塞或梗死的基础。

5.肥胖与脑卒中

我国脑卒中的发病率较高，肥胖患者是脑卒中的易患人群，尤其是腹部过胖者患脑卒中的概率会直线上升。在肥胖程度相同情况下，腹部肥胖者发生脑卒中的危险性增加3～5倍。体重比标准体重增加11～19 kg，发生缺血性脑卒中的危险增加1.7倍；体重比标准体重增加 20 kg以上，脑卒中发病率增加2.5倍。脑动脉粥样硬化是缺血型卒中的病理基础，其发病危险因素与冠心病很相似。超重或肥胖导致的危险因素聚集是导致缺血型卒中增高的原因之一。肥胖不仅可以导致脑卒中的发生，而且发病后若不及时减肥的话，还会严重影响脑卒中的康复效果。

6.肥胖与癌症

长期的流行病学研究显示，肥胖与十几种癌症的发病率存在正相关，其中肥胖病人与乳腺癌、结肠癌、直肠癌及胰腺癌发病率有较密切关系。此外，小肠癌、胆囊癌、喉癌、膀胱癌、子宫颈癌、卵巢癌、脑瘤、淋巴瘤等与肥胖也有一定关系。主要是因为肥胖本身会导致人体内分泌失调，代谢功能紊乱继而诱发多种疾病甚至癌症的发生。再者，肥胖患者所摄入的食物本身也有可能诱导癌症的产生。例如，一般来说肥胖患者日常饮食中所摄入的热量和脂肪较多，而富含脂肪的肉类经过高温煎、炸、烤等处理，会产生多种致癌物质，从而增加肥胖患者的患癌风险。

7.肥胖与呼吸系统疾病

肥胖者胸壁和腹部脂肪组织堆积,使膈肌运动受限,进而影响肺部的功能。肥胖者最严重的肺部问题是阻塞性睡眠呼吸暂停和肥胖性低通气量综合征;肥胖还能增加哮喘的发病率和严重程度。

8.肥胖与其他疾病

肥胖还与其他多种疾病有关。如内分泌及代谢紊乱、免疫系统受损、胆囊疾病和脂肪肝、骨关节病、痛风及生殖系统疾病等的发生都与肥胖有一定关系。

五、肥胖的预防和治疗

肥胖的防治应以限制和调节饮食为基础,并适当提高体力活动水平。只限制饮食而不合并增加体力活动或不采取其他措施时,减重的程度和持续效果均不易达到满意的程度。需要特别指出的是,短时快速减重同样会对身体健康造成危害。

(一)合理安排膳食

合理安排膳食包括改善膳食的结构、进食时间、数量、质量及速度等方面。

①提倡少油饮食。食用油尽量选择不饱和脂肪酸含量较高的植物性食物,尽量避开含饱和脂肪酸较多的动物油脂(主要指动物肥肉和动物油)。

②提倡少糖饮食。碳水化合物的食物原料来源要多样化,合理搭配不同种类的谷物和薯类,如大米、小麦、燕麦、小米、玉米变换食用或搭配食用;在烹调食物过程中,减少精制糖的使用;日常饮品多选用少糖或无糖的饮料,提倡多喝白开水。

③提倡规律、科学用餐。用餐要定时、定量。不暴饮暴食,也不要漏餐。不要一餐过饱,尤其是晚餐不应过饱。三餐动物性食物和植物性食物要合理配比。

④进食速度不宜过快,提倡细嚼慢咽。进食过快一般多会导致进食过量,细嚼慢咽不但可以减轻消化系统负担,而且有利于机体对饱腹感做出正确反应继而达到调节进食量的目的。

减重膳食构成的基本原则为:低能量、低脂肪、适量优质蛋白质、含复杂碳水化合物(如谷类);增加新鲜蔬菜和水果在膳食中的比重。合理的减重膳食应在膳食营养素平衡的基础上减少每日摄入的总热量。在饮食控制过程中,最好使其每天膳食中的热量比原来日常水平减少约1/3,这是达到每周能降低体重0.5 kg的目标的一个重要步骤。在平衡膳食中,蛋白质、碳水化合物和脂肪提供的能量比,应分别占总能量的15%～20%、60%～65%和25%左右。在蛋白质的选择上,适当注意选择一些富含优质蛋白质的食物。低能量减重膳食一般设计为女性1 000～1 200 kcal/d,男性1 200～1 600 kcal/d,或比原来习惯摄入的能量低300～500 kcal。

避免短时快速减肥,避免用极低能量膳食即能量总摄入低于每天800 kcal的膳食,如有需要,应在医护人员的严密观察下进行。

(二)提高体力活动水平

增加体力活动与适当控制膳食总能量的摄入和减少饱和脂肪酸摄入量相结合是公认的减重良方,即使在用药物减肥情况下,二者仍是不可缺少的主要措施。

提高体力活动水平提倡采用中等强度的有氧活动或运动,如走路、骑车、爬山、打球、慢跑、跳舞、游泳、划船、滑冰、滑雪及舞蹈等。

(三)治疗方法

(1)微生物治疗方法。“慢性病的肠源性学说”认为肥胖和肠道菌群有密切关系。通过调整肠道菌群环境,改善肠道菌群的数量和种类对治疗肥胖症状有一定效果。

(2)手术治疗法。对于重度肥胖患者,可通过胃减容手术达到治疗肥胖的目的。此方法越来越引起重视。它通过腹腔镜微创手术,将一个软的球囊(可调节胃束带)环绕在胃的上端,在胃中形成一个小的胃囊及一个可调节的出口,使患者吃很少的食物即可获得饱腹感,从而限制食物摄入量,从而达到减肥的目的。

第三节　营养、膳食与高血压

高血压是一种以动脉血压升高为主要特征,并可伴有心、脑、肾等器官的功能或器质性损害的临床综合征。

高血压可分为原发性高血压和继发性高血压。原发性高血压是一种以血压升高为主要临床表现而病因尚未明确的独立疾病,占所有高血压患者的90%以上。继发性高血压又称为症状性高血压,其病因明确,血压升高只是某些疾病的一种表现。这些疾病中肾脏疾病又占70%以上。

WHO将高血压的标准定为:未服抗高血压药情况下,收缩压≥140 mmHg和/或舒张压≥90 mmHg。需要指出的是无论国内或国外,专家们早已关注到收缩压在120～140之间、舒张压在80～90之间的人群,称其为“正常高值”。在这一范围内的人群也应注意及时调整生活方式,否则很容易跨入高血压的行列,受到心梗、脑卒中等疾病的威胁。

在世界各国,无论是发达国家还是发展中国家,高血压都是一种常见的慢性疾病。高血压除本身的直接危害外,常造成心、脑、肾和视网膜等器官功能性或器质性改变,也是心脑血管病最主要的危险因素。据统计,全国每年有200万人死于与高血压有关的疾病,而且约60%的冠心病人、80%脑梗病人以及90%的脑出血病人都有高血压史。近10年来,我国虽然在高血压人群防治上做了大量积极的工作,但人群高血压患病率依然呈上升趋势。2002年全国营养调查显示,我国高血压患病率已高达18.8%,接近高血压患病率的上限(高血压一般患病率为10%～20%)。因此,如何及时预防、控制和降低高血压发病率,将是我国慢性病预防控制工作中面临的一项艰巨而紧迫的任务。

一、高血压患者的营养需求

1.能量

体重正常的高血压患者(BMI＝18.5～23.9 kg/m^2)每天能量的摄入可按每千克体重105 kJ (25 kcal)～126 kJ (30 kcal)计算;超重和肥胖者除适当增加体力活动外,应当适当减少每天的能量的摄入。减少能量的方法是每天比原来摄入的能量减少1 260 kJ(300 kcal)～2 100 kJ(500 kcal),或者女性患者能量摄入4 200 kJ (1 000 kcal)/d ～5 040 kJ(1 200 kcal)/d,男性患者能量摄入在5 040 kJ(1 200 kcal)/d～6 720 kJ(1 600 cal)/d。

2. 蛋白质

体重正常的高血压患者蛋白质提供的能量应占总能量的12%～15%，超重及肥胖患高血压患者蛋白质提供的能量应占总能量的15%～20%。

3. 碳水化合物

在动物实验研究中发现，葡萄糖、蔗糖和果糖等简单碳水化合物可升高血压，但在人群中尚缺乏不同碳水化合物对血压调节作用的资料。

高血压患者碳水化合物提供的能量应占总能量的55%～65%。

4. 脂肪

增加多不饱和脂肪酸的摄入和减少饱和脂肪酸的摄入都有利于降低血压。临床研究发现，每天摄入鱼油4.8 g可降低血压3.0～1.5 mmHg。近年来n-3多不饱和脂肪酸的降压作用受到较多关注，而n-6多不饱和脂肪酸是否具有降压作用尚有较多的争议。

脂肪提供的能量不应超过总能量的30%。其中饱和脂肪酸提供的能量不应超过总能量的7%，单不饱和脂肪酸提供的能量约占总能量的10%，多不饱和脂肪酸提供的能量应少于总能量的10%，反式脂肪酸提供的能量限制在总能量的2%以内。

5. 胆固醇

胆固醇不超过300 g/d，如合并高胆固醇血症，每日胆固醇摄入量少于200 mg/d。

6. 膳食纤维

膳食纤维具有重要的生理作用，建议膳食纤维每天不少于14 g/1 000 cal。

7. 矿物质

高血压患者应特别注意减低钠的摄入和提高钾的摄入。

食盐摄入与高血压呈显著正相关。食盐摄入高的地区，高血压发病率也高。限制食盐摄入可降低高血压发病率。食盐量与高血压的正相关不仅体现在成年人，而且也发生在儿童和青少年人群。我国人群流行病学研究表明，人群膳食中如平均每人每日摄入食盐增加2 g，则收缩压和舒张压均值分别增高2.0 mmHg及1.2 mmHg。我国"第四次居民营养与健康调查"数据显示，平均每人钠盐的摄入量为12.0 g/d，其中80%来自调味品和腌制品，远超WHO建议的每人每天低于6.0 g的水平。高血压患者钠的每日摄入量不超过2 000 mg，相当于食盐5 g。

膳食钾的摄入与高血压呈显著负相关，有降低血压的作用，高血压患者宜多进食含钾丰富的食物。高血压患者钾的每日摄入量要大于2 500 mg，相当于氯化钾4.74 g。

钠和钾与高血压关系密切，除此之外，钙和镁也和高血压有一定关系。

提倡多摄入富含钙的食品，如奶和奶制品。一般认为膳食中每天钙的摄入少于600 mg就有可能导致血压升高。钙能促进钠从尿中排泄，可能是其降血压作用的机制之一。高血压患者钙的每日摄入量维持在800～1 000 mg。

一般认为，低镁与血压升高有关，而摄入含镁高的膳食可以降低血压。镁能降低血压的机制可能包括：降低血管的紧张性和收缩性；减少细胞钙的摄取而致细胞质内钙降低；促血管舒张。高血压患者镁的每日摄入量应维持在350～500 mg。

8. 维生素

高血压患者需要保证各类维生素的充足摄入。其中高血压患者维生素C的每日摄入量为 100～150 mg；维生素 D 的每日摄入量为 5～10 μg；烟酸的每日摄入量为 10～20 mg。

二、高血压患者的膳食指导

高血压患者的膳食指导原则为：高血压患者每天的进食量要适当，以保持适宜的体重（BMI＝18.5～23.9 kg/m^2）。每日食盐摄入量不超过 5 g，推荐低盐膳食和高钾膳食，适当增加钙和镁的摄入量，戒酒，每天摄入充足的膳食纤维和维生素。在食物的选择上，遵循食物多样化及平衡膳食的原则，尽量减少摄入富含油脂和精制糖的食物，限量食用烹调油。在饮食习惯上，进食应有规律，不宜进食过饱，也不宜漏餐。

高血压患者的具体膳食指导如下：

1. 谷物和薯类

增加全谷类和薯类食物的摄入，粗细搭配。

根据体力活动水平的不同，每日谷类和薯类的摄入量有所不同。轻、中度体力活动的高血压患者，推荐每日谷类摄入量为 150～400 g，其中 1/3～1/2 为粗粮和杂粮。少食用或不食用加入钠盐的谷类制品，如各类型的方便面、挂面、咸面包等。

2. 蔬菜和水果

蔬菜每日摄入量为 500 g 左右，至少 3 个品种，最好 5 个品种以上，并且每日摄入的蔬菜中要有深色蔬菜、叶类蔬菜。推荐食用富含钾的蔬菜，如菠菜、莴笋叶、空心菜等；水果每日摄入量不少于 200 g，每天至少一个品种，最好 2 个品种以上。

不吃药能把血压降下来吗？高血压的这些知识应了解

3. 动物性食品

每日分别摄入 25～50 g 的鱼虾类、禽类、蛋类和瘦肉类食品。少食用或不食用高钠盐、高脂肪、高胆固醇的动物性食品，如肥肉、动物油等。优先选择脱脂或低脂牛奶、酸奶，推荐每日摄入奶类 200～300 g。

4. 豆制品

每日适量摄入豆制品，如豆腐、豆浆等。

5. 坚果

可适量摄入坚果，每周 50 g 左右，食用坚果时要注意控制摄入的总能量，合并肥胖和超重者更应注意避免摄入过多脂肪，注意把体重控制在合理水平。

6. 脂肪

每天烹调用油控制在 20～30 g，尽量避免食用动物油，少食用或不食用油炸和富含油脂的食品以及含有反式脂肪酸的食品，如奶油蛋糕、人造黄油等。推荐优先选择植物油，尤其是富含多不饱和脂肪酸的大豆油、玉米油、花生油以及富含单不饱和脂肪酸的橄榄油、菜籽油和茶籽油等。推荐交替食用不同种类的植物油。

7. 酒

不宜饮酒，尽量戒酒。流行病学研究发现，限制饮酒量可显著降低高血压的发病风险。我国男性长期饮酒者众多，所有饮酒者都应控制酒精摄入量。我国男性持续饮酒者比不饮酒者 4 年内高血压发生危险增加 40%。每日酒精摄入量男性不应超过 25 g；女性不应超过 15 g。

8. 水

保证摄入充足的水分。提倡适量饮用白开水、矿泉水、低糖或无糖的水果汁或蔬菜汁。不宜饮用含糖量高的饮料和碳酸饮料。

除上述膳食指导外，还建议少食用或不食用辛辣和刺激性的食物，也不推荐饮用浓茶和浓咖啡，适当控制摄入酱油等高盐调味料，限制腌制品和酱制品的摄入。高血压合并水肿、肾功能不全等患者适用无盐膳食；高血压合并心衰等患者适用低钠膳食，且应适当注意限制水分的摄入。无盐膳食和低钠膳食以及水的限制量需要遵循临床医师的指导。（低盐膳食：全天摄入钠 2 000 mg 以内；无盐膳食：全天摄入钠 1 000 mg 以内；低钠膳食：全天摄入钠 500 mg 以内；高钾膳食：全天膳食中钾的摄入量至少应达到 3 100 mg。）

高血压的一级预防在于广泛的健康宣传教育和科普，使大众对高血压有明确的认识，对与其密切相关的生活习惯、膳食行为等有充分地了解，生活方式改变包括：减重、低盐、低饱和脂肪酸、低胆固醇饮食、有氧运动及戒烟限酒等。

第四节　营养、膳食与高尿酸血症及痛风

高尿酸血症和痛风与嘌呤代谢障碍或紊乱有密切关系，都属于代谢性疾病范畴。高尿酸血症和痛风可分为原发性和继发性两类。高尿酸血症是糖尿病、代谢综合征、血脂异常、慢性肾脏病和脑卒中等疾病发生的独立危险因素。其诊断标准为：通常饮食状态下，2 次采集非同日的空腹血，以尿酸酶法测定血尿酸值，男性高于 420 μmol/L 者或女性高于 360 μmol/L 者。

痛风是一种由单钠尿酸盐沉积所致的晶体相关性关节病，与嘌呤代谢紊乱或尿酸排泄减少所致的高尿酸血症直接相关。常表现为急性发作性关节炎、痛风石形成、痛风石性慢性关节炎、尿酸盐肾病和尿酸性尿路结石等，重者可出现关节残疾和肾功能不全。痛重者可出现关节破坏、肾功能受损，也常伴发代谢综合征的其他表现，如腹型肥胖血脂异常、2 型糖尿病及心血管疾病等。

痛风的发生发展过程可分为 4 个阶段。①无症状期：可无痛风的临床症状，仅表现为血尿酸持续性或波动性升高，但也可转变成急性痛风性关节炎或肾结石发作，有 10%～40%的病人可能先出现肾结石症状；②急性关节炎期：表现为痛风性关节炎的急性发作，可能是痛风的首发症状；③间歇期：痛风两次急性发作之间有一个静止期，病人无任何症状，多数病人一年内复发，少数病人终生仅发生一次，复发次数越频繁，受累关节越来越多，极少数初次发病病人可直接发展为痛风石及慢性痛风；④慢性期：以痛风石、慢性痛风性关节炎、肾脏病变等为主要表现。高尿酸血症或痛风的病因可归纳为遗传因素、疾病、饮食营养等因素。

一、高尿酸血症和痛风患者的营养需要

1. 能量

痛风病人中，约有 50%病人超重或肥胖。应适当减轻体重，控制总能量的摄入。应根据患者的性别、身高、年龄、体重和体力活动水平等因素综合确定能量需求。在轻体力活动水平情况下（如坐式工作），正常体重患者每日应摄入 25～30 kcal/kg 的能量，体重过低者每日应摄入 35 kcal/kg 的能量，超重或肥胖患者每日应摄入 20～25 kcal/kg 的能量；在中体力活动水平情况下（如电工安装），正常体重患者每日应摄入 30～35 kcal/kg 的能量，体重过低者每日应摄入 40 kcal/kg 能量，超重或肥胖患者每日应摄入 30 kcal/kg 的能量；在重体力活动水平情况下（搬运工），正常体重患者每日应摄入 40 kcal/kg 的能量，体重过低者每日应摄入

45～50 kcal/kg 能量，超重或肥胖患者每日应摄入 35 kcal/kg 的能量。

2. 蛋白质

高尿酸血症和痛风患者的每日蛋白质膳食摄入量为 1 g/kg，提供的能量占总能量的 10%～20%。食物来源推荐奶制品和蛋类。

3. 脂肪

痛风病人约有 70%伴有高脂血症。因高脂饮食同样可使尿酸排泄减少，导致血尿酸增高，所以应适当控制脂肪的摄入。脂肪提供的能量占全天总能量的 20%～30%。合并肥胖或代谢综合征者应严格限制每日脂肪摄入总量占全天总能量不超过 25%，且饱和脂肪酸占全天总能量不超过 10%。如合并血浆低密度脂蛋白胆固醇升高(≥2.59 mmol/L)者，饱和脂肪酸摄入量应小于总能量的 7%。反式脂肪酸应小于全天总能量的 1%。亚油酸与 α-亚麻酸的每日摄入量应分别占全天总能量的 5%～8%和 1%～2%。单不饱和脂肪酸每日摄入量应占总能量的 10%～15%。

4. 碳水化合物

碳水化合物提供的能量应占总能量的 50%～60%。应限制添加糖的摄入。宜选择低 GI 食物。鼓励全谷物食物占全日主食量的 30%以上。全天膳食纤维摄入量达到 25～30 g。

年轻人痛风为何越来越多？风湿免疫科专家一语道破原因

二、尿酸血症和痛风患者的膳食指导

尿酸血症和痛风患者的膳食指导的原则为：应基于个体化原则，建立合理的饮食习惯及良好的生活方式，限制高嘌呤动物性食物(肝脏、鸡胸肉、扇贝、基围虾等)，控制能量及营养素供能比例，保持健康体重，配合规律降尿酸药物治疗，并定期检查就诊。

高尿酸血症和痛风患者的具体膳食指导如下：

1. 建议避免的食物

应避免食用肝脏和肾脏等动物内脏、贝类、牡蛎和龙虾等带甲壳的海产品等。乙醇代谢可使乳酸浓度增高，抑制肾脏对尿酸的排泄，同时乙醇促进嘌呤的分解使尿酸增高，所以酗酒常为急性痛风发作的诱因，应严格限酒。药物控制不佳或慢性痛风石性关节炎患者，也应禁止含酒精饮料的摄入。

2. 建议限制食用的食物

(1)高尿酸血症及痛风病人应限制高嘌呤含量的动物性食品，如肝脏、畜肉等。

(2)鱼类食品。

(3)含较多果糖和蔗糖的食品。

(4)各种含酒精饮料，尤其是啤酒和蒸馏酒(白酒)。

3. 建议选择的食物

(1)脱脂或低脂牛奶及其制品，每日 300 mL。

(2)鸡蛋每日 1 个。

(3)足量的新鲜蔬菜可增加机体多种微量元素、B 族维生素、维生素 C、膳食纤维的摄入，可以促进尿酸盐溶解和排泄，每日新鲜蔬菜应高于 500 g 或更多。

(4)鼓励摄入低 GI 的谷类食物。

(5)高尿酸血症及痛风病人应多饮水以有利于尿酸的排出,这是饮食中较为重要的环节。因尿酸的水溶性较低,肾脏排泄尿酸必须保证充足的饮用水,每日不应低于 2 000 mL。为防止尿液浓缩,病人可在睡前或半夜适量饮水,确保尿量,有利于预防尿路结石的形成。

除上述膳食指导外,还建议高尿酸血症及痛风患者应建立良好的饮食习惯。进食要定时定量或少食多餐,不要暴饮暴食或一餐中进食大量肉类。少用刺激性调味品。海产品、肉类及高嘌呤植物性食物煮后去汤可一定程度减少嘌呤含量。

目前,痛风尚无根治的方法,但控制血尿酸水平可使病情好转;防治方法除了饮食调节外,可使用药物缓解。急性期痛风可首选秋水仙素,能迅速终止急性发作。促进尿酸排泄和抑制尿酸生成的药物均对发作期和慢性期痛风病人起到积极作用。

第五节　营养、膳食与成人糖尿病

糖尿病是由遗传因素、内分泌功能紊乱等各种致病因子作用,导致胰岛功能减退、胰岛素抵抗等,从而引发糖、蛋白质、脂肪、水和矿物质等一系列代谢紊乱综合征。临床上以高血糖为主要特点。糖尿病分为 1 型糖尿病、2 型糖尿病、妊娠糖尿病以及其他特殊类型糖尿病四大类。

大多数糖尿病人的典型临床表现为"三多一少",即多饮、多食、多尿及体重减少。如不及时治疗和有效控制血糖,糖尿病人会合并心血管、眼、肾、神经系统、皮肤等多组织损伤或疾病。

一、糖尿病患者的营养需要

1. 能量

根据糖尿病患者的身高、体重、性别、年龄、体力活动水平、应激情况等因素,综合确定糖尿病患者的能量需要。在轻体力活动水平情况下(如坐式工作),正常体重患者每日应摄入 25～30 kcal/kg 的能量,体重过低者每日应摄入 35 kcal/kg 的能量,超重或肥胖患者每日应摄入 20～25 kcal/kg 的能量;在中体力活动水平情况下(如电工安装),正常体重患者每日应摄入 30～35 kcal/kg 的能量,体重过低者每日应摄入 40 kcal/kg 能量,超重或肥胖患者每日应摄入 30 kcal/kg 的能量;在重体力活动水平情况下(搬运工),正常体重患者每日应摄入 40 kcal/kg 的能量,体重过低者每日应摄入 45～50 kcal/kg 能量,超重或肥胖患者每日应摄入 35 kcal/kg 的能量;在休息状态(如卧床)情况下,正常体重患者每日应摄入 20～25 kcal/kg,体重过低者应摄入 25～30 kcal/kg,超重或肥胖患者每日应摄入 15～20 kcal/kg 的能量。

2. 蛋白质

目前还没有确定的证据表明膳食蛋白质含量与糖尿病发病有直接关系,但蛋白质与碳水化合物及脂肪的代谢密切相关。当碳水化合物和脂肪代谢出现紊乱时,蛋白质的代谢也必然处于不平衡状态,同样可以引起胰岛素分泌量的变化,促进糖尿病的发生。糖尿病病人机体糖异生作用增强,蛋白质消耗增加,易出现负氮平衡。为维持肌肉的体积和能量消耗的需要,因此应保证蛋白质的摄入量,尤其是优质蛋白质的摄入。

糖尿病患者蛋白质提供的能量应占总能量的 10%～15%,成年患者推荐 0.8～1.0 g/(kg·d),其中动物性食物和(或)大豆制品的优质蛋白质不应少于 1/3。

3. 脂肪

长期摄入高脂膳食可损害糖耐量，促进肥胖、高血脂和心血管病的发生。为防止或延缓糖尿病病人的心脑血管并发症，必须限制膳食脂肪摄入量尤其是饱和脂肪酸的摄入量。糖尿病患者总脂肪提供的能量不超过总能量的 30%，对于超重和肥胖患者，总脂肪提供的能量不超过总能量的 25%。

关于饱和脂肪酸、不饱和脂酸酸及反式脂肪酸对糖尿病的影响及机制是近年来医学及营养学界关注的热点之一。饱和脂肪酸和反式脂肪酸是糖尿病的危险因素。糖尿病患者饱和脂肪酸提供的能量不超过总能量的 7%，反式脂肪酸提供的能量不超过总能量的 1%。适当提高多不饱和脂肪酸的摄入量，但不饱和脂肪酸提供的能量不宜超过总能量的 10%。单不饱和脂肪酸提供的能量占总能量的 10%～20%为宜。限制胆固醇摄入，每天不超过 300 mg，血胆固醇高的患者，不应超过 200 mg。

4. 碳水化合物

糖尿病代谢紊乱的主要标志是高血糖，并可引起全身性代谢紊乱。长期摄入高碳水化合物膳食，会使得血糖水平长期处于较高状态，促使胰岛素分泌持续增加。碳水化合物提供的能量应占总能量的 50%～60%，多选择低 GI/GL 食物，限制精制糖的摄入。

5. 膳食纤维

膳食纤维分为可溶性和不溶性两种。可溶性膳食纤维能吸水膨胀，吸附并延缓碳水化合物在消化道的吸收，使餐后血糖和胰岛素水平降低，还有降低胆固醇的作用。不溶性膳食纤维能促进肠蠕动，加快食物通过肠道，减少吸收，具有间接缓解餐后血糖升高和减肥的作用。建议膳食纤维成人每天摄入量为 25～30 g/d 或 10～14 g/1 000 kcal。

6. 维生素

糖尿病患者容易缺乏水溶性维生素（B 族维生素和维生素 C），应多注意蔬菜及含糖量低的水昊的补充。不建议大量补充抗氧化维生素制剂。

7. 矿物质

糖尿病患者要重视铁、锌、镁、硒、铬、锰等矿物质的摄入。其中铬作为葡萄糖耐量因子的主要组成成分，膳食补充三价铬对糖尿病有积极的预防和辅助治疗作用；硒最重要的生物学功能是抗氧化、消除自由基，适当补充硒可以改善胰岛素自由基防御系统和内分泌细胞的代谢功能，缓解糖尿病病情，预防糖尿病并发症。

二、成人糖尿病患者的膳食指导

糖尿病的防治应采取综合措施，主要包括健康教育、营养治疗、合理运动、药物治疗及自我检测等综合措施，其中饮食治疗是控制血糖最基本、最有效的治疗措施之一。

1. 平衡膳食

提倡食物多样化，选择营养合理的食物。做到主食粗细搭配，全谷物有助于减低或延缓血糖应答，与 2 型糖尿病存在负相关。与很少使用全谷物的人群相比，每天摄入 48～80 g 全谷物可使 2 型糖尿病发病风险降低 26%。建议糖尿病人全谷类食物占谷类一半；副食荤素搭配。

2. 合理安排餐次及能量分配

根据血糖升高时间、用药时间和病情是否稳定等情况，并结合病人饮食习惯合理分配餐次，至少一日三餐。提倡定时定量进餐、不暴饮暴食、不漏餐。早餐应提供一日能量所需的20%～30%，中餐应提供一日能量所需的30%～35%，晚餐应提供一日能量所需的30%～35%，分餐能量占总能量的10%，防止低血糖发生。服用降糖药或注射胰岛素后易出现低血糖的病人，可在3次正餐之间加餐2～3次。加餐量应从正餐的总量中扣除，做到加餐不加量。在总能量范围内适当增加餐次有利于改善糖耐量并可预防低血糖的发生。

成人糖尿病患者提倡优先选择低脂肪食物、高膳食纤维食物、低GI/GL食物。

3. 蔬菜与水果

目前研究发现，绿色叶菜的摄入与糖尿病的发病风险之间关系密切，摄入绿色叶菜可降低糖尿病的发病风险；增加水果的摄入量对许多慢性病有一级预防作用。综合目前的研究结果，水果的摄入与2型糖尿病的发生并无明显的相关性。

4. 酸奶

酸奶不仅保留了牛奶的健康功效，还可以改善乳糖不耐症、便秘等。每天摄入200 g酸奶，糖尿病的发病风险可降低22%。

5. 限制饮酒

酒精是高能量食物，且喝酒的同时往往会摄入高油脂的食物，可导致能量摄入过多。酒精吸收和代谢较快，但不能较长时间维持血糖水平，饮酒还可使糖负荷后的胰岛素分泌增加，对接受胰岛素、降糖药治疗的病人容易发生低血糖。所以，糖尿病病人应限制饮酒，尤其避免空腹饮酒。长期饮酒会引起肝功能受损，还可降低脂肪在体内的消耗率。因此，血糖控制不佳的糖尿病病人更不应饮酒。对血糖控制良好的病人可适量饮酒，但需严格设计饮食计划。如果饮酒，建议每周不超过2次。其中女性一天饮酒的酒精量不超过15 g，男性一天饮酒的酒精量不超过25 g。

6. 糖醇和甜味剂

糖尿病患者摄入糖醇类和非营养性甜味剂是安全的，但应注意由甜味剂制作的高脂肪食品如冰激凌、点心等对血糖仍有不良影响。

糖尿病是种“社会病”，控制并发症是“硬指标”

7. 烹调方法

控制食用油和盐的摄入，不建议选择煎、炒、炸等多油烹调方式。每日烹调用盐不超过5 g，合并高血压或肾脏疾病者应限制在3 g以内。

8. 合理运动

合理的运动可促进肌肉组织对葡萄糖的摄取和利用，提高胰岛素与受体的结合力，从而使血糖降低。另外，运动可降低血脂、减轻体重、改善血液循环，有助于防治糖尿病的血管并发症。糖尿病病人可根据自己的身体状况，选择合适的运动方式、运动强度以接近靶心率(能获得较好运动效果并能保证安全的运动心率)为准，靶心率＝170－年龄(岁)。每天运动时间以达到靶心率的累计时间20～30 min为佳。运动应遵循循序渐进的原则，运动量由小到大，时间由短到长，动作由易到难。

糖尿病是一种病因尚不十分明确的慢性代谢性疾病，糖尿病的防治应采取综合措施，主要包括健康教育、营养治疗、合理运动、药物治疗及自我监测等综合措施，其中饮食治疗则是控制血糖最基本、最有效的治疗措施之一。增加病人对糖尿病知识的了解，是实施糖尿病自我管理的重要手段。高血糖是引起糖尿病和导致并发症的主要原因，为了解糖尿病病人血糖是否达到良好控制，必须经常监测血糖等项目，以便及时调整治疗方案，早期发现和防治并发症。自我监测应做到：①每天测血糖、血压；②每月测体重、尿常规、腰围、腰臀比值；③每季测血脂、糖化血红蛋白、肾功能及心电图。

第六节　营养、膳食与脑卒中

脑卒中又称“中风”，指的是脑血管阻塞或破裂引起的脑血流循环障碍和脑组织功能或结构损害的疾病。脑卒中可分为两大类，即缺血性脑卒中和出血性脑卒中，包括脑出血、脑血栓形成、脑栓塞、脑血管痉挛等。缺血性脑卒中的发病率高于出血性脑卒中，占脑卒中总数的60%～70%。脑卒中具有发病率高、死亡率和致残率高等特点。脑卒中的病死率为10%～30%，致残率为60%～70%，可反复多次发病，严重者可致死。

一、脑卒中患者的营养需要

1. 能量

脑卒中患者的基础能量消耗比正常人高约30%。建议能量摄入为83.68 kJ(20 kcal)/(kg · d)～146.44 kJ(35 kcal)/(kg · d)，在这个范围内，需要再根据患者的身高、体重、性别、年龄、体力活动水平、应激状况等因素，综合确定患者能量需要量。

需要指出的是，稳定期患者的能量供给量可与正常人相同，体重超重者应适当减少能量供给。

2. 蛋白质

脑卒中患者应当保证充足的优质蛋白质的摄入。蛋白质摄入量为不低于1 g/(kg · d)；存在分解代谢过度的情况下(如有压疮时)应适当提高蛋白质的摄入，建议增至1.2～1.5 g/(kg · d)。蛋白质食物的选择要注意搭配和互补，建议动物蛋白与植物蛋白比例为1:1左右。

3. 脂肪

总脂肪能量占一天摄入总能量的比例不超过30%，对于血脂异常的患者，不宜超过一天摄入总能量的25%。

不同类型的脂肪对脑卒中患者的影响有较大差异。建议饱和脂肪酸所提供的能量占一天摄入总能量的比例不超过7%；n-3多不饱和脂肪酸摄入量可占总能量0.5%～2%，n-6多不饱和脂肪酸摄入量可占总能量2.5%～9%；反式脂肪酸所提供的能量不超过总能量的1%。

4. 碳水化合物

在合理控制总能量的基础上，脑卒中患者膳食中碳水化合物所提供的能量应占每日摄入总能量的50%～65%。提倡碳水化合物食物来源多样化，注意粗细搭配。

5. 维生素、矿物质

调节维生素和矿物质的平衡，有利于纠正糖尿病病人代谢紊乱、防治并发症。供给足够的维生素是糖尿病营养治疗的原则之一，尤其是富含维生素C、维生素B_6、维生素B_{12}和叶酸(维生素B_9)等维生素的食品。

6. 膳食纤维

膳食纤维具有重要的生理功能。脑卒中患者膳食纤维每日摄入量可为 25～30 g/d，卧床或合并便秘患者应酌情增加膳食纤维摄入量。

7. 胆固醇

脑卒中患者应限制胆固醇摄入，每天不超过 300 mg，血脂异常者不超过 200 mg。

8. 水

无限制液体摄入状况下，在温和气候条件下，脑卒中患者每日最少饮水 1 200 mL，对于昏迷的脑卒中患者可经营养管少量多次补充，保持水电解质平衡。

二、脑卒中患者的膳食指导

1. 平衡膳食

脑卒中患者需要通过平衡膳食保持适宜的体重。体质指数（body mass index，BMI）的评判标准，BMI＜18.5 kg/m^2 为体重过低、18.5 kg/m^2≤BMI＜24.0 kg/m^2 为体重正常、24.0 kg/m^2≤BMI＜28.0 kg/m^2 为超重，BMI≥28.0 kg/m^2 为肥胖。

脑卒中患者膳食需要做到食物多样化。每日推荐摄入谷薯类，蔬菜、水果类，肉、禽、鱼、乳、蛋类，豆类，油脂类共五大类食品，并做到主食粗细搭配。

2. 合理运动

合理、适宜的运动对于脑卒中的预防和康复治疗有重要的辅助作用。

3. 个体化膳食指导

需要针对脑卒中的不同个体的具体情况，进行相应的膳食指导，满足其在特定时期的个性营养需求。

4. 食物烹调

少用煎、炒、炸、烤等长时间且高温加热的烹调方式，多用蒸、煮、炖、拌、汆、水溜、煨、烩等少盐少油烹调方式。

5. 食物性状与营养完善

针对吞咽障碍等摄食困难的患者，还要注意食物的细、软、烂，减少咀嚼、降低吞咽难度且易于消化和吸收。脑卒中后大部分吞咽障碍患者最容易误吸的是稀液体，将稀液内加入增稠剂以增加黏度，可减少误吸，增加摄入量。食物的烹调和加工，会改变食物性状，也会一定程度上降低食物原料的营养价值，膳食指导时需要充分考虑到食物营养状况的变化。

6. 植物性食物

保证粮谷类和薯类食物的摄入量 200～300 g，优选低糖高膳食纤维的种类，如莜麦、荞麦、玉米面、小米、燕麦、麦麸、糙米等；脑卒中疾病患者每日蔬菜摄入量为 500 g 以上，以新鲜绿叶类蔬菜为主，如菠菜、油菜、空心菜、生菜、莴笋叶等；没有高血糖的疾病患者每日水果摄入量为 150 g 左右，可优选西瓜、橙子、柚子、柠檬、桃子、杏、猕猴桃、枇杷、菠萝、草莓、樱桃、火龙果等；脑卒中患者建议每天摄入 30～50 g 大豆或相当量的豆制品，优选绿豆、黑豆、红小豆、黄豆、豆浆、豆腐、豆汁等；坚果含丰富的蛋白质、脂肪、维生素、矿物质，建议每周可摄入 50 g 左右，优选开心果、大杏仁、白瓜子、核桃等。

7. 动物性食物

禽畜肉类建议每日摄入量为 50～75 g。优选低脂肪高优质蛋白的种类，如鸽肉、火鸡腿、鸡胸肉、牛里脊、猪里脊等，严格控制高脂肪动物性食物的摄入，如红烧肉、回锅肉等；鱼虾类建议每日鱼虾类食物的摄入量为 75～100 g。优选低脂肪高优质蛋白且含丰富多不饱和脂肪酸的食物，如海参、鲢鱼、青鱼、鲤鱼、带鱼、鳗鱼、鳕鱼等；蛋类建议每日蛋类的摄入量为 25～50 g。对伴有高血压、血脂异常、糖尿病的脑卒中患者，应少吃蛋黄，可 2～3 d 吃一个；建议每天饮 300 g 奶或相当量的奶制品。优选低脂、脱脂奶及其制品。

8. 食用油

建议以植物油为主，减少动物油脂如猪油、牛油等的摄入。不宜吃含油脂过高及油炸类食物，如肥肉等。

9. 调味品

不宜吃含盐高的菜品或腌制品，如咸肉、咸菜、熏、酱等食物。食盐应不超过每日 5 g；脑卒中合并高血压患者，每日应不超过 3 g；不宜吃辛辣调味品及咖啡、浓茶等刺激食物。

10. 禁烟限酒

脑卒中患者应当禁烟限酒。酒精摄入数量及类型对脑卒中危险性的影响有一定差异。康复后如要饮酒，推荐女性一天饮用酒的酒精量不超过 15 g，男性一天饮用酒的酒精量不超过 25 g。15 g 酒精相当于 450 mL 啤酒、150 mL 葡萄酒或 50 mL 低度白酒。

11. 无添加糖食品

避免选择添加糖的食品，如以阿斯巴甜、食用糖精等制作的食物。

除上述膳食指导外，脑卒中患者合并糖尿病，应适量补充维生素 B_6、叶酸和维生素 B_{12} 以降低患者同型半胱氨酸水平，随机血糖控制在 10 mmol/L 以下；脑卒中患者合并高血压，应选择低盐低钠饮食，营养管理措施同普通卒中患者；脑卒中患者合并脂代谢紊乱，建议给予含 n-3 多不饱和脂肪酸丰富的食物；脑卒中患者合并神经病变，应适量补充叶酸、维生素 B_{12}；脑卒中合并吸入性肺炎、应激性溃疡、吞咽障碍、肝性脑病，应听从临床医生和(或)营养师的指导意见，给予肠内或肠外营养。

另外除上述膳食因素外，气候环境与脑卒中的发病率也有一定关系。脑卒中是严重危害人类健康和生命安全的常见顽固性疾病。因此，充分认识脑卒中的严重性，提高脑中风的治疗和预防水平，对降低脑中风的发病率、致残率和死亡率有着重大意义。

第七节　营养、膳食与恶性肿瘤

恶性肿瘤指的是恶性细胞不受控制地进行性增长和扩散，浸润和破坏周围正常组织，并可以经血管、淋巴管和体腔扩散转移到身体其他部位的疾病。21 世纪以来，恶性肿瘤依然是危害人类健康和生命的重大问题。预测到 2020 年，全球新发恶性肿瘤患者将会达到 1 600 万，恶性肿瘤患者死亡人数预计将达到 1 000 万；到 2030 年，恶性肿瘤新发病例预计达到 2 000 万。根据相关统计，我国城乡居民的恶性肿瘤死亡率在过去 30 年中增长 80%以上。无论是从我国还是全球范围内来看，恶性肿瘤的发病数都在持续上升。

世界卫生组织指出，1/3 以上甚至约 1/2 以上的癌症都是可以预防的。癌症的预防措施包括控烟、养成健康的饮食习惯、提高体力活动水平、减少职业危害和环境污染等。在癌症的发生和发展过程中，营养与膳食因素起着非常重要的作用。

一、恶性肿瘤的营养需要

1. 能量

流行病学资料显示，能量摄入过多，多种恶性肿瘤的发病率高于能量正常摄入者。动物实验发现，限制 20%进食的大鼠比自由进食的大鼠自发性恶性肿瘤的发病率低且发生肿瘤的潜伏期延长。建议一般按照 20～25 kcal/(kg・d)(非肥胖患者的实际体重)来估算卧床患者的能量；按 30～35 kcal/(kg・d)(非肥胖患者的实际体重)来估算能下床活动患者的能量，再根据患者的性别、年龄、患病时间、体力活动水平、应激状况等调整个体化能量值。

2. 蛋白质

蛋白质摄入过低或过高，均会促进恶性肿瘤的生长。建议一般可按 1～1.2 g/(kg・d)(非肥胖患者的实际体重)给予，严重营养消耗者可按 1.2～2 g/(kg・d)(非肥胖患者的实际体重)给予。

3. 脂肪

流行病学资料表明，脂肪的摄入量与结肠癌、直肠癌、乳腺癌、肺癌、前列腺癌等多种癌症的患病风险呈正相关。膳食脂肪的种类与恶性肿瘤的发生也有关系。建议脂肪供能占总能量 35%～50%，推荐适当增加富含 n-3 及 n-9 脂肪酸的食物。

4. 碳水化合物

高淀粉摄入人群胃癌和食管癌发病率较高，建议碳水化合物供能占总能量 35%～50%。膳食纤维在防癌方面有重要作用。

5. 矿物质和维生素

参考同龄、同性别正常人的矿物质及维生素每日推荐摄入量给予。在没有缺乏的情况下，不建议额外补充。

6. 水

水(饮水和食物中所含水)一般按 30～40 mL/(kg・d)给予，使每日尿量维持在 1 000～2 000 mL。

二、恶性肿瘤患者的膳食指导

目前认为膳食结构不合理、身体活动水平低下是导致恶性肿瘤发病的主要原因。我国居民膳食结构正在发生一系列的变化，食物越来越精细，饮食不科学、不合理的问题越来越突出。恶性肿瘤患者的膳食指导如下。

1. 谷类和薯类

全谷物中富含膳食纤维，可促进肠蠕动、降低直肠癌等发病风险。建议保持每天适量的谷类食物摄入，成年人每天摄入 200～400 g 为宜。在胃肠道功能正常的情况下，注意粗细搭配。

2. 蔬菜和水果

研究表明，蔬菜和水果的长期、稳定、适量摄入可以在一定程度上预防食管癌的发生，但与胃癌、肺癌、乳腺癌的发病及死亡风险关系不大。建议蔬菜摄入量 300～500 g，建议包含各种颜色蔬菜、叶类蔬菜;建议水果摄入量 200～300 g/d。

3. 动物性食物

建议适当多吃鱼、禽肉、蛋类,减少红肉摄入。对于放化疗胃肠道损伤患者,推荐制作软烂细碎的动物性食品。

4. 豆类及豆制品

研究表明,大豆及其制品可一定程度降低乳腺癌、胃癌的发病风险。每日适量食用大豆及豆制品。推荐每日摄入约 50 g 等量大豆。

5. 食用油

建议使用多种植物油作为烹调油,每天为 25～40 g。

除了上述膳食指导外,还建议恶性肿瘤患者避免酒精摄入,限制烧烤、腌制和煎炸的动物性食物。肿瘤患者出现明确的矿物质或维生素等营养缺乏时,在寻求医学治疗的同时,可考虑通过膳食强化而补充部分营养素。

复习思考题

1. 简述肥胖的致病因素和膳食指导内容。
2. 简述高血压的致病因素和膳食指导内容。
3. 简述痛风的致病因素和膳食指导内容。
4. 简述糖尿病的致病因素和膳食指导内容。
5. 简述癌症的致病因素和膳食指导内容。
6. 简述肥胖与高血压、糖尿病、脑卒中之间的关系。
7. 概述本章慢性疾病营养需要分析的一般规律。

第七章 保健食品与食品营养强化

教学目标:

1. 掌握保健食品、食品营养强化的基本概念；
2. 熟悉保健食品的功能和基本要求；
3. 熟悉食品营养强化的方法；
4. 了解保健食品和强化食品的历史。

第一节 保健食品

一、概述

一般食品对于人体都具有两种功能:其一是营养功能,即通过摄取食物来满足人体生长发育和各种生理功能对营养素的需要;其二是愉悦功能,即在摄食过程中使人得到食物色、香、味的享受,同时也满足人体饱腹的要求。

随着膳食营养研究的逐步深入,人们发现某些营养素或食物成分在调节生理功能、预防疾病方面具有重要的生物学作用,特别是有些植物性食物成分能够有效降低居民慢性退行性疾病的发生率,如高血压、心脏病、肿瘤、糖尿病等,引起人们的极大兴趣,随之产生了一种特殊的新型食品——保健食品。

保健食品也称功能(性)食品,被誉为21世纪的食品,是在医学或营养学上有特殊要求、特定功能的食品。随着人们自我保健意识增加,保健食品在发达国家乃至发展中国家发展迅速,成为食品工业生产的一个重要方面,同时促进医学、营养学和食品科学的发展和进步。

二、保健食品的概念

近年来,保健食品受到国内外的广泛关注,我国轻工业生产制定的中长期发展纲要中有关食品工业科技发展战略目标明确指出:“调整食品工业和产业结构,开发方便食品、功能食品和工程食品等各类新产品。”

对于保健食品世界上并未形成统一的定义,大多数国家仅仅有学术上的概念和分类,保健食品所包括的范围各有不同。

日本将相当于我国保健食品的产品称为特定保健用食品(FOSHU)。1991年其公布的定义是:“凡附有特殊标志说明属于特殊用途的食品,在饮食生活中为达到某种特定保健目的而摄取本品的人，可望达到该保健目的的食品。”在日本已批准的特定保健用食品中，以低聚糖、益生菌改善肠胃功能的产品占绝大多数，此外，还有具有降胆固醇、促进矿物质微量元素吸收、防龋、降血压、降血糖等功能的食品。

美国将相当于我国保健食品的产品称为膳食补充剂，将其纳入 1994 年批准的“膳食补充剂健康与教育法 DSHEA”中进行管理。它含有补充膳食的某种成分物质，如维生素、矿物质、草药或其他植物、氨基酸以及这些物质的提取物、浓缩品、代谢物、组成成分等。美国人理解膳食补充剂的性质是来源于天然食品或草药，具有扼制疾病的特定生理作用，不必是传统食品的形态，食用对象有人群选择性，允许厂家在产品上标注 FDA 已批准的 10 类功效声明中的任一种，“声明”的真实性由厂家向消费者负责。这类膳食补充剂如麦苗精、鱼油、活力蒜精、蜂王浆、鲨鱼软骨、银杏液等。

欧盟则将我们认为的保健食品称之为功能食品，定义是“一种食品如果有一个或多个与保持人体健康或减少疾病危险性相关的靶功能，能产生适当的和良性的影响，它就是有功能的食品”。这种食品主要包括有一定功能的天然食品，添加某些成分的食品，去除了某种成分的食品，提高了一种或多种成分的生物利用率的食品，或以上 4 种情况结合的食品。功能食品应该是一般食品形态。主张功能食品要沿六个功能目标研究发展，即有益于生长发育与分化功能，有益于基础代谢功能，与防御反应性氧化产物有关功能，与心血管系统有关功能，胃肠道生理功能，行为和心理功能。

我国台湾地区 1999 年 8 月开始实施《健康食品管理法》，将我们理解的保健食品定名为健康食品。在该法中将健康食品定义为“健康食品指具有保健功效，并标示其具该功效之食品”。保健功效系指增进民众健康、减少疾病危害风险，且具有实质科学证据之功效，而非以治疗、矫正人类疾病为目的的食品。

我国《保健食品》(GB 16740—2014)和《保健食品注册与备案管理办法》中将保健食品定义为：“声称并具有特定保健功能或者以补充维生素、矿物质为目的的食品。即适用于特定人群食用，具有调节机体功能，不以治疗疾病为目的，并且对人体不产生任何急性、亚急性或慢性危害的食品。”

所以，保健食品应具有以下属性：

(1)保健食品是食品，而不是药品。根据《中华人民共和国食品安全法》对食品的定义，保健食品一般是按照传统的药食同源的食品，但不以治疗为目的。保健食品应重在调节机体环境的平衡，增加机体的免疫力，达到保健康复的作用。所以，保健食品应具有食品的营养性、安全性、感官性等特点。

(2)保健食品必须有特定的保健功能。这是保健食品和一般食品的区别。

(3)保健食品有特定的食用人群。这也是保健食品和一般食品的区别，一般食品适合各类人群食用，而保健食品因具有特定的保健功能，只适合特定人群食用，如减肥食品只适合肥胖人群食用，促进泌乳只适合哺乳期妇女食用等。

(4)保健食品的产品属性既可以是传统的食品属性，也可以是胶囊、片剂等类似药品的属性。目前，我国市场上的保健食品的产品属性两者均有。

保健食品的标志见图 7-1，为天蓝色图案，下有“保健食品”字样，俗称“蓝帽子标志”。其基本含义为：从下面看，是一个变形的人体，拥抱保

图 7-1　保健食品的标志

健食品；反过来看，是个牛头，象征着强壮和健壮；明亮的天蓝色似无边的大海或天空，喻示着保健食品的事业发展是广阔的。国家工商总局和卫计委规定在影视、报刊、印刷品、店堂、户外广告等可视广告中，保健食品标志所占面积不得小于全部广告面积的1/36。其中在报刊、印刷品广告中的保健食品标志，直径不得小于1 cm。

三、保健食品与一般食品和药品的异同

保健食品、一般食品和药品之间有共性，也有一些显著的差异。

1.保健食品与一般食品的共性

保健食品和一般食品均能提供人体生存必需的基本营养物质(即食品的营养功能，也称食品的第一功能)，都具有特定的色、香、味、形(即食品的感官功能，也称食品的第二功能)。

2.保健食品与一般食品的区别

保健食品是食品的一个特殊种类，介于一般食品和药品之间。

①保健食品强调具有特定的保健功能，而一般食品强调提供营养成分。

②保健食品根据其保健功能的不同，具有特定适宜人群和不适宜人群，而一般食品不进行区分。

③保健食品具有规定的食用量，而一般食品没有食用量的要求。

3.保健食品与药品的区别

①使用目的不同。保健食品是用于调节机体机能，提高人体抵御疾病的能力，改善亚健康状态，降低疾病发生的风险，不以预防、治疗疾病为目的。而药品是指用于预防、治疗、诊断人体的疾病，有目的地调节人的生理机能并规定有适应症或者功能主治、用法或用量的物质。

②保健食品按照规定的食用量食用，不能给人体带来任何急性、亚急性和慢性危害。而药品可以有毒副作用。

③使用方法不同。保健食品仅口服使用，药品可采用注射、涂抹等方式使用。

④可以使用的原料种类不同。有毒有害物质不得作为保健食品原料。

4.特殊膳食用食品、营养素补充剂

①特殊膳食用食品：指为满足某些特殊人群的生理需要，或某些疾病患者的营养需要，按特殊配方而专门加工的食品。特殊膳食用食品需具备两个条件：第一，某一种或某一类食品最适宜特定(特殊)人群食用，如婴儿、幼儿、糖尿病患者、严重缺乏某些营养素的人等。这类人群由于生理原因，需要的膳食结构与一般人群的膳食结构有明显区别。第二，为这类人群制作的食品与可类比的普通食品的营养成分有显著不同，有些营养素含量很低或很高。如无母乳喂养的婴儿需要的婴儿配方乳粉，其营养成分和含量与成年人食用的乳粉有显著不同。两个条件同时具备，才能称为特殊膳食用食品。

②营养素补充剂：也称膳食补充剂，是指单纯以一种或数种经化学合成或天然动植物中提取的营养素为原料加工制成的食品。其作用是补充膳食供给的不足，预防营养缺乏和降低发生某些慢性退化性疾病的危险性。营养素补充剂纳入保健食品管理，需要经过注册。经批准的营养素补充剂不得以提供能量为目的，只能宣传补充某营养素，不得声称具有其他特定保健功能。

四、我国保健食品的发展

我国古代就有“药食同源”“医食同源”的说法，在中国传统饮食与医学中就有食疗和食补的理论与实践，虽然食品和药品之间有明确的界定，但介于两者之间的传统上的既是食品又是药品的物品，也称之为食品。根据中医典籍记载，常用近百种食物具有补益养生的功能，这为保健食品的开发提供了物质基础。如南瓜、苦瓜能降血糖；芹菜可降血压；冬瓜、魔芋能减肥；阿胶能补气血；生食萝卜促进消化等。

随着我国居民生活水平的提高，对健康和生命质量的重视程度越来越高，人们对保健食品的热情度也越来越高，这使得保健食品的市场得到了飞速发展。但 20 世纪 80～90 年代由于一些产品的技术含量低，很多产品没有进行过基本的科学研究。另外，保健食品没有相应的法规、标准可依，导致保健食品的生产呈无序状态，失去了消费者的信任。后来经过我国相关部门的严格管理后，我国保健食品市场又有了较快发展。

我国保健品的发展大致经历了三个阶段。因此，也将保健食品分为三代产品。

(1)第一代保健食品。第一代保健食品包括各种强化食品，是最原始的保健食品，仅根据食品中各种营养素或其他有效成分的功能来推断该食品的功能，这些功能并没有经过任何实验验证。目前，这类食品只能列入一般食品而不允许以保健食品的形式面市。

(2)第二代保健食品。第二代保健食品是指必须经过人体和动物试验，证明该类食品具有某种生理调节功能。目前我国市场上的保健食品大多属于此类。

(3)第三代保健食品。第三代保健食品是指不仅需要人体及动物试验证明该产品具有某种生理功能，还需要确切知道具体该功能的有效成分，或功能因子的结构、含量、作用机理、稳定性等。当前审批的保健食品都强调达到这个要求。所以第三代保健食品将是 21 世纪发展的重点。

五、保健食品的基本要求

根据我国《保健食品管理办法》第四条规定，保健食品必须符合下列要求。

(1)经必要的动物和/或人群功能试验，证明其具有明确、稳定的保健作用；

(2)各种原料及其产品必须符合食品卫生要求，对人体不产生任何急性、亚急性或慢性危害；

(3)配方的组成及用量必须具有科学依据，具有明确的功效成分。如在现有技术条件下不能明确功能成分，应确定与保健功能有关的主要原料名称；

(4)标签、说明书及广告不得宣传疗效作用。

六、保健食品的功效成分

保健食品的功效成分也称生物活性物质、功能因子，是指保健食品中能通过激活酶的活性或其他途径来调节人体机能的物质，它们是保健功能的物质基础。保健食品涉及功能化合物很多，目前，保健食品的功能成分主要包括以下几类。

(1)功能性糖类：如活性多糖、膳食纤维等；

(2)功能性甜味料(剂)类：如单糖、低聚糖、多元醇糖等；

(3)功能性脂(脂肪酸)类：如多不饱和脂肪酸、磷脂等；

(4)自由基清除剂:如超氧化物歧化酶(SOD)、谷胱甘肽过氧化酶等;
(5)维生素类:如维生素A、维生素C、维生素E等;
(6)肽与蛋白质类:如谷胱甘肽、免疫球蛋白等;
(7)益生菌类:如乳酸菌、双歧杆菌等;
(8)微量元素类:如硒、锌等;
(9)其他类:二十八醇、植物甾醇、皂苷等。

七、保健食品的功能分类

2016年,国家食品药品监督管理总局规定保健食品的申报功能为27项,分别为:增强免疫力、辅助降血脂、辅助降血糖、抗氧化、辅助改善记忆、缓解视疲劳、促进排铅、清咽、辅助降血压、改善睡眠、促进泌乳、缓解体力疲劳、提高缺氧耐受力、对辐射危害有辅助保护功能、减肥、改善生长发育、增加骨密度、改善营养性贫血、对化学性肝损伤的辅助保护作用、祛痤疮、祛黄褐斑、改善皮肤水分、改善皮肤油分、调节肠道菌群、促进消化、通便、对胃黏膜损伤有辅助保护功能。

除了以上具有特定功能的食品可以申报保健食品外,营养素类产品也纳入保健食品的管理范畴,称为营养素补充剂,如以维生素、矿物质为主要原料的产品,以补充人体营养素为目的的食品,可以申报保健食品。

八、保健食品的注册与备案

2016年7月1日正式施行的《保健食品注册与备案管理办法》中明确了国家食品药品监督管理总局负责保健食品注册管理,以及首次进口的属于补充维生素、矿物质等营养物质的保健食品备案管理,并指导监督省、自治区、直辖市食品药品监督管理部门承担的保健食品注册与备案相关工作。

(一)保健食品的注册

1.定义

保健食品注册,是指食品药品监督管理部门根据注册申请人申请,依照法定程序、条件和要求,对申请注册的保健食品的安全性、保健功能和质量可控性等相关申请材料进行系统评价和审评,并决定是否准予其注册的审批过程。

2.哪些产品应当申请保健食品注册

根据我国《保健食品注册与备案管理办法》第九条规定,生产和进口下列产品应当申请保健食品注册:

(1)使用保健食品原料目录以外原料(以下简称目录外原料)的保健食品;

(2)首次进口的保健食品(属于补充维生素、矿物质等营养物质的保健食品除外)。

首次进口的保健食品,是指非同一国家、同一企业、同一配方申请中国境内上市销售的保健食品。

3.申请保健食品注册应当提交的材料

根据我国《保健食品注册与备案管理办法》第十二条规定,申请保健食品注册应当提交下列材料:

(1)保健食品注册申请表,以及申请人对申请材料真实性负责的法律责任承诺书;

(2)注册申请人主体登记证明文件复印件;

(3)产品研发报告,包括研发人、研发时间、研制过程、中试规模以上的验证数据,目录外原料及产品安全性、保健功能、质量可控性的论证报告和相关科学依据,以及根据研发结果综合确定的产品技术要求等;

(4)产品配方材料,包括原料和辅料的名称及用量、生产工艺、质量标准,必要时还应当按照规定提供原料使用依据、使用部位的说明、检验合格证明、品种鉴定报告等;

(5)产品生产工艺材料,包括生产工艺流程简图及说明,关键工艺控制点及说明;

(6)安全性和保健功能评价材料,包括目录外原料及产品的安全性、保健功能试验评价材料,人群食用评价材料;功效成分或者标志性成分、卫生学、稳定性、菌种鉴定、菌种毒力等试验报告,以及涉及兴奋剂、违禁药物成分等检测报告;

(7)直接接触保健食品的包装材料种类、名称、相关标准等;

(8)产品标签、说明书样稿;产品名称中的通用名与注册的药品名称不重名的检索材料;

(9)3 个最小销售包装样品;

(10)其他与产品注册审评相关的材料。

国产保健食品注册号格式为:国食健注 G+4 位年代号+4 位顺序号;进口保健食品注册号格式为:国食健注 J+4 位年代号+4 位顺序号。

(二)保健食品的备案

1.定义

保健食品备案,是指保健食品生产企业依照法定程序、条件和要求,将表明产品安全性、保健功能和质量可控性的材料提交食品药品监督管理部门进行存档、公开、备查的过程。

2.哪些保健食品应当备案

根据我国《保健食品注册与备案管理办法》第四十五条规定,生产和进口下列保健食品应当依法备案:

(1)使用的原料已经列入保健食品原料目录的保健食品;

(2)首次进口的属于补充维生素、矿物质等营养物质的保健食品。

首次进口的属于补充维生素、矿物质等营养物质的保健食品,其营养物质应当是列入保健食品原料目录的物质。

3.申请保健食品备案应当提交哪些材料

根据我国《保健食品注册与备案管理办法》第四十八条规定,申请保健食品备案,除应当提交《保健食品注册与备案管理办法》第十二条第(4)、(5)、(6)、(7)、(8)项规定的材料外,还应当提交下列材料:

选盐不必那么多花样

(1)保健食品备案登记表,以及备案人对提交材料真实性负责的法律责任承诺书;

(2)备案人主体登记证明文件复印件;

(3)产品技术要求材料;

(4)具有合法资质的检验机构出具的符合产品技术要求全项目检验报告;

(5)其他表明产品安全性和保健功能的材料。

国产保健食品备案号格式为:食健备G+4位年代号+2位省级行政区域代码+6位顺序编号;进口保健食品备案号格式为:食健备J+4位年代号+00+6位顺序编号。

第二节 食品营养强化

一、食品营养强化概述

食品应具有良好的色、香、味、形态和质地等感官性状,更应有一定的营养价值。人类的营养需要是多方面的,但是,几乎没有任何一种天然食品能满足人体所需的各种营养素。为了弥补天然食品的营养缺陷及补充食品在加工、贮藏等过程中营养素的损失,适应不同人群的营养需要,维持和提高人们的健康水平,对食品进行营养强化是一种必然的选择。

食品营养强化是指根据各类人群的营养需要,在食品中人工添加一种或几种营养素以提高食品营养价值的过程。为了增加食品的营养成分(价值)而加入食品中的天然或人工合成的营养素和其他营养成分称为食品营养强化剂。食品营养强化剂主要包括必需氨基酸、维生素、矿物质和功能因子等。此外也可包括用于营养强化的天然食物及其制品。食品营养强化的优点是方便、安全、经济,是控制微量营养元素缺乏的一种有效措施。但也存在不足,其中最主要的就是见效慢,因为营养强化食物毕竟是食物,不是治病的药物,营养素还是需要我们通过日常膳食逐渐补充,从而提高身体健康水平。

二、食品营养强化的发展

食品营养强化最早起源于1833年,当时法国化学家Boussingault提出在食盐中添加碘以防止南美的甲状腺肿。1990年,食盐加碘几乎在整个欧洲实施。20世纪30年代,美国的营养学家提出了食品强化的概念,并首先在牛乳和人造奶油中强化维生素A和维生素D。1941年底,美国食品和药品管理局(FDA)提出了一个强化面粉的标准和实施办法,并于次年开始生效,与此同时公布了食品强化的法规。此后,美国对其他谷类制品的强化标准随之而起。目前,美国约有92%的早餐谷类食品是强化食品。

日本在1949年设立了关于食品强化的研究委员会。1952年建议食品进行强化,并制定了食品强化标准,颁布了“营养改善法”。在1983年修订的营养改善法中规定了两类不同的强化食品:一类是以普通人为食用对象的强化食品,有大米、面粉、麦片、面包、面条、挂面、速煮面、大酱、人造奶油,以及鱼肉制作的火腿与香肠共10种;另一类是供特殊人群及病人食用的强化食品,有调制乳粉、低钠食品、低谷胶食品、低能量食品、高能量食品、低脂肪食品、低糖食品、低蛋白食品、高蛋白食品、降低过敏原食品、特定氨基酸(苯丙氨酸)含量低的食品共11种。

欧洲各国在20世纪50年代先后对食品强化建立了政府的监督、管理体制,现已有许多国家对食品进行营养强化。有些国家还法定对某些主要食品强制添加一定的营养素,例如英国规定面粉中至少应加入维生素B_1(2.5 mg/kg)和烟酸(16.5 mg/kg),人造奶油中必须添加维生素A和维生素D。丹麦也规定人造奶油及精白面粉必须进行营养强化等。

国际食品法典委员会(CAC)1987年制定了《食品中必需营养素添加通则》,为各国的营养强化政策提供指导。在CAC原则的指导下,各国通过相关法规来规范本国的食品强化。美国制定了一系列食品营养强化标准，实施联邦法规第21卷104部分(21 CFR Part 104)中的“营养强化政策”，对食品生产单位进行指导。欧盟于2006年12月发布了1925/2006《食品中维生素、矿物质及其他特定物质的添加法令》，旨在避免由于各成员国对于食品中营养素强化量不一致而造成的贸易影响。其他国家也通过标准或管理规范等途径对食品营养强化进行管理。

我国食品营养强化工作起步较晚。20世纪50年代曾以大豆、大米为主要原料，同时强化动物骨粉、维生素A、维生素D及核黄素、小米等，制成“5410”婴儿代乳粉，开创了我国食品营养强化的先例。此后，在市场上开始出现如钙奶饼干、核黄素面包等强化食品。卫生部于1986年颁布了《食品营养强化剂使用卫生标准(试行)》和《食品营养强化剂卫生管理办法》，标准中规定赖氨酸、维生素A、维生素B_1、维生素B_2、维生素C、维生素D、维生素B_5、亚铁盐、钙、锌和碘共计11种营养素可用于食品的营养强化。1993年卫生部对原有的《食品营养强化剂使用卫生标准(试行)》进行修改，1994年发布实施《食品营养强化剂使用卫生标准》(GB 14880—1994)。根据我国最新的营养状况和食品工业发展的水平，2012年修订为《食品营养强化剂使用标准》(GB 14880—2012)，对食品营养强化的品种、使用范围和使用量等进行了修订和完善。目前，我国正式许可使用的食品营养强化剂品种已增加到包括氨基酸和含氮化合物、维生素、矿物质、脂肪酸及其脂类、低聚糖和膳食纤维、益生菌6类，并应用于各种不同的食品之中。营养素的补充还可通过“保健食品中的营养补充剂”来实施。此外，我国批准了许多具有一定功能作用的药食同源食品和新资源食品，可以作为天然原料添加(强化)到食品中。

三、食品营养强化的意义

1. 弥补天然食品营养成分的缺陷

几乎没有一种单纯的食物可以满足人体对各种营养素的需求。例如，新鲜水果含有丰富的维生素C，但是其蛋白质和能源物质欠缺；乳、肉、蛋等食物中虽然含有丰富优质的蛋白质，但是其维生素含量却不能满足人类的需要。另外，由于各国、各地区人民的饮食习惯、地区食物品种、生活水平等的不同，很难通过平衡膳食满足机体营养素的需求，往往会出现某种营养缺陷，如常食用精米精面的地区会缺乏硫胺(维生素B_9)，果蔬缺乏的地区会缺乏维生素C。因此，有针对性地进行食品营养强化，弥补所缺营养素，将大大提高食品营养价值，增进人体健康。

2. 补充食品在加工、储存及运输过程中营养素的损失

多数食品在加工、储存、运输、烹调过程中，一些生物的、化学的、物理的因素均会引起食品部分营养素的损失。如大米和面粉加工精度越高，其所含营养素损失越多。当小麦的出粉率为80%时，维生素B_1保存率为90%；出粉率为75%时，维生素B_1保存率迅速下降为10%。因此，为弥补食品在加工储存等过程中营养素的损失，满足人体的营养需要，在食品中进行适当的营养强化是十分必要的。

3. 使某种食品达到特定目的的营养需要

单一某种食物仅能供给某些营养素，若想获得全面的营养，则需要通过多种食物均衡搭配的方式来实现。如婴儿膳食，在母乳或牛乳的基础上需要按照月龄添加辅食，如肝脏、蛋黄、菜泥、果汁，用以补充维生素A、维生素D、维生素C、铁等的不足。

另外，食品营养强化对某些特殊职业和需要的人群更有意义。如一般军用口粮、飞行员膳

食、特殊工作作业人员膳食等。一般军用口粮和飞行员膳食要求其体积小、高能量、高营养食品，可做成压缩干燥食品，而且必须营养强化。接触铅作业的人员应提供大量维生素 C，接触苯作业的人员应适当增加维生素 C 和铁的供应量。

4. 减少(地方性)营养缺乏症的发生

从预防医学的角度，食品营养强化对预防营养缺乏症、降低其患病概率有很重要的意义。在酱油中强化 EDTA 亚铁，可以改善我国居民普遍存在的铁缺乏症。在地方性甲状腺病区食用碘量为 20～50 mg/kg 的强化碘盐已成为法令。我国在地方性甲状腺肿地区供应的食盐中强化碘，有效地改善了整个地区人口的碘营养，使甲状腺发病率从 35%以上降低到 5%以下。维生素 B_1 可以预防地方性脚气病，维生素 C 可以预防坏血病等。这些例子都说明食品营养强化是大规模改善群体身体素质的有效的营养干预措施。

5. 营养强化的其他意义

某些营养强化剂可提高食品的感官质量及改善食品的保藏性能。如维生素 E、卵磷脂、维生素 C 等，它们既是食品中主要的强化剂，又是良好的抗氧化剂。

食品营养强化总的目的是保证人体在各个生长发育阶段和各种劳动条件下获得全面而合理的营养，满足人体生理、生活和生长的正常需要。它还是增进人体健康的一项有意义的社会营养措施。

四、食品营养强化的要求

食品营养强化的功能和优点是显著的，但要从营养、安全、稳定、经济学等方面全面考虑，并需适合各国各地区的具体情况。

1. 有明确的针对性

食品生产企业对生产的食品强化，要针对给什么人解决什么营养问题提出明确论证，即使用强化食品的对象和强化目的。

2. 符合营养学原理

食品营养强化应尽量选用易被人体吸收利用的强化剂，而且应该符合营养学原理。人体需要的各种营养素不仅要数量充足，而且也要比例适宜，以满足各种营养素之间的平衡。如必需氨基酸之间的平衡、三大产能营养素之间的平衡、维生素及矿物质之间的平衡等。营养强化后应促进各营养素之间的吸收利用，而不能使之产生拮抗作用。

3. 保证食用安全性

营养强化剂属于食品添加剂，其卫生和质量应符合国家标准。我国《食品营养强化剂使用标准》(GB 14880—2012)中明确规定了食品营养强化的主要目的、使用营养强化剂的要求、可强化食品类别的选择要求以及营养强化剂的使用规定。强化的剂量要适当，在补充营养素促进健康的同时，也要注意过多摄入对人体产生的不良反应。强化剂加入剂量一般以膳食营养素推荐摄入量的 1/3～1/2 为宜，欲强化食品的原有成分中含有某种营养素，其含量达到营养强化剂最低标准的 1/2，则不得进行强化。进口食品中的营养强化剂必须符合我国规定的使用标准。

4. 稳定性高

为达到营养强化剂的效应，必须保证营养强化剂的保存率，使其在加工、保存过程中不被分解破坏，可采用改变强化剂化学结构、添加稳定剂和改进加工工艺等方法提高其保存率。同时，考虑到一些营养素易被光、热、氧化分解破坏而造成的损失，进行营养强化时应适当提高营养强化剂的使用剂量。

5. 保持食品原有的色、香、味等感官性状

营养强化剂大多具有本身特点的色、香、味等感官性状，在进行食品营养强化时，应选择好载体食品，避免对食品的感官性状产生不利的影响。如果根据不同强化剂的特点，选择好强化对象(载体食品)与之配合，则不但没有不良影响，而且还可提高食品的感官质量和商品价值。如用β-胡萝卜素对奶油、冰激凌、糖果、饮料等进行着色，这既有营养强化作用，又可改善食品色泽，提高感官质量。

6. 不过多提高食品价格

通常食品营养强化需要增加一定的成本，但若价格增高过多则不易推广。所以在营养强化时，应选择大众都需要、消费得起的食品作为载体。

五、食品营养强化剂

(一)营养强化剂的种类

营养强化剂主要包括维生素、矿物质、必需氨基酸和功能因子四类，我国规定用于食品营养强化的为前 3 种。在食品加工、经营中使用食品营养强化剂时，必须符合《食品营养强化剂使用标准》中规定的品种、范围和使用剂量。

1. 维生素类强化剂

维生素是食品中应用最早的一种强化剂，也是目前国际上应用最广、最多的一大类，所以在强化食品中占有重要地位。

(1)维生素 A 类。普遍采用的是维生素 A 粉末，如维生素 A 醋酸酯、棕榈酸酯等，主要用于面粉、奶粉、固体饮料的强化。维生素 A 对光和氧不稳定，亦可被脂肪氧化酶分解，在添加时应予注意。另外，作为维生素 A 原的β-胡萝卜素，是许多植物性食品中均有的色素物质，它既有维生素 A 的功效，又可作为食用天然色素使用，是一种比较理想的营养强化剂。

(2)B 族维生素类。常用于强化的 B 族维生素类主要包括维生素 B_1、维生素 B_2、维生素 B_5 等。

维生素 B_1 强化剂，实际多使用盐酸硫胺等硫胺素衍生物。多用来强化面包、饼干等面制品，可在和面时加入，使之分散均匀。还可强化面粉以及牛乳和豆腐等。维生素 B_1 强化剂稳定性差，应避光、密闭保存。

维生素 B_2 强化剂，对热和酸比较稳定，对碱、紫外线和还原剂不稳定。目前多用亲油性的核黄素丁酸酯，液体强化剂为核黄素磷酸钠。

维生素 B_5 强化剂，耐酸、碱和热。可用于面包、饼干、糕点及乳制品等的强化，也可作为肉制品的发色助剂使用。

(3)维生素 C 类。强化用的维生素 C 主要为 L-抗坏血酸，主要用于营养强化和防止氧化、保持鲜度等。主要用于强化果汁、面包、饼干、糖果等。

2. 矿物质元素强化剂

我国已批准铁、钙、锌、碘、硒、氟这 6 种必需矿物质作为食品营养强化剂，其他矿物质如

镁、铜、锰、钾、钠、氯等均按照需要量添加(特别是婴幼儿配方食品),按生理需要量添加即可。

碘常以碘化钾、碘酸钾、碘酸钙或碘酸钠的形式存在。碘化钾最经济但不稳定,目前主要用于食盐,摄食碘盐是防治碘缺乏症最有效的措施,使用量为 30～70 mg/kg。碘酸钾比碘化钾稳定,但在试验中还没广泛使用。

铁的强化剂主要有乳酸亚铁、葡萄糖酸亚铁、血红素铁和富铁酵母。抗坏血酸可作为铁促进因子和铁强化剂一起强化食品。

钙的强化剂有柠檬酸钙、葡萄糖酸钙、碳酸钙、乳酸钙、磷酸钙、牦牛骨粉、蛋壳钙、活性离子钙。

锌也是人体易缺乏的微量元素,世界许多国家和地区都普遍缺锌。目前,常用的锌强化剂有硫酸锌、氯化锌和葡萄糖酸锌等可溶解的锌化合物,其中以葡萄糖酸锌效果突出。

硒是一种具有氧化性的元素,其强化剂主要为亚硒酸钠及富硒酵母、硒化卡拉胶。

氟强化剂为氟化钠。

3.氨基酸类强化剂

食品中蛋白质的氨基酸模式即必需氨基酸的构成比例与人体所需比例越接近,其吸收利用率越高。当食物中缺乏某种必需氨基酸时,则影响其氨基酸的吸收利用,从而使其蛋白质生物利用率降低。研究表明,若在质量较差的蛋白质中强化其限制氨基酸,可大大提高其生物利用率。

我国居民每日蛋白质摄入量中约 1/3 来自谷类食品,但由于其赖氨酸缺乏导致谷类蛋白质质量不高,为提高其蛋白质的吸收利用,应强化赖氨酸。但氨基酸强化食品应使其必需氨基酸比例适宜,所以有时只添加单一氨基酸可能会导致氨基酸更加不平衡的状况,所以在强化氨基酸时一定要合理强化。

目前我国批准使用的氨基酸强化剂仅有几种赖氨酸强化剂,暂未将其他氨基酸列入营养强化剂。

(二)使用营养强化剂的要求及剂量依据

1.使用营养强化剂的要求

(1)营养强化剂的使用不应导致人群食用后营养素及其他营养成分摄入过量或不均衡,不应导致任何营养素及其他营养成分的代谢异常。

(2)营养强化剂的使用不应鼓励和引导与国家营养政策相悖的食品消费模式。

(3)添加到食品中的营养强化剂应能在特定的储存、运输和食用条件下保持质量的稳定。

(4)添加到食品中的营养强化剂不应导致食品一般特性如色泽、滋味、气味、烹调特性等发生明显不良改变。

(5)不应通过使用营养强化剂夸大食品中某一营养成分的含量或作用误导和欺骗消费者。

(6)有较好可加工性能。

2.强化剂剂量的依据

各国都有营养强化剂的使用范围和剂量标准或法规,制定标准时受很多因素的影响,具体添加的数量应根据各国和地区的营养调查为基础,各国营养素的每天推荐摄入量是营养强化的主要依据也是适宜强化剂剂量制定的依据。我国强化剂剂量的制定可参考中国营养学会发布的《中国居民膳食营养素参考摄入量》中的具体数据。

六、食品营养强化的方法

营养强化剂添加的方法常依赖于生产工艺、包装和保藏技术、载体食物的特性、强化剂的特点以及生产者的喜好。由于食品强化的目的、内容以及食品本身性质等的不同，其强化方法也各异。常见方法有以下几种。

1. 在原料或必需食物中添加

凡国家法令强制规定添加的强化食品，以及具有公共卫生意义的强化内容都属于此类。西方国家一般将需补充的营养素预先添加在面粉中，可保证制成的面包中含有这些强化剂。

2. 在加工过程中添加

加工过程中很多操作可能会影响强化剂的生物活性和稳定性。如维生素 A、维生素 C 容易被氧化，单质碘在加热环境中很容易升华。因此，强化剂应考虑加工因素对其的影响，应在加热、空气暴露、洗涤等加工工序后添加。

3. 在成品中添加

对配方奶粉等婴儿食品，大多数营养强化剂均应使用喷雾法混入成品中，并注意混入的强化剂是均匀的。

4. 物理化学强化法

物理化学强化法是将存在于食品中的某种物质转化成所需营养素的方法，如牛乳经紫外线照射，其维生素 D 会骤然增加；用酸水解法使不易消化的蛋白质转化为肽和氨基酸。

5. 生物强化法

生物强化法是利用生物的作用将食品中原有成分转变为人体所需的营养素，如大豆经发酵后，蛋白质被分解为易消化吸收的氨基酸，并产生一定量的 B 族维生素，尤其是产生植物性食品中所缺乏的维生素 B_{12}，因此大大提高了其营养价值。

七、营养强化食品的种类

在食品营养强化时，被强化的食品部分称为载体，载体的选择很重要。经过强化处理的食品称为营养强化食品。

营养强化食品的种类繁多，可从不同角度进行分类。按食品食用角度分强化主食和强化副食。主食强化如面粉和大米，副食强化如加碘盐和强化酱油。按食用对象分，有军粮、婴幼儿食品及特殊职业人群的食品。目前较多的是强化谷物食品和强化奶粉。

1. 强化谷物食品

谷物食品中最主要的是大米和小麦，现在人们习惯吃精米精面，其中 B 族维生素由于碾磨得过于精细而损失较多。谷物食品中所用的主要强化剂有维生素、钙、赖氨酸、蛋氨酸等，如强化米、强化面粉、强化面包等。

2. 强化副食品

副食品中有很多营养素是消费者每天所必需的，也要根据各自情况进行营养强化。如营养强化酱油中经常强化维生素 B_1、维生素 B_2 和铁、钙等，如铁化酱油、高钙低盐酱油等。欧美国家常使用奶油，经常在人造奶油中强化维生素 A 和维生素 D，做法是将维生素直接混入人造奶油,经搅拌均匀后即可食用。

3. 强化婴幼儿食品

由于牛乳和母乳在营养成分上存在不少差异,仅仅靠普通的牛乳喂养婴儿是不能满足其生长发育的需要。因此,在以牛乳为主料的基础上,对其进行营养强化做成婴儿配方奶粉,可以满足婴幼儿生长发育对营养素的需求。

4. 强化军粮

现代军粮要求营养全面、便于携带、易于烹调等,所以经营养强化后做成压缩干燥食品。这些食品按照有关能量和营养素的需求,可配成一餐的供给量,如压缩饼干、压缩米糕、压缩肉松、肉干、调味菜干粉等。

5. 公共系统的强化食品

对于一些普遍存在或地域性的营养缺乏问题,为了保证人们对营养素的需求,应规定在公共系统中强化某营养素,如在饮用水中强化氟,以保护牙齿;食盐中强化碘,以防治碘缺乏症。

6. 特殊人群的强化食品

为适应各种特殊人群和不同职业人群的营养需求,预防疾病,应根据其各自特点配制成各种各样的强化食品。

复习思考题

1. 什么是保健食品?
2. 保健食品的基本要求有哪些?
3. 简述保健食品与一般食品和药品的异同。
4. 食品营养强化的目的是什么?
5. 食品营养强化有哪些具体要求?

第八章　膳食结构与营养配餐

教学目标：

1. 掌握2016年版《中国居民膳食指南》的基本内容；
2. 熟悉营养配餐的依据及步骤，特别是如何配餐才能体现营养合理和均衡；
3. 了解目前世界上典型的膳食结构及其特点。

第一节　概　　述

人体每天都要从食物中获取所需的各种营养素。不同的个体由于其年龄、性别、生理及劳动状况不同，对各种营养素的需要量也不同。一个人如果长期摄入某种营养素不足就可能产生相应的营养缺乏；如果长期摄入某种营养素过多就可能产生相应的过量问题。因此，必须科学地安排每日膳食，以获得品种齐全、数量适宜的营养素。

用什么作标准来衡量所摄入的营养素是否适宜呢？营养学家提出了适用于不同年龄、性别及劳动、生理状态的膳食营养素参考摄入量(DRIs)。

膳食营养素参考摄入量是一组数值，包括平均需要量(EAR)、推荐摄入量(RNI)、适宜摄入量(AI)、可耐受最高摄入量(UL)4项内容。

①平均需要量(EAR)：是根据个体需要量的研究资料制定的，是根据某些指标判断可以满足某特定性别、年龄及生理状况群体中50%个体需要量的摄入水平。这一摄入水平不能满足群体中另外50%个体对该营养素的需要。

②推荐摄入量(RNI)：是可以满足某一特定性别、年龄及生理状况群体中绝大多数(97%～98%)个体需要量的摄入水平。

③适宜摄入量(AI)：当某种营养素的个体需要量的研究资料不足，没有办法计算出EAR，因而不能求得RNI时，可设定适宜摄入量来代替RNI。AI是通过观察或实验获得的健康人群某种营养素的摄入量。

④可耐受最高摄入量(UL)是指平均每日可以摄入某营养素的最高量。这个量对一般人群中的几乎所有个体都不至于损害健康。

如何让营养餐更营养、更好吃

第二节 膳食结构与膳食指南

一、膳食结构

(一)膳食结构的基本概念

膳食结构指一定时期内特定人群膳食中动植物等各类食品的消费数量及其在膳食中所占的比例。

它与国家的食物生产加工、人群经济收入、饮食习俗、身体素质等有关。膳食结构反映了一个地区的传统文化、经济发展和环境资源等多方面情况，是衡量其生活水平和经济发达程度的标志之一。

(二)膳食结构的类型及特点

根据膳食结构的概念，将世界各国的膳食结构大体上可划分为 4 种基本类型。

1. 植物性食物为主的膳食结构

该类型各种食物如谷类的人均年消费量为 200 kg，动物蛋白质一般占蛋白质总量的 10%～20%，植物性食物提供的能量占总能量近 90%。蛋白质的每日摄入量为 50 g，脂肪的每日摄入量为 30～40 g。大多数发展中国家(如印度、巴基斯坦、孟加拉国和非洲一些国家等)属于此类型。这种类型的膳食结构容易导致蛋白质能量营养不良。目前仍面临饥饿和营养不良威胁的非洲等地区的一些国家，首先是要解决温饱问题，进而需要全面提高营养水平。

2. 动物性食物为主的膳食结构

该类型是高能量、高脂肪、高蛋白质的膳食结构，粮谷类食物消费量小，动物性食物及食糖的消费量大。在能量构成中，碳水化合物降至 48.4%，蛋白质占 15.2%，而脂肪比例达 33.3%，这种膳食容易造成肥胖、高血压病、冠心病、糖尿病等营养过剩性慢性病的发生。多数欧美发达国家(如美国、西欧、北欧诸国)属于此类型。

3. 动植物食物平衡的膳食结构

该类型能量、蛋白质、脂肪摄入量基本上符合营养标准，膳食结构也较为合理。以日本为代表，动物性蛋白质占蛋白质总量的一半，而水产品蛋白质又占动物蛋白质的一半，这也是日本膳食结构的一大优势。能量、脂肪的供给水平低于欧美发达国家，2002 年每人日能量为 2 761.1 kcal，蛋白质 91.8 g，脂肪 84.6 g，能量、蛋白质摄入量长期保持稳定。能量构成中，碳水化合物占 59.2%，脂肪占 26%，蛋白质占 14.8%，此类型膳食结构基本合理，既保留了东方人膳食的一些特点，同时又吸取了西方膳食的一些长处。

4. 地中海膳食结构

该类型的突出特点是饱和脂肪摄入量低，膳食含大量碳水化合物，并且蔬菜、水果摄入量高。是居住在地中海地区的居民所特有的，意大利、希腊可作为该种膳食结构的代表。

地中海膳食具体膳食结构特点为：

①膳食富含植物性食物；

②食物加工程度低，新鲜度较高；

③橄榄油为主要食用油；

④饱和脂肪摄入量低；

⑤每天食用少量的奶酪和酸奶；

⑥每周食用适量的鱼、禽、蛋；

⑦新鲜水果作为饭后甜点；

⑧每月仅食用几次红肉；

⑨大部分成人有饮用葡萄酒的习惯。

健康的国家是怎么吃的？

各国都有个健康核心

地中海地区居民心脑血管发病率很低，这一现象已引起西方国家的注意，纷纷参照该膳食结构进行改进。

(三)我国膳食结构的特点

目前，我国城乡居民膳食质量明显提高，能量及蛋白质摄入得到基本满足，谷类、薯类消费量减少，肉、禽、蛋等动物性食物消费量明显增加，优质蛋白比例上升。但各地区、各民族以及城乡之间的膳食构成存在很大差异，富裕地区与贫困地区差异较大，随着社会经济发展，富裕地区居民膳食结构向“动物性食物为主”膳食结构方向转变。畜、禽、蛋等动物性食物及油脂消费过多，大多数城市脂肪供能比例已超过 30%，并且动物性食物来源的脂肪所占比例偏高。谷类食物消费偏低，尤其以杂粮摄入量下降最为明显。奶类食物的摄入量偏低，钙、铁、维生素 A 等营养素摄入不足。虽然膳食质量明显提高，但膳食高能量、高脂肪和体力活动减少所造成的超重、肥胖、血脂异常和糖尿病等慢性病的发病率在快速上升。

二、膳食指南

(一)膳食指南的概念

膳食指南是指根据营养学原则，结合国情，提出的一组以食物为基础，指导人们合理选择与搭配食物，以达到合理营养、促进健康为目的的指导性意见。

(二)《中国居民膳食指南(2016)》

《中国居民膳食指南》自 1989 年第一版发布以来，得到了较好的推广和实施，随后中国营养学会在 1997 年和 2007 年分别组织了修订和出版。为了满足广大消费者健康需要，按照国家卫计委的要求，2014 年，中国营养学会开始第三次的修订，并于 2016 年 5 月 13 日由国家卫计委在北京发布了第四版的中国居民膳食指南。《中国居民膳食指南(2016)》由一般人群膳食指南、特定人群膳食指南和中国居民平衡膳食 3 个部分组成。

1.食物多样，谷类为主

平衡膳食模式是最大程度上保障人体营养需要和健康的基础，食物多样是平衡膳食模式的基本原则。每天的膳食应包括谷薯类、蔬菜水果类、畜禽鱼蛋奶类、大豆坚果类等食物。建议平均每天摄入 12 种以上、每周 25 种以上食物。谷类为主是平衡膳食模式的重要特征，每天摄入谷薯类食物 250～400 g，其中全谷物和杂豆类 50～150 g，薯类 50～100 g。膳食中碳水化合物提供的能量应占总能量的 50%以上。

2. 吃动平衡，健康体重

体重是评价人体营养和健康状况的重要指标，吃和动是保持健康体重的关键。各个年龄段人群都应该坚持天天运动、维持能量平衡、保持健康体重。体重过低和过高都可增加疾病的发生风险。推荐每周应至少进行 5 d 中等强度身体活动，累计 150 min 以上；坚持日常身体活动，平均每天主动身体活动 6 000 步；尽量减少久坐时间，每小时起来动一动，动则有益。

3. 多吃蔬果、奶类、大豆

蔬菜、水果、奶类和大豆及制品是平衡膳食的重要组成部分，坚果是膳食的有益补充。蔬菜和水果是维生素、矿物质、膳食纤维和植物化学物的重要来源，奶类和大豆类富含钙、优质蛋白质和 B 族维生素，对降低慢性病的发病风险具有重要作用。提倡餐餐有蔬菜，推荐每天摄入 300～500 g，深色蔬菜应占 1/2。天天吃水果，推荐每天摄入 200～350 g 的新鲜水果，果汁不能代替鲜果。吃各种奶制品，摄入量相当于每天液态奶 300 g。经常吃豆制品，每天相当于大豆 25 g 以上，适量吃坚果。

4. 适量吃鱼、禽、蛋、瘦肉

鱼、禽、蛋和瘦肉可提供人体所需要的优质蛋白质、维生素 A、B 族维生素等，有些也含有较高的脂肪和胆固醇。动物性食物优选鱼和禽类，鱼和禽类脂肪含量相对较低，鱼类含有较多的不饱和脂肪酸；蛋类各种营养成分齐全；吃畜肉应选择脂肪含量较低的瘦肉。过多食用烟熏和腌制肉类可增加肿瘤的发生风险，应当少吃。推荐每周吃鱼 280～525 g，畜禽肉 280～525 g，蛋类 280～350 g，平均每天摄入鱼、禽、蛋和瘦肉总量 120～200 g。

5. 少盐少油，控糖限酒

我国多数居民目前食盐、烹调油和脂肪摄入过多，这是高血压、肥胖和心脑血管疾病等慢性病发病率居高不下的重要因素，因此应当培养清淡饮食习惯，成人每天食盐不超过 6 g，每天烹调油 25～30 g。过多摄入添加糖可增加龋齿和超重发生的风险，推荐每天摄入糖不超过 50 g，最好控制在 25 g 以下。水在生命活动中发挥重要作用，应当足量饮水。建议成年人每天 7～8 杯（1 500～1 700 mL），提倡饮用白开水和茶水，不喝或少喝含糖饮料。儿童少年、孕妇、乳母不应饮酒，成人如饮酒，一天饮酒的酒精量男性不超过 25 g，女性不超过 15 g。

6. 杜绝浪费，兴新食尚

勤俭节约，珍惜食物，杜绝浪费是中华民族的美德。按需选购食物、按需备餐，提倡分餐不浪费。选择新鲜卫生的食物和适宜的烹调方式，保障饮食卫生。学会阅读食品标签，合理选择食品。创造和支持文明饮食新风的社会环境和条件，应该从每个人做起，回家吃饭，享受食物和亲情，传承优良饮食文化，树立健康饮食新风。

(三)中国居民膳食宝塔

1. 中国居民膳食宝塔结构

中国居民平衡膳食宝塔是根据《中国居民膳食指南》(2016 年)的核心内容,结合中国居民膳食的实际情况,把平衡膳食的原则转化为各类食物的重量,便于人们在日常生活中实行。膳食宝塔共分五层,包含我们每天应吃的主要食物种类。膳食宝塔各层位置和面积不同,一定程度上反映出各类食物在膳食中的地位和比重(图 8-1)。

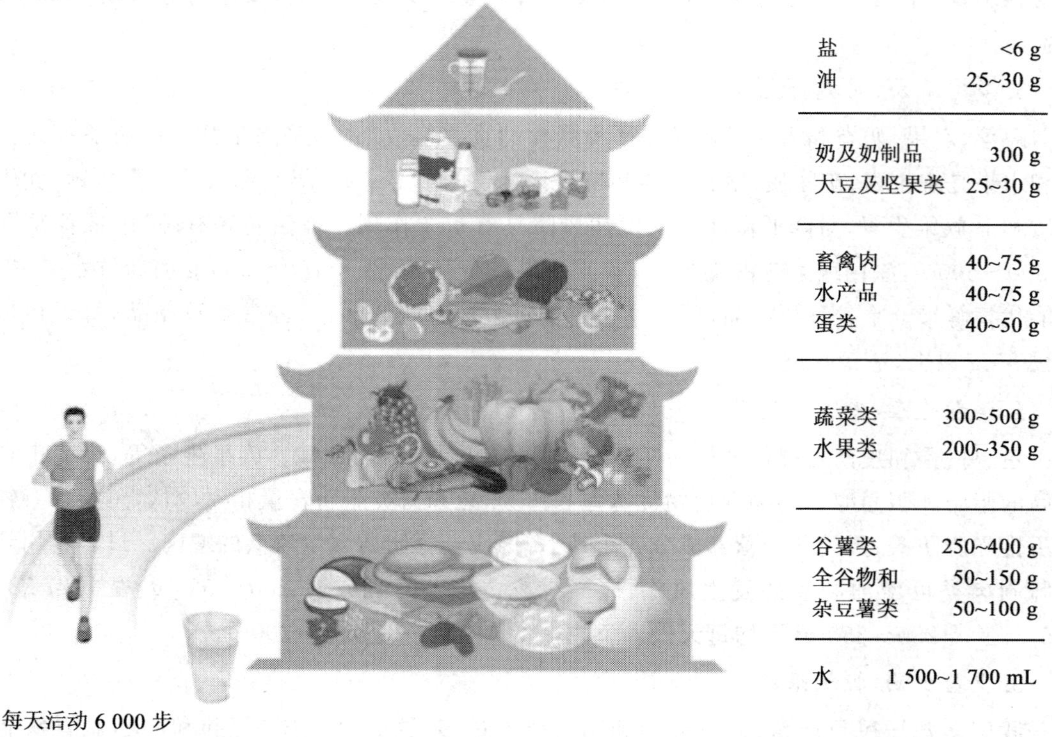
盐 <6 g
油 25~30 g
奶及奶制品 300 g
大豆及坚果类 25~30 g
畜禽肉 40~75 g
水产品 40~75 g
蛋类 40~50 g
蔬菜类 300~500 g
水果类 200~350 g
谷薯类 250~400 g
全谷物和 50~150 g
杂豆薯类 50~100 g
水 1 500~1 700 mL
每天活动 6 000 步

图 8-1 中国居民平衡膳食宝塔

2. 中国居民膳食宝塔的应用

①确定适合自己的能量水平。膳食宝塔中建议的每人每日各类食物适宜摄入量范围适用于一般健康成人,在实际应用时要根据个人年龄、性别、身高、体重、劳动强度、季节等情况适当调整。年轻人、身体活动强度大的人需要的能量高,应适当多吃些主食;年老、活动少的人需要的能量少,可少吃些主食。

②根据自己的能量水平确定食物需要量。膳食宝塔建议的每人每日各类食物适宜摄入量范围适月于一般健康成年人,应用时要根据自身的能量需要进行选择,膳食宝塔建议的各类食物摄入量是一个平均值。每日膳食中应尽量包含膳食宝塔中的各类食物,但无须机械地每日都严格照着膳食宝塔建议的各类食物的量吃。

③食物同类互换,调配丰富多彩的膳食。应用膳食宝塔可把营养与美味结合起来,按照同类互换、多种多样的原则调配一日三餐。同类互换就是以粮换粮、以豆换豆、以肉换肉。例如

大米可与面粉或杂粮互换，馒头可与相应量的面条、烙饼、面包等互换；大豆可与相当量的豆制品互换。瘦猪肉可与等量的鸡、鸭、牛、羊、兔肉互换；鱼可与虾、蟹等水产品互换；牛奶可与羊奶、酸奶、奶粉或奶酪等互换。多种多样就是选用品种、形态、颜色、口感多样的食物和变换烹调方法。

④要因地制宜充分利用当地资源。我国幅员辽阔，各地的饮食习惯及物产不尽相同，只有因地制宜充分利用当地资源，才能有效地应用膳食宝塔。例如牧区奶类资源丰富，可适当提高奶类摄入量；渔区可适当提高鱼及其他水产品摄入量；农村、山区则可利用山羊奶以及花生、瓜子、核桃等资源。

⑤要养成习惯，长期坚持。膳食对健康的影响是长期的结果。应用平衡膳食宝塔需要自幼养成习惯，并坚持不懈，才能充分体现其对健康的重要促进作用。

第三节　营养配餐

一、营养配餐的概念

营养配餐就是按照人们身体的需要，根据食物中各种营养素的含量，设计一天、一周或一个月的食谱，使人体的几大营养素比例合理，达到膳食平衡。

二、营养配餐的理论依据

(一)中国居民膳食营养素参考摄入量

中国居民膳食营养素参考摄入量(DRIs)是每日平均膳食营养素摄入量的一组参考值。DRIs是营养配餐中能量和主要营养素需要量的确定依据。编制营养食谱时，首先需要以各营养素的推荐摄入量(RNI)为依据确定需要量，一般以能量需要量为基础。制定出食谱后，还需要以各营养素的RNI为参考用来评价食谱是否合理，如果与RNI相差不超过±10%，说明编制的食谱合理可用，否则需要加以调整。

(二)中国居民膳食指南和膳食宝塔

营养食谱的制定需要根据膳食指南考虑食物种类、数量的合理搭配。平衡膳食宝塔建议的各类食物的数量既以人群的膳食实践为基础，又兼顾食物生产和供给的发展，具有实际指导意义。同时平衡膳食宝塔还提出了实际应用时的具体建议，如同类食物互换的方法，对制订营养食谱具有实际指导作用。

(三)食物成分表

食物成分表是营养配餐工作必不可少的工具。要开展好营养配餐工作，必须了解和掌握食物的营养成分。通过食物成分表，在编制食谱时才能将营养素的需要量转换为食物的需要量，从而确定食物的品种和数量。在评价食谱所含营养素摄入量是否满足需要时，同样需要参考食物成分表中各种食物的营养成分数据。

三、劳动分级

1. 轻体力劳动

工作时有75%时间坐或站立,25%时间站着活动,如办公室工作、修理电器钟表、化学实验操作、讲课等。

2. 中等体力劳动

工作时有40%时间坐或站立,60%时间从事特殊职业活动,如学生日常活动、机动车驾驶、电工安装、车床操作、金工切割等。

3. 重体力劳动

工作时有25%时间坐或站立,75%时间从事特殊职业活动,如非机械化农业、劳动、炼钢、舞蹈、体育运动、装卸、采矿等。

四、合理营养配餐的具体要求

1. 热量平衡

食物供给的热量要与机体消耗的热量保持平衡,以保持理想体重为宜。

2. 蛋白质、脂肪与碳水化合物的比例

这3种营养素都是供能物质。一般人的膳食中,它们在总热量中的百分比为:蛋白质10%~15%,脂肪20%~30%,碳水化合物55%~65%。范围较大,可根据具体情况适当调整,特殊情况者可超过此范围。

3. 氨基酸的比例

食物中8种必需氨基酸齐全,各氨基酸比值符合氨基酸模式,能提高蛋白质的生物价。膳食中除应含必需氨基酸外,还需含有非必需氨基酸,二者的比例为必需氨基酸占40%,非必需氨基酸占60%。

4. 氮、钙、磷的比例

根据我国情况,成年人膳食中氮、钙、磷的比例应为12∶0.66∶1.5。

5. 其他营养素比例

各种营养素在体内代谢过程中,相互间会有促进作用,也会有抑制作用。如B族维生素促进糖代谢,蛋白质合成代谢中需要B族维生素。因此当膳食中的碳水化合物与蛋白质量增加时,此种维生素也需相应增加。再如,过量的铜、钙和亚铁离子可抑制锌的吸收,脂肪过多影响钙和铁的吸收等。

因此,要注意各营养素之间的平衡,具体供给量可参照有关的营养素供给量标准。

6. 适当的食物纤维

缺乏食物纤维会使某些生理机能失调,并成为某些疾病的诱因。食物纤维过多则影响其他营养素的吸收,故要适量。

五、营养配餐的编制方法

(一)计算法

1.确定用餐对象全日能量供给量

能量需要量的确定方法:

(1)使用中国居民膳食营养素参考摄入量表(DRIs),可以直接查出各个年龄段不同人群的能量需要量。如脑力劳动者每日需要10.04 MJ(2 400 kcal)能量。

(2)可利用用餐者的体质指数(BMI)来计算其能量需要量。

计算步骤如下:①根据成人的身高,计算其标准体重,公式为:标准体重(kg)=身高(cm)−105。②计算体质指数(BMI),计算公式为:体质指数(BMI)=实际体重(kg)/身高(m^2),<18.5为消瘦,在18.5～23.9之间为正常,24～27.9属超重,≥28属肥胖。③了解用餐者体力活动及其体型后,根据成年人日能量供给表(表8-1)确定能量供给量,计算公式为:全日能量供给量(kcal)=标准体重(kg)×单位标准体重能量需要量(kcal/kg标准体重)。

表8-1　成年人每日能量供给量　kcal/kg

体型	体力活动量			
	极轻体力活动	轻体力活动	中等体力活动	重体力活动
消瘦	35	40	45	45～55
正常	25～30	35	40	45
超重	20～25	30	35	40
肥胖	15～20	20～25	30	35

注:年龄超过50岁者,每增加10岁,比规定值酌减10%左右。

2.计算宏量营养素全日应提供的能量

能量的主要来源为蛋白质、脂肪和碳水化合物,为维持人体健康,这3种能量营养素占总能量比例一般蛋白质占10%～15%,脂肪占20%～30%,碳水化合物占55%～65%。具体可根据本地生活水平,调整上述三类能量营养素占总能量的比例,从而求得3种能量营养素的一日能量供给量。

3.计算3种能量营养素每日需要量

求出3种产能营养素的能量供给量,还需将其折算为需要量,即具体的质量,这是确定食物品种和数量的重要依据。由于食物中的产能营养素不可能全部被消化吸收,且消化率也各不相同,消化吸收后,在体内也不一定完全彻底被氧化分解产生能量。因此,食物中产能营养素产生能量的多少按如下关系换算,即:1 g碳水化合物产生能量为16.7 kJ(4 kcal);1 g脂肪产生能量为37.6 kJ (9 kcal);1 g蛋白质产生能量为16.7 kJ(4 kcal)。根据三大产能营养的能量供给量以及能量折算系数,可求出全日蛋白质、脂肪、碳水化合物的需要量。

4.计算3种能量营养素每餐需要量

知道了3种能量营养素全日需要量后,就可以根据三餐的能量分配三大能量营养素的每餐需要量。一般三餐能量的适宜分配比例为:早餐占30%,午餐占40%,晚餐占30%。

5. 主副食品和数量的确定

已知3种能量营养素的需要量,根据食物成分表,可以确定主食和副食的品种和数量。

①主食品种、数量的确定。由于粮谷类是碳水化合物的主要来源,因此主食的品种、数量主要根据主食原料中碳水化合物的含量确定。

主食的品种主要根据用餐者的饮食习惯来确定,北方习惯以面食为主,南方则以大米居多。

②副食品种、数量的确定。根据3种产能营养素的需要量,首先确定了主食的品种和数量,接下来就需要考虑蛋白质的食物来源。蛋白质广泛存在于动植物性食物中,除了谷类食物能提供的蛋白质外,各类动物性食物和豆制品是优质蛋白质的主要来源。因此,副食品品种和数量的确定应在已确定主食用量的基础上,依据副食应提供的蛋白质质量确定。

计算步骤如下:

A. 计算主食中含有的蛋白质重量。用应摄入的蛋白质重量减去主食中蛋白质重量,即为副食应提供的蛋白质重量。设定副食中蛋白质的2/3由动物性食物供给,1/3由豆制品供给,据此可求出各自的蛋白质供给量。查食物成分表并计算各类动物性食物及豆制品的供给量。

B. 确定了动物性食物和豆制品的重量,就可保证蛋白质的摄入。最后是选择蔬菜的品种和数量。蔬菜的品种和数量可根据不同季节市场的蔬菜供应情况,以及考虑与动物性食物和豆制品配菜的需要来确定。

C. 确定纯能量食物的量。油脂的摄入应以植物油为主,有一定量动物脂肪摄入。因此,以植物油作为纯能量食物的来源。由食物成分表可知每日摄入食物提供的脂肪含量,将需要的脂肪总含量减去食物提供的脂肪量,即为每日植物油供应量。

6. 食谱的评价与调整

根据以上步骤设计出营养食谱后,还应该对食谱进行评价,确定编制的食谱是否科学合理。应参照食物成分表,初步核算该食谱提供的能量和各种营养素的含量,与中国居民膳食营养素参考摄入量表(DRI)进行比较,相差在10%上下,可认为合乎要求,否则要调整或更换食品的种类或数量。

值得注意的是,制定食谱时,不必严格要求每份营养餐食谱的能量和各类营养素均与DRI保持一致。一般情况下,每天的能量、蛋白质、脂肪和碳水化合物的量不应该出入很大,其他营养素以1周为单位进行计算、评价即可。

(二)食物交换份法

此方法简单易行,容易被非专业人员掌握。该法是将常用食物按其所含营养素量的近似值归类,计算出每类食物每份所含的营养素值和食物质量,然后将每类食物的内容列出表格供交换使用,最后,根据不同能量需要,按蛋白质、脂肪和碳水化合物的合理分配比例,计算出不同种类食物的交换份数和实际重量,并按每份食物的等值交换表来选择食物。本法对病人和正常人都适用,此处仅介绍正常人食谱的编制。

1. 根据所含类似营养素的量，把常用食物归为5类

①谷类、薯类（表8-2）：表中每份谷、薯类食物大约可提供能量766 kJ（180 kcal），包含蛋白质4 g、碳水化合物40 g，主要提供碳水化合物、蛋白质、膳食纤维、B族维生素。

②蔬菜、水果类（表8-3）：表中每份蔬菜、水果大约可提供能量336 kJ（90 kcal），蛋白质5 g、碳水化合物17 g，主要提供蛋白质、脂肪、矿物质、维生素A和B族维生素。

③动物性食物（表8-4）：表中每份食物大约可提供能量378 kJ（90 kcal），蛋白质10 g、脂肪5 g、碳水化合物2 g，主要提供蛋白质、脂肪、矿物质、维生素A和B族维生素。

④豆类食物（表8-5）：表中每份豆类大约可提供能量376 kJ（90 kcal），蛋白质10 g、脂3 g、碳水化合物6 g，主要提供蛋白质、脂肪、矿物质、维生素A和B族维生素。

⑤纯能量食物（表8-6）：表中每份食物大约可提供能量376 kJ（90 kcal）、脂肪10 g，主要提供能量。植物油还可提供维生素E和必需脂肪酸。

表8-2　谷类、薯类食物交换代量表　　g

食物	质量	食物	质量
面粉	50	挂面	50
大米	50	面包	75
玉米面	50	干粉丝（皮、条）	40
小米	50	土豆（食部）	250
高粱米	50	凉粉	750

表8-3　蔬菜、水果类食物交换代量表　　g

食物（食部）	质量
大白菜、油菜、圆白菜、菠菜等	500～750
芹菜、莴笋、雪里蕻（鲜）、空心菜	500～750
西葫芦、番茄、茄子、苦瓜、南瓜、冬瓜	500～750
菜花、绿豆芽、茭白、蘑菇等	500～750
柿子椒	350
鲜豇豆	250
鲜豌豆	100
倭瓜	350
胡萝卜	200
萝卜	350
蒜苗	200
水浸海带	350
李子、葡萄、香蕉、苹果、桃、橙子、橘子等	200

表 8-4 动物性食物交换代量表 g

食物	质量	食物	质量
瘦猪肉	50	肥瘦羊肉	25
瘦羊肉	50	肥瘦牛肉	25
瘦牛肉	50	鱼虾	50
鸡蛋(按 8 个/500 g)	1 个	酸奶	200
禽肉	50	牛奶	250
肥瘦猪肉	25	奶粉	30

表 8-5 豆类食物交换代量表 g

食物	质量	食物	质量
纯豆浆	400	熏干	50
豆腐(南)	150	腐竹	10
豆腐(北)	100	千张	30
油豆腐	40	豆腐皮	20
豆腐干	50	豆腐丝	50

表 8-6 纯能量食物交换代量表 g

食物	质量
油菜籽	10
豆油、花生油、棉籽油、芝麻油	10
牛油、羊油、猪油(未炼)	10

2.食物交换法编制食谱的操作过程

①计算每天需要的能量。

②根据能量需要量确定所需交换的食物份数(表 8-7)。

表 8-7 不同热量所需的各类食品交换份数

热量/kcal	交换单位	谷薯类	果蔬类	肉蛋类	豆乳类	供能类
1 200	14	3	1	3	2	2
1 400	16	4	1	3	2	2
1 600	18	5	1	3	2	2
1 800	20	6	1	3	2	2
2 000	22	7	1	3	2	2

注:表中所列各类食品单位按蛋白质、脂肪、碳水化合物与热量总量的合理比例计算而得。

③利用食物交换法编制食谱。

例如，某成年人全天需要能量 1 400 kcal，利用食物交换份法为其配餐。查表 8-7，1 400 kcal 共需 16 个食物能量等值交换份，其中谷薯类食物 4 个交换份，果蔬类食物 1 个交换份，肉蛋类食物 3 个交换份，豆类食物 0.5 个交换份，乳类食物 1.5 个交换份，供能类 2 个交换份。

具体到每类食物的选择上，则应吃谷类食物 200 g，果蔬类食物 500 g，肉蛋类食品可选用大鸡蛋 1 个、瘦猪肉 50 g，豆类选豆腐 100 g，乳类选牛奶 250 g，油脂选用植物油 20 g。把这些食物安排到一日三餐中，即完成了配餐。

3. 食物交换法的使用基本原则和注意事项

食物交换法是一个粗略但快速的编制食谱的方法。根据不同能量的各种食物用量，参考食物交换代量表，确定不同能量供给量的食物交换份数。使用此法进行食物交换时，只能是同类食物之间进行互换；而不属同类的食物之间不能进行互换，否则将增大得到食谱营养素含量的差别和不确定性。

实际应用中，可将计算法与食物交换份法结合使用，首先用计算法确定食物的需要量，然后用食物交换份法确定种类及数量。同类互换，可以以一日食谱为模本，设计出一周、一个月食谱。

复习思考题

1. 简述《中国居民膳食指南 2016》的基本内容。
2. 世界典型的居民膳食结构有哪些？
3. 写出计算法制定食谱的步骤。
4. 请用食物交换法给一名 30 岁体型标准的女性办公室职员制定一周食谱。
5. 根据食物交换代量表 200 g 鲜豇豆能换多少鲜豌豆？

第九章 食品污染及其预防

教学目标:

1. 掌握食品污染、农药残留、兽药残留、放射性污染等基本概念;
2. 熟悉各类食品污染的污染源、危害及预防措施;
3. 了解食品污染的卫生学意义。

第一节 概 述

食品污染是指在各种条件下,环境中有毒、有害物质进入正常食品,造成食品安全性、营养性和感官性状发生改变的过程。食品从种植、养殖到生产、加工、储藏、运输、销售、烹调直到食用的各个环节中都可能遭受某些有害物质的污染,如微生物、有害金属、农药、食品包装和食品添加剂等。食品污染造成的危害,可以归纳为:影响食品感官性状;造成急性食物中毒;引起机体的慢性危害。了解和阐述食品污染的主要因素、可能产生的危害及其预防措施,从而为制定防止食品受到有害因素污染的预防措施提供依据,对保障人体健康具有十分重要的意义。

食品污染的种类按其性质可分为以下 3 类。

(1)生物性污染。食品的生物性污染包括微生物、寄生虫和昆虫的污染,其中微生物污染危害最大,包括细菌和细菌毒素、霉菌和霉菌毒素、病毒污染。出现在食品中的细菌除包括可引起食物中毒、人畜共患传染病等的致病菌外,还包括能引起食品腐败变质并可作为食品受到污染标志的非致病菌。寄生虫和虫卵主要通过病人、病畜的粪便间接通过水体或土壤污染食品或直接污染食品。昆虫污染主要包括粮食中的甲虫、螨类、蛾类以及动物食品和发酵食品中蝇、蛆等。病毒污染主要包括肝炎病毒、骨髓灰质炎病毒和口蹄疫病毒,其他病毒不易在食品上繁殖。

(2)化学性污染。食品的化学性污染来源复杂,种类繁多。主要有:①来自生产、生活和环境中的污染物,如农药、兽药、有害金属、多环芳烃化合物、N-亚硝基化合物、二噁英、三氯丙醇等;②从生产加工、运输、储存和销售工具、容器、包装材料及涂料等溶入食品中的原料材质、单体及助剂等物质;③在食品加工储存中产生的物质,如酒类中有害的醇类、醛类等;④滥用食品添加剂等。

(3)物理性污染。主要来源于复杂的多种非化学性的杂物,虽然有的污染物并不危害消费者的健康,但是严重影响了食品应有的感官性状或营养价值。主要来源有:①来自食品产、储、运、销的污染物,如粮食收割时混入的草籽、液体食品容器池中的杂物、食品运销过程中的灰尘及苍蝇等；②食品掺杂掺假，如粮食中掺入的沙石、肉中注入的水、奶粉中掺入大量的糖等；③食品的放射性污染，主要来自放射性物质的开采、冶炼、生产、应用及意外事故造成的污染。

第二节　食品的生物性污染及其预防

食品的生物性污染是食品污染中最为普遍的一类污染。生物性污染不但会造成食品的营养价值降低，而且容易引起食源性疾病，严重威胁人类的健康。食品的生物性污染包括微生物、寄生虫和昆虫的污染，主要以微生物污染为主。

一、食品的细菌污染及其预防

细菌是污染食品、引起食品腐败变质的主要微生物类群。自然界中存在的细菌种类繁多、分布广泛。食品在生产、加工、储藏、运输、销售以及食用的过程中都有可能受到细菌的污染。但是，由于食品的理化特性、加工条件等因素的限制，在食品中存在的细菌主要来自自然界中很少的一部分。在食品卫生学上，将食品中常见的细菌称为食品细菌，其中包括在食品生产过程（如酱油、发酵乳等的生产）中应用的细菌，以及非有意添加于食品而污染食品的细菌。

食品中的细菌，绝大多数是非致病菌。它们对食品的污染程度是间接估测食品腐败变质可能性及评价食品卫生质量的重要指标，同时也是研究食品腐败变质的原因、过程和控制措施的主要对象。

致病菌污染食品后会引发人畜共患病，其产生的细菌毒素可引起食物中毒。

（一）细菌污染的来源

（1）原材料受污染。原料食品在采集、加工前表面往往附着细菌，尤其在原料破损之处大量聚集。

（2）加工过程中的污染。

①环境污染。空气中的细菌会随灰尘沉降到食品。

②加工中的交叉污染。灭菌不彻底；加工用水、用具、设备和杂物不清洁以及加工过程原料、半成品、成品交叉污染。

③从业人员的污染。从业人员的手直接接触食品（半成品、成品）；加工人员的鼻涕、唾液、脓疮、粉刺等可直接或间接地污染食品。

（3）储藏过程中的污染。不良的储藏条件会使细菌通过空气、鼠或昆虫污染食品，不良的储藏条件也会使残留细菌生长繁殖。

（4）运输与销售过程的污染。运输工具、容器具不符合卫生标准；散装食品销售用具、包装材料的污染；销售人员不合理操作。

（5）食品消费的污染。生熟不分。在冰箱中存放时间过长；烹调用具不卫生。

（二）评价食品卫生质量的细菌污染指标与食品卫生学意义

反映食品卫生质量的细菌污染指标为细菌总数和大肠菌群。

（1）食品中的细菌数量及卫生学意义。食品中的细菌数量一般是以单位（g、mL、cm^2）食品中细菌的数量计，并不考虑细菌的种类，常用菌落总数来表示。

菌落总数：是指在被检样品的单位重量（g）、容积（mL）或表面积（cm^2）内，所含能在严格规定的条件下(样品处理、培养基及其 pH、培养温度及时间、计数方法等)培养所形成的细菌菌落总数。以菌落形成单位(CFU)表示,其食品卫生学意义:一是作为食品被污染程度(标志)指标,即清洁状态的指标,借以控制食品污染的允许程度,起到监督食品清洁状态的作用。如瓶装汽水、冷饮细菌总数≤100 个/mL(g),在食品卫生调查中以此作为合格与否的判断标准。二是用来预测食品耐存放程度或期限,即可作为评定食品腐败变质程度和新鲜度的指标,以得出食品腐败变质的界限值。

(2)大肠菌群。大肠菌群包括肠杆菌科的埃希氏菌属、柠檬酸杆菌属、肠杆菌属和克雷伯菌属。

大肠菌群最近似数:食品中大肠菌群的数量一般以 100 g 或 100 mL 食品中的最可能数(most probable number,MPN)来表示,简称大肠菌群最近似数。

食品卫生学意义:大肠菌群一般都是直接或间接来自人与温血动物粪便。食品中如检出大肠菌群:一是表示食品曾受到人与温血动物粪便的污染;二是作为肠道致病菌污染食品的指示菌。因为大肠菌群与肠道致病菌来源相同,且在一般条件下大肠菌群在外界生存时间与主要肠道致病菌是一致的。

(三)预防细菌污染的措施

食品细菌污染防护是食品安全体系中的一个环节,其重点在于生产加工过程中,如何有效避免对食品非蓄意的污染,并将这种非蓄意污染预测出来,建立相应的细菌污染防护措施。以此保证食品不被细菌二次污染或二次交叉感染,保证食品质量的安全卫生,有效地延长食品的保质期。综合预防措施如下:

1. 对人的消毒及防护

①员工的卫生素养管理:全员应定期体检,取得健康证明方能上岗。培养员工的卫生意识,杜绝麻痹思想和侥幸心理,做到警钟长鸣。进入车间员工必须戴口罩和帽子并保持衣鞋干净,不留长指甲,不佩戴饰品,头发应包裹在帽子里,以免发屑中细菌散落空中污染空气;②员工手部、工作服及鞋靴的消毒:建立“自动洗手、自动干手、自动杀菌”流程,建立定期清洗消毒制度,将工作服、鞋帽等置于有消毒设施的衣柜内,不得与私人在外面穿进来的衣服混放,防止私人衣物污染更衣室及工作服。

2. 车间硬件设施的配备或改造

①若车间地面为常湿,则生产车间进口处设置与门等宽的鞋靴消毒池,消毒液多用浓度为 200 mg/L 的含氯消毒剂,每班更换。若车间地面为常干式操作的,则为更换清洁鞋方式代替鞋靴消毒池消毒鞋靴,车间进口处设置阻挡式换鞋柜。

②完善防鼠防虫防蚊设施,并建立生物消杀管理制度。进入车间通道安装灭蝇杀蚊设置,通风管道预装 400 目以下的防腐过滤网,地缝、墙缝定期喷射消杀药物或打上玻璃胶,在隐蔽处的墙角放置防蟑螂粘板等。

③建筑硬件设施的定期消毒。包括天花板、门窗、墙面的清洗和消毒,以及间接接触物,包括门扶手、门帘、通风管道等的清洗和消毒。

④生产配套设备及设施消毒。包括生产设备、传输带、操作台表面,工用器具如原料盆、周转箱、电子秤、不锈钢夹具等的清洗和消毒。

⑤生产车间空气消毒。采用臭氧、紫外线及 NICOLER 动态杀菌技术对车间环境消毒,

即在工作时间采用NICOLER动态杀菌技术，此技术对人体没有伤害，而且可以时时在线灭杀空气中的大肠杆菌、沙门氏菌等，防止生产过程中含菌空气二次污染食品。在休息时间，则采用臭氧、紫外线及药物喷洒对车间环境进行消毒，此种方式消毒对人体有伤害，但是成本低廉。所以，这些杀菌技术组合起来使用效果最佳。

⑥包装材料的消毒。在进入车间前必须经过有效地清洗、消毒，如若无须消毒，必须经过质检人员严格化验后认为无菌，方可进入包装车间生产使用。

食品防护计划是可以帮助食品企业将细菌污染降到最小化的步骤，并有助于企业为员工创造一个安全的工作环境，为顾客提供有质量保证的产品，使得企业打造食品安全零缺陷的同时，也保障了企业的盈利。

二、食品的腐败变质

食品的腐败变质是指在微生物为主的多种因素作用下，食品成分和感官性质发生改变，这些变化通常是食品营养成分的降解和感官性状的劣变，从而造成食品营养价值与食用价值降低或丧失。

(一)食品腐败变质的原因

食品本身存在的酶、污染的微生物以及外界的理化条件都可能造成食品营养成分的分解，引起食品营养价值与食用价值的降低，而这些条件是否会引起食品的腐败变质，与污染微生物的种类和数量、食品本身的性质、食品存在的环境等因素有着密切的关系。

1.微生物因素

能引起食品腐败变质的微生物很多，包括细菌、酵母菌和霉菌等。微生物在分解利用食品成分生长繁殖的同时会产生酸、醛、酮、胺等代谢产物，其中的某些代谢产物可能具有不良的气味、味道甚至毒性，造成食品营养价值与食用价值降低或丧失，甚至危害机体健康。不同的微生物对食品中蛋白质、脂类、碳水化合物等成分的利用能力不同，因此不同种类的微生物污染不同成分类型食品的能力也不同，造成腐败的结果也有较大差异。所以，食品腐败及其对机体危害的程度，与污染微生物的特性有很大关系，例如芽孢杆菌属、假单胞菌属具有很强的蛋白质分解能力，常引起高蛋白质的动物性食品腐败；荧光假单胞菌分解脂肪的能力很强，常引起高脂类食品的腐败。

2.食品因素

①食品中的多数酶。食品本身含有一定的酶，在适宜温度条件下可以引起食品组成成分的分解，导致食品成分和感官性质的改变，加速食品腐败变质，如肉的后熟，粮食、水果、蔬菜的呼吸等。

②营养成分。食品的成分组成对食品中微生物的种类、优势菌种、生长繁殖能力及其代谢产物等产生影响，从而影响食品腐败的进程和特征。例如，碳水化合物含量较高的食品通常在细菌和酵母菌的作用下，发生以产酸发酵为基本特征的腐败。

③pH。pH是影响微生物生长及其代谢产物的重要因素之一。不同微生物生长或产毒的pH不同，所以食品的pH会影响食品腐败的进程和特征。食品除了受到霉菌和酵母菌的污染外，还易受到细菌的污染，而且，通常情况下，细菌会成为优势菌，导致食品发生以细菌性腐败为特征的腐败。

④水分活度。食品的水分活度也是影响食品腐败变质的重要因素之一。一般情况下，细菌生长比霉菌要求更高的水分活度，革兰阴性菌对水分活度的要求高于革兰阳性菌。大多数腐败细菌在 $A_w<0.90$ 的条件下不能生长，肉毒梭菌在 $A_w<0.94$ 则不能生长。而腐败霉菌在 $A_w<0.80$ 的时候也能够生长，金黄色葡萄球在 $A_w<0.86$ 的条件下仍能存活。

⑤食品的结构及其他因素。一些食品表面的结构能够阻止腐败微生物的侵染，如种子的种皮、坚果的壳等。表面损坏的水果或蔬菜比表面完好的产生腐败的速度快很多。另外，食品中的一些天然抗菌成分也会影响食品腐败，如水果中的多酚类物质、大蒜中的蒜素等。

3. 环境因素

食品所处环境的温度、相对湿度、气体及浓度、光照情况等都会影响微生物在食品中生长繁殖的能力以及食品分解变化的速度等，从而影响食品腐败的进程和特征。

(二)食品腐败变质的化学过程与鉴定指标

食品的腐败变质，实质上是食品中蛋白质、脂肪、碳水化合物等成分变化的生化过程。食品腐败变质的程度常因食品种类、微生物种类和数量以及环境条件的影响而有所不同，这一过程中发生的生化过程、产物及食品组织结构的变化，形成食品腐败的特征。

1. 蛋白质

①蛋白质的变化。食品中的蛋白质在动植物组织酶以及污染微生物产生的蛋白酶、肽链内切酶等的作用下发生分解，由蛋白质分解为肽，进一步分解为氨基酸。氨基酸再通过脱氨基、脱羟基、脱硫等作用分解为相应的有机酸、胺类、硫化氢等物质。

蛋白质分解后所产生的胺类是碱性含氮化合物，如伯胺、仲胺及叔胺等具有挥发性和特异的臭味。例如，甘氨酸产生甲胺，鸟氨酸产生腐胺，精氨酸产生色胺进而又分解成吲哚，含硫氨基酸分解产生硫化氢、氨、乙硫醇等。这些物质都具有强烈的刺激性臭味，使食品表现出腐败特征。

②鉴定指标。依据蛋白质分解引起的食品感官、物理和化学变化进行鉴定。

感官鉴定。依据食品的气味、颜色、组织状态等进行鉴定，如蛋白质分解产物所特有的异常气味较为明显；由于蛋白质的分解，使食品本身的硬度和弹性下降，引起食品外形和结构的改变等。

物理指标。依据食品蛋白质腐败变质时分解产生的低分子物质增多的特点，通过测定食品浸出物量、浸出液电导率、折射率、冰点、黏度及 pH 等物理指标的变化来判断食品腐败变质的程度。

化学指标。主要通过分析蛋白质的分解产物进行鉴定，常用的指标有以下 3 个。

挥发性盐基总氮(TVBN)：指肉类样品浸液在弱碱性条件下能与水蒸气一起蒸馏出来的总氮量，主要是蛋白质分解产生的氨和胺类。例如，一般在低温有氧条件下，鱼、虾等水产品的 TVBN 超过 30 mg/100 g(样品)时，即认为是变质的标志。

三甲胺是由季铵类含氮物经微生物还原产生的，新鲜的肉及鱼等水产品中不存在三甲胺，初期腐败时，其量可达 4～6 mg/100 g(样品)。

K 值是指 ATP 分解的肌苷(HxR)和次黄嘌呤(Hx)低级产物占 ATP 系列分解产物 ATP＋ADP＋AMP＋IMP＋HxR＋Hx 的百分比。*K* 值主要适用于鱼类早期腐败的鉴定。一数情况下，$K \leqslant 20\%$时，说明鱼体新鲜；$K \geqslant 40\%$时，表明鱼体已开始变质。

2. 脂肪

(1)脂肪的变化。食用油脂与食品中脂肪的酸败程度受脂肪的饱和程度、微生物的解脂酶、外界环境条件等因素的影响。油脂酸败主要是油脂氧化、水解产生相应的分解产物。主要包括氢过氧化物(ROOH)、羰基化合物、低分子脂肪酸、醇类、酯类等,以及羟酸和脂肪酸聚合物、缩合物等进一步裂解产生的醛、酮、酸及呋喃等低分子物质。这些低分子化合物为油脂酸败的特征物质,使酸败油脂具有特殊的"哈喇"味。

(2)鉴定指标。依据脂肪酸败所产生的分解产物使食品呈现的理化和感官特征变化进行鉴定。脂肪酸败早期是过氧化值、酸价上升,羰基(醛、酮)反应呈现阳性。脂肪原有理化特性的变化,如凝固点、相对密度、折射率、碘值、皂化值等。脂肪酸败所特有"哈喇"味、脂肪颜色变化等。在油脂酸败早期,其酸价变化尚不显著时,主要通过过氧化值的变化来反应油脂酸败的情况。

3. 碳水化合物

食品中的碳水化合物在污染微生物等因素的作用下分解产生酸、醛、酮、醇、二氧化碳和水等产物。其变化的主要特征是食品产生原来不具有的酸、醛、醇等的气味,食品酸度升高,果蔬类食品软化等。

(三)食品腐败变质的危害与预防措施

1. 食品腐败变质的危害

腐败变质使食品的营养成分分解或流失,造成其营养价值的严重降低,同时蛋白质等营养物质的分解产物、污染微生物的代谢产物使食品原有的感官性状发生改变,产生如异常颜色、刺激性臭味、黏液、组织溃烂等劣变,造成食品的食用价值降低甚至丧失。而且腐败食品的一些分解产物,如组胺、亚硝胺类和硫化氢等可以引起机体的不良反应或中毒。更重要的是,腐败变质食品一般含有大量的污染微生物,其中一些菌的代谢产物具有毒性,某些条件致病菌大量存在时,还会引起食物中毒。所以,食品腐败变质不仅会引起食品的营养价值、食用价值降低甚至丧失,有时还会造成食物中毒或引起食源性传染病,严重威胁人体健康。

2. 食品腐败变质的预防

由于腐败变质主要是食品在微生物为主的因素作用下,营养物质氧化分解的过程。所以,食品腐败变质的预防控制主要是采取措施防止食品的微生物污染、杀灭腐败微生物或抑制其生长繁殖以及延缓食品自身组织酶的分解作用。常用的预防食品腐败变质的措施如下。

(1)防止食品受腐败微生物污染。从食品原料的选用、食品从业人员的卫生要求、生产环境控制到食品生产操作规范等方面而采取措施防止食品微生物的污染。

(2)杀灭污染微生物。各种微生物对环境的适应性和抵抗能力不同,尤其是细菌的芽孢可以耐受较高的温度。选择物理、化学方法杀灭食品中污染的微生物,除依据污染微生物本身的生物学特性外,还要考虑食品本身的特性,如感官特性、营养物质,以及杀灭微生物技术的生产使用可行性和成本等因素。

常用的方法:①热处理,如牛乳生产过程中使用的超高温瞬时处理(UHT)技术,罐头食品使用的高压蒸汽灭菌技术等;②化学物质处理,如食品加工设备使用消毒剂进行处理等;③辐照处理,如使用 ^{60}Co 产生的 γ 射线对稻米进行处理;④其他杀菌方式,如超高压杀菌、高压脉冲电场杀菌等。

(3)抑制腐败。能够杀灭微生物的大多数方法都可以抑制微生物的生长。亚致死量的热处理、化学处理等一般都会造成微生物的损伤。另外热处理、低温处理等方法除可以抑制污染微生物的生长，还可以降低食品自身组织酶的活力，从而达到抑制腐败发展的目的。

①低温保藏。食品的腐败菌大多为中温菌，其最适生长温度为20～40℃，在－18℃以下时几乎所有的腐败微生物都难以生长繁殖。因此，在－18℃以下可以较好地防止或减缓食品的腐败变质。低温可以抑制食品中腐败菌的生长，食品自身组织酶的活力和食物分解反应的程度也同时降低。冷藏温度一般设定在0～10℃的范围，可以减缓食品的腐败变质。

②气调保藏。通过使用阻气包装将食品密封于特定的气体环境中。气调（如使用CO_2、N_2）保藏除可以抑制微生物的生长外，还可以降低果蔬等食品的呼吸作用，以达到抑制食品腐败的目的。气调保藏适用于鲜肉、果蔬的保鲜，也可用于谷物、即食食品等的保鲜或保藏。一般用于保藏水果的CO_2浓度为2.0％～3.0％，蔬菜为2.5％～5.5％。

③干燥保藏。微生物的生长繁殖以及食品自身组织酶活性的维持都需要一定的水分活度。通过干燥处理降低食品的水分活度，可以达到抑制食品腐败的目的。

④化学保藏。使用化学方法抑制食品中腐败菌的生长，达到减缓或防止食品腐败的目的。如用防腐剂保藏等。

（4）消费者的自我防护。食品的腐败变质可发生在食品链的各个阶段，所以消费者掌握相关的食品知识，保持良好的卫生和生活习惯以及采取必要的预防措施对于防止食品腐败变质十分重要。

三、霉菌、霉菌毒素的污染及其预防

霉菌是菌丝体较发达而又没有子实体的丝状真菌的一个统称。霉菌繁殖能力极强，主要通过产生多种形式的孢子来完成，其孢子具有小、多、轻、抗逆性强等特点，孢子的这些特点有助于霉菌在自然界的散播和生存。

霉菌的种类繁多，在自然界广泛存在，有45 000多种，多数对人体有益，如用于发酵、酿造、生产抗生素等。部分有害，能引起食品霉变或造成人体真菌感染等，少数菌株在污染食品后，在适宜的条件下可产生霉菌毒素，危害人畜健康。霉菌毒素是霉菌在生长繁殖过程中产生的次生有毒代谢产物，它们可以通过食品链污染进入人体，引起人和动物的急性或慢性中毒，通常表现为致癌致畸、特异性器官毒性、免疫抑制等。目前已知的霉菌毒素约300种。

1.霉菌的发育和产毒条件

霉菌产毒需要一定的条件，影响霉菌产毒的条件主要是食品基质及水分含量、环境的温度、湿度及空气的流通情况。

（1）水分和湿度。暴露于环境中的食品，其水分含量会随着周围环境湿度的变化而变化。食品的水分含量及环境湿度是影响霉菌生长和产毒的重要因素。霉菌的繁殖需要一定的水分活度。因此食品中的水分含量少（溶质浓度大），水分压值越小，水分活度（A_w）越小，即自由运动的水分子较少，能提供给霉菌利用的水分少，不利于其生长与繁殖，有利于防止食品的腐败变质。$A_w \leqslant 0.7$，一般霉菌都不能生长。在不同的相对湿度中易于繁殖的霉菌种类也不同。

（2）温度。大部分霉菌在25～30℃都能生长。10℃以下和30℃以上时生长明显减弱，在0℃几乎不生长。但个别霉菌可耐受低温，一般霉菌产毒的温度略低于其最适生长温度。

（3）基质。霉菌在天然食品中比在人工合成的培养基中更易生长繁殖，在不同的食品基质中，霉菌的产毒能力也不同，而且不同的食品通常生长一定的霉菌菌种，如玉米和花生以黄曲霉为主，大米以青霉为主。霉菌的营养来源主要是糖和少量氮、矿物质，因此极易在含糖的饼干、面包、粮食等类食品上生长。

(4)空气流通。大部分霉菌繁殖和产毒需要有氧条件，但毛霉、青绿曲霉是厌氧菌，并可在高浓度的 CO_2 条件下生长。

2.主要产毒霉菌

霉菌产毒只限于产毒霉菌，而产毒霉菌中也只有一部分毒株产毒。目前已知具有产毒株的霉菌主要有以下几种。

曲霉菌属：黄曲霉、赭曲霉、杂色曲霉、烟曲霉、构巢曲霉和寄生曲霉等；

青霉菌属：岛青霉、橘青霉、黄绿青霉、扩张青霉和圆弧青霉等；

镰刀菌属：尖孢镰刀菌、拟枝孢镰刀菌、三线镰刀菌、雪腐镰刀菌、粉红镰刀菌、禾谷镰刀菌等；

其他菌属中还有绿色木霉、漆斑菌属、黑色葡萄穗霉等。

产毒霉菌所产生的霉菌毒素没有严格的专一性，即一种霉菌或毒株可产生几种不同的毒素，而一种毒素也可由几种霉菌产生，如黄曲霉毒素可由黄曲霉、寄生曲霉产生。而岛青霉除可产生岛青霉毒素外，还可产生黄天精、红天精及环氯素等多种霉菌毒素。

3.霉菌污染的危害

(1)使食品发生霉变而变质，从而使食品的营养价值与食用价值降低。非产毒霉菌污染食品也不能食用。

(2)霉菌污染食品后可繁殖产毒，引起霉菌毒素中毒，造成"三致"(致癌、致畸、致突变)作用，侵害肝脏、肾脏、大脑神经系统等器官，产生肝硬化、肝炎、肝细胞坏死、肝癌、急慢性肾炎、大脑中枢神经系统严重出血、神经组织变性等。霉菌毒素引起的中毒因毒素种类不同而异，如黄曲霉毒素是肝脏毒，橘青霉毒素是肾脏毒，赤霉病麦毒素是肠毒素，串珠镰刀菌素是心肌毒。

(3)霉菌污染食品的评定，主要从两个方面进行评定，一是霉菌污染度，即单位重量或容积的食品污染霉菌的量，一般以 CFU/g 计算；二是食品中霉菌菌相的构成。

(4)卫生学意义：①霉菌污染食品可降低食品的食用价值，甚至不能食用。每年全世界平均至少有 2%的粮食因为霉变而不能食用。②霉菌如在食品或饲料中产毒可引起人畜霉菌毒素中毒。霉菌毒素中毒表现多样化，有急性的，也有慢性的(致畸、致癌、致突变)，与传染性疾病不同，没有流行性，属食源性疾病。食品被霉菌毒素污染，一般的烹调温度不能破坏霉菌毒素。

(5)几种重要的霉菌毒素，目前已知的霉菌毒素有 200 多种。与食品卫生关系密切的有黄曲霉毒素、赭曲霉毒素、杂色曲霉素、玉米赤霉烯酮、伏马菌素以及展青霉素、橘青霉素、黄绿青霉素等。

4.黄曲霉毒素

黄曲霉毒素是由黄曲霉和寄生曲霉等产生的一类代谢产物，具有极强的毒性和致癌性。1961 年即发现污染了黄曲霉的花生饼能使大鼠诱发肝癌。1962 年鉴定其为致癌物质，命名为黄曲霉毒素(AF)，由于该毒素主要污染粮食和油料作物，并能使动物发生急性中毒死亡与致癌，故引起国内外科学界的广泛重视。

(1)黄曲霉毒素的化学结构和理化性质。

结构：黄曲霉毒素是一类结构类似的化合物。目前已经分离鉴定出 20 多种，主要为 AFB

和 AFC 两大类，即黄曲霉毒素 B_1、B_2、G_1、G_2 及其代谢产物 M_1、M_2、GM_1、P_1 等。其在结构上彼此十分相似，含 C、H、O 三种元素，都是二氢呋喃氧杂萘邻酮的衍生物，即结构中含有一个双呋喃环，一个氧杂萘邻酮（又叫香豆素），前者为基本毒性结构，后者可能与黄曲霉的致癌性有关。凡双呋喃环末端有双键者毒性较强，并有致癌性。毒性顺序：$B_1 > M_1 > G_1 > B_2 > M_2 \neq G_1$，在食品检测中以黄曲霉毒素 B_1 为污染指标。

理化特性：黄曲霉毒素在紫外光的照射下能发出特殊的荧光，因此一般根据荧光颜色、R_f 值、结构来进行鉴定和命名。如黄曲霉毒素 B_1 对紫外光有强的吸收性能，在 365 mm 下吸收峰最大。黄曲霉毒素耐热，一般的烹调加工很难将其破坏，在 280℃时，才发生裂解，毒性破坏。黄曲霉毒素在中性和酸性环境中比较稳定，在 pH 9～10 的氢氧化钠强碱性环境中能迅速分解，形成香豆素钠盐。黄曲霉毒素能溶于氯仿和甲烷，而不溶于水、正己烷、石油醚及乙醚中。现国内检测黄曲霉毒素 B_1 采用薄层层析法。

（2）产毒的条件。黄曲霉毒素是由黄曲霉和寄生曲霉产生的。寄生曲霉的所有菌株几乎都能产生黄曲霉毒素，但并不是所有黄曲霉的苗株都能产生黄曲霉毒素。黄曲霉产毒的必要条件为湿度 80%～90%，温度 24～28℃，氧气 1%。此外，天然基质培养基（玉米、大米和花生粉）比人工合成培养基产毒量高。

（3）对食品的污染。一般来说，国内长江以南地区黄曲霉毒素污染要比北方地区严重，主要污染的粮食作物为花生、花生油和玉米，大米、小麦、面粉污染较轻，豆类很少受到污染。而在世界范围内一般高温高湿地区（热带和亚热带地区）食品污染较重，而且也是花生和玉米污染较严重。

由于饲料的污染，动物性食品也可受污染。广西曾发生猪的“黄膘病”——猪死后脂肪变黄，检测饲料中黄曲霉毒素 B_1 含量$>$500 μg/kg。曾经轰动全国的“毒大米”事件中的毒素就是黄曲霉毒素。

（4）毒性。黄曲霉毒素有很强的急性毒性，也有明显的慢性毒性和致癌性。1993 年黄曲霉毒素被世界卫生组织（WHO）的癌症研究机构划定为Ⅰ类致癌物。黄曲霉毒素的主要作用器官是动物肝脏，它既可引起肝脏组织的损伤，也可导致肝癌的发生。

①急性毒性。根据对动物的半数致死量 LD_{50}，黄曲霉毒素为剧毒物，其毒性为氰化钾的 10 倍，砒霜的 68 倍。其中以黄曲霉毒素 B_1 的毒性最强，黄曲霉毒素 G_2 的毒性最弱。对鱼、鸡、鸭、大鼠、豚鼠、兔、猫、狗、猪、牛、猴及人均有强烈毒性。鸭雏的急性中毒肝脏病变具有一定的特征，可作为生物鉴定方法。一次大量口服后，可出现：肝实质细胞坏死；胆管上皮增生；肝脏脂肪浸润，脂质消失延迟；肝脏出血。

不同种属黄曲霉毒素 B_1 急性毒性的敏感性不同，以鸭雏最为敏感；不同年龄的动物以幼年动物最为敏感；不同性别中雄性比雌性敏感。

国内外都有黄曲霉毒素引起人急性中毒的报道，以 1974 年印度 200 个村庄爆发黄曲霉毒素中毒性肝炎最为严重，这些村民因食用霉变玉米所致，中毒人数达 390 人。症状是发热、呕吐、厌食、黄疸，之后出现腹水、下肢浮肿，很快死亡。

②慢性毒性。长期小剂量摄入黄曲霉毒素可造成慢性损害，从实际意义出发，它比急性中毒更为严重。其主要表现是动物生长障碍，肝脏出现亚急性或慢性损伤。其他症状如食物利用率下降、体重减轻、生长发育迟缓、雌性不育或产仔少。

③致癌性。黄曲霉毒素对动物有强烈的致癌性，可诱发多种动物发生癌症。除主要诱发

动物肝癌外，亦可诱发肾癌、胃癌、结肠癌、泪腺癌、涎腺癌及乳腺癌和卵巢癌等。另外，动物实验表明，长期摄入低浓度或短期摄入高浓度的黄曲霉毒素后均可诱发肝癌。黄曲霉毒素的致癌性很强。据一些亚非国家及我国的肝癌流行病学调查资料证实，凡食物中黄曲霉毒素污染严重和实际摄入量高的地区，肝癌发病率也高。

(5)黄曲霉毒素的代谢。黄曲霉毒素为强致癌物，必须在体内代谢(活化)后才具有致癌性，致癌形式是黄曲霉毒素的环氧化物。黄曲霉毒素在体内的代谢主要是在肝脏微粒体酶作用下进行脱甲基、羟化和环氧化反应。二呋喃环末端双键的环氧化反应，形成黄曲霉毒素 B_1-2,3 环氧化物，与黄曲霉毒素的毒性、致癌性、致突变性都有关系。

黄曲霉毒素如不连续摄入，一般不在体内蓄积。一次摄入后，约经一周经呼吸、尿液、粪便等将大部分毒素排出。

(6)防霉去毒措施。

①防霉。霉菌的生长繁殖需要一定的气温、湿度、粮食含水量及氧气。如能有效地控制其中之一，即可达到防霉目的。最有实际意义的是控制粮食含水量。收获后，迅速干燥农作物，使稻谷含水量减少至 13%以下，玉米含水量在 12.5%以下，即可防霉。此外，在收获贮藏及运输过程中，保持粮粒及花生外壳的完整，对防止霉菌侵染也有一定的作用。化学熏蒸剂防霉、γ 射线照射、选用和培育抗霉的粮油品种等均具一定的防霉作用。

②去毒。当前实际应用的有以下几种：a. 挑除霉粒：适用于花生。因黄曲霉毒素主要存在于发霉、变色、破损及皱缩的花生粒中，挑除后，可使黄曲霉毒素含量显著降低；b. 碾轧加工及加水搓洗：适用于大米，因毒素主要存在于米糠及大米表层；c. 脱胚去毒：适用于玉米，因毒素主要集中于玉米胚部。脱胚法有两种：一是浮选，如将玉米碾磨成 1.0～4.0 mm 的碎粒，加入 3～4 倍的清水，搅拌、轻搓，胚部碎片较轻即上浮，捞出。如此反复 3～4 次，可使含量降低 8%左右；二是碾轧法，将玉米碾轧 3 次，去掉外皮及胚部；d. 加碱破坏毒素：适用于食用油。在碱性条件下，黄曲霉毒素结构中的六碳环内酯被打开形成香豆素钠盐，后者溶于水，故加碱后经水洗，去毒效果较好。碱炼本是精制食用油的方法，故便于推广；e. 其他：如紫外线照射法、活性白陶土吸附法、高温处理法、盐炒法等也有一定效果。

③加强食品卫生监测。严格限制黄曲霉毒素 B_1 在食品中的含量。我国食品卫生标准规定：玉米、花生油、花生及其制品中，黄曲霉毒素 B_1 含量不得超过 20 μg/kg，大米、其他食用油不得超过 10 μg/kg，其他粮食、豆类、发酵食品不得超过 5 μg/kg，婴儿代乳食品不得检出。

5. 霉菌及其毒素污染的预防

霉菌污染食品后会引起食品的腐败变质，导致食品的食用价值降低甚至完全丧失，据统计全世界每年平均有 2%的谷物因为霉变而不能食用，同时霉菌毒素的污染会严重威胁人体健康，造成巨大的社会经济损失。霉菌及其毒素污染的预防和控制具有非常重要的意义。

霉菌借助其孢子在自然界广泛散播与生存，不同霉菌的生长繁殖能力与产毒条件也有显著差异，完全避免食物被霉菌及其毒素污染是困难的。预防霉菌及其毒素对食品污染的主要措施是防止污染、去除污染和通过制定限量标准控制污染在可接受的范围内。而与食品的细菌污染不同，霉菌污染主要发生在食品原料阶段，所以控制农产品在生长、收获和贮存过程中的霉菌污染是预防霉菌及其毒素污染的重要措施。

(1)防止污染。主要通过抗性育种、合理耕作、适时收获来降低霉菌对食品原料的污染和毒素的产生；控制食品及其原料的温度、水分含量、环境湿度与通风状态，适时采用物理、化学手段达到抑制霉菌的生长和产毒的目的。

（2）去除污染。对发生霉变的食品及其原料进行有效的处理。去除霉变的食品与原料，根据污染的霉菌和毒素种类情况，采取水洗烘干（如水溶性毒素）、碱性溶液处理法、吸附法、紫外光照法（如黄曲霉毒素）等适宜的物理、化学方法去除污染的霉菌毒素。

（3）通过限量标准控制污染。依据相关标准加强污染的检测和检验，防止超过标准的食品及其原料进入食品链。例如，我国现行食品中真菌毒素限量标准（GB 2761—2017）对食品中的黄曲霉毒素 B_1、黄曲霉毒素 M_1、展青霉素、脱氧雪腐镰刀菌烯醇、赭曲霉毒素 A 及玉米赤霉烯酮的限量进行了规定。

在进行食品国际贸易时，还需要参照国际食品法典委员会（CAC）、世界贸易组织（WTO）及相关贸易国家等的标准。同时，在食品生产和日常生活中，不使用和不食用不符合标准、霉变或有霉味的食品，防止霉菌毒素的摄入。

轻食沙拉真的健康吗？
“麦当劳沙拉事件”
受害者飙升至 507 人

四、食品的病毒污染及其预防

病毒污染包括口蹄疫病毒、狂犬病毒、禽流感病毒、肝炎病毒等，虽然病毒不能在食品中增殖，但是与食品的细菌或霉菌污染不同，很少数量的病毒就可能引发感染（一般＜10^3 个粒子），食品一旦被病毒污染，就可能会给人体健康带来严重威胁，对消费者的危害是引发人畜共患病。

1. 甲肝病毒

肝炎病毒是引起病毒性肝炎的病原体。病毒性肝炎是当前危害人体健康的疾病之一。目前，已经发现的肝炎病毒至少有五种，它们是甲型（HAV）、乙型（HBV）、丙型（HCV）、丁型（HDV）、戊型（HEV），其中乙型、丙型、丁型主要为血液传播，甲型、戊型为粪口传播。甲型肝炎病毒是甲型肝炎的病原，污染水源及水生贝类动物，可引起爆发流行。

（1）来源与生物学特性：甲型肝炎病毒是引起甲型肝炎的病原体。甲型肝炎传染性强，发病率高，常发生在卫生条件差的地区。该病毒主要来源是甲型肝炎患者，通常经患者或病毒携带者的粪便排出体外，通过污染的手、水源、食物、食具等经口感染。其食源性传播主要有两种方式：一种是处于感染或潜伏期的食品生产经营人员污染食品造成传播；另一种是通过污染的水产品，如贝类、螺类、蟹等感染人体。

甲型肝炎病毒可被 3％的漂白粉、0.2％的新洁尔灭等消毒剂灭活，但非离子型去垢剂不能破坏其侵染性。其对低热有抵抗力，60℃加热 1 h 后仍具侵染力；但在高温条件下，如 100℃加热 5 min 可将其灭活。该病毒在低温下较稳定，4℃条件下可存活数月。

（2）危害与预防措施：人感染甲型肝炎病毒后，大多数表现为隐性感染和无黄疸型肝炎，传染源较难控制。发病初期常有发热、全身乏力、恶心、腹痛、消化不良以及黄疸等症状。

甲型肝炎病毒可被高热条件灭活，所以可以通过彻底加热食品及其用具以及防止交叉污染来进行预防。同时可通过加强相关产品的水域卫生防护、食品卫生监管，养成良好的卫生习惯、保护易感人群等措施预防甲型肝炎病毒的传播和感染。

2. 口蹄疫病毒

（1）来源与生物学特性：口蹄疫是由口蹄疫病毒感染引起的偶蹄动物共患的急性、热性、接触性传染病。患病或带毒的猪、牛、羊等偶蹄动物是口蹄疫病毒的主要传播来源。病畜的机体、分泌物、排泄物以及呼出的气体等均可以污染水源和相关食品。人主要通过接触病畜、食用生乳或其他被污染的食品被感染。

口蹄疫病毒对酸、碱和高温均比较敏感，1% NaOH 处理 1 min，70℃加热 10 min 或煮沸 3 min 可将其灭活。

(2)危害与预防措施：人感染口蹄疫病后，重要的一项病症就是在口、手足趾和面部等部位出现水疱，并常表现出发热、头痛、呕吐等症状。

预防口蹄疫病毒的措施：对易感动物定期进行预防接种，采用 NaOH、过氧乙酸等对动物饲养场地、器具消毒；加强检疫和食品监管，严禁从疫区引进易感动物、销售和食用感染的动物性食品；发现病畜立即销毁，将同批牲畜在当日宰完；并对接触过的场所、圈舍和车间进行消毒处理，所有关联的设备、物品全部彻底消毒；防止食品交叉污染；养成良好的卫生习惯等。

3. 疯牛病病毒

疯牛病是牛海绵状脑病的俗称，为一种慢性、具有传染性的致死性中枢神经性疾病。1985 年 4 月首次发现于英国，1986 年 11 月将其命名为牛海绵状脑病。90%的牛海绵状脑病病牛都被发现在英国。

(1)病原学特点。疯牛病的病原是朊病毒，朊病毒是由纯蛋白质构成的、不含核酸的传染性颗粒。朊病毒从一类动物传染给另一类动物后，即跨种族传播后，其毒性更强，潜伏期更短。

朊病毒对紫外线、辐射、超声波、蛋白酶等普通病毒灭活的理化因子有较强的抗性，高温 134～138℃ 30 min 不能完全灭活，核酸酶、羟胺、亚硝酸不能破坏其活性。

此病临床表现为脑组织的海绵体化、空泡化、星形胶质细胞和微小胶质细胞的形成以及致病性蛋白积累，无免疫反应。

人感染途径：一是食用感染了疯牛病的牛肉及其制品，特别是从脊椎剔下的肉；二是使用含有动物原料成分的化妆品。

(2)控制措施。对于疯牛病的处理，还没有什么有效的治疗办法，只有防范和控制这类病毒在牲畜中的传播，一旦发现有牛只感染了疯牛病，只能宰杀并进行焚化深埋处理。停喂并销毁疯牛病病原的肉骨粉饲料。

4. 禽流感病毒

禽流感病毒(AIV)属于甲型流感病毒，多发生于禽类，一些亚型也可以感染猪、马等哺乳动物和人。1997 年，H5N1 型高致病性禽流感病毒在我国香港引起了 18 人感染，6 人死亡，首次证实了高致病性禽流感病毒可以感染人，并危及人的生命。

(1)来源与生物学特性：禽流感病毒的来源主要是多种禽鸟，人主要通过密切接触感染的禽类及其分泌物、排泄物，受病毒污染的水等感染禽流感病毒。目前尚无证据表明禽流感病毒可以在人与人之间传播。

根据禽流感病毒外膜血凝素(H)和神经氨酸酶(N)抗原性的不同，目前将禽流感分为 15 个 H 亚型(H1～H15)和 9 个 N 亚型(N1～N9)。感染人的禽流感病毒亚型主要为 H5、H9 和 H7，其中 H5N1 型对人具有高致病性，称为人感染型高致病性禽流感。禽流感病毒对乙醚、氯仿、丙酮等有机溶剂敏感，常用的消毒剂如氧化剂、十二烷基硫酸钠(SDS)、卤素化合物(如漂白粉和碘剂)等容易将其灭活。该病毒对热比较敏感，65℃加热 30 min 或煮沸 2 min 可以将其灭活。所以，一般食用完全煮熟的禽类食品不会感染禽流感。

(2)危害与预防措施：禽流感病毒可存在于禽类而不引起其症状，所以若在某区域检出高致病性禽流感，则要求对该区域内的全部家禽进行扑杀。

人类感染禽流感的病症包括眼部感染（结膜炎）、流感样病征（如发烧、咳嗽、喉咙痛、肌肉痛）或严重的呼吸道感染（如肺炎）。H5N1 型高致病性禽流感可引起人呼吸衰竭、多种器官衰竭，甚至死亡，且其死亡率较高。

预防禽流感病毒应从相关食品处理、个人与环境卫生等方面采取措施，防止其给人体健康带来的危害。如购买家禽时，应尽量避免直接接触家禽及其粪便，若接触要彻底清洁双手；可使用洗涤剂辅助清洗带有禽鸟粪便或污渍的蛋，禽类肉制品、蛋类要煮熟后食用；确保食品生产卫生，防止禽类食品对其他食品的交叉污染；养成良好的卫生习惯；发现有类似流感症状要及时就诊。

5. 诺沃克病毒

诺沃克病毒又称为小圆结构病毒，在病毒引起的肠道传染病中，其属常见的致病源，已成为很多国家非细菌性肠胃炎的最主要致病源。诺沃克病毒引起的肠道传染病在冬季较常见，并且人类是该病毒唯一已知的宿主。

（1）来源与生物学特性：感染诺沃克病毒的患者是病毒的主要传播来源。该病毒主要通过感染者的排泄物污染水源和食品进行传播。诺沃克病毒引起的食源性胃肠炎通常与生食水产品有关，同时该病毒也多存在于水果、沙拉、鸡蛋、蚶和烘烤食品中，生食蚶或牡蛎等水产品存在较高的感染风险。

诺沃克病毒抵抗不良环境的能力较强，在含氯为 6 mg/kg 的溶液中该病毒仍具有侵染力，该病毒比较耐酸、热处理，60℃加热 30 min 后，其仍具有侵染力。

（2）危害与预防措施：诺沃克病毒可引发人和动物患病毒性胃肠炎，主要表现为呕吐、黄色稀水便样腹泻，并伴有低热、头痛、肌痛及食欲减退等症状。

防止诺沃克病毒污染的措施：防止相关贝类、鱼类等产区的水源污染；避免食用受污染的食品，不生食蚶、牡蛎等相关水产品，充分加热食品和防止交叉污染；加强食品卫生监管；养成良好的卫生习惯等。

6. 猪瘟病毒

猪瘟病毒是猪瘟的病原，在自然情况下，危害猪和野猪，人和其他畜禽均无致病性，但在发病过程中，常有沙门氏菌及大肠杆菌继发感染。

（1）病原学特点：猪瘟病毒是黄病毒科瘟病毒属，对乙醚敏感，对温度、紫外线、化学消毒剂等抵抗力较强。如在 56℃下保温 60 min 或 60℃下保温 10 min 可使其失活。但在盐腌、冰冻猪肉中能持久保存。

（2）感染途径：病猪是主要的传染源，由粪、尿和各种分泌物排出病毒，经肉品、废料和废水广为散毒，经消化道、呼吸道、眼结膜及皮肤伤口等感染。

（3）病畜鉴定与处理：病猪发热、食欲减退及废绝，皮肤有出血点、发紫，腹泻及便秘等症状。宰后发现，全身淋巴结肿大，边缘出血或网状出血，内脏器官广泛出血，坏死。处理方法同猪口蹄疫病毒。

（4）预防措施：加强猪瘟防治，疫苗接种是控制猪瘟的重要手段，包括灭活疫苗和弱毒疫苗，加强肉品卫生检验和处理制度。

五、食品的寄生虫污染及其预防

寄生虫是指不能或不能完全独立生存，需要寄生于其他生物体内的虫类。比如蛔虫、绦虫。寄生虫不能在食品中或食品表面生长和繁殖，其繁殖需要特定的宿主或一类宿主。宿主又分终宿主和中间宿主。成虫和有性繁殖阶段寄生的宿主称为终宿主。幼虫和无性繁殖阶段寄生的宿主称为中间宿主。许多寄生虫的感染量很低。寄生虫的潜伏期较长(一般 7～10 d)，使它的流行病学研究更加困难。很多控制方法是可行的，但是有特殊生活史的寄生虫对处理方法有很强的抵抗力。

寄生虫或其虫卵、幼虫可以通过多种途径污染食品。例如一些动物性食品本身携带有寄生虫，食品通过污染寄生虫虫卵的水源被污染等。许多食品，包括肉制品、水产品、水果、蔬菜等都可能会被寄生虫病原体污染，表 9-1 列出了与几种寄生虫相关联的食品种类。污染食品的寄生虫主要以蠕虫类常见，如绦虫、吸虫、线虫等。

表 9-1　与几种寄生虫相关联的食品种类

病原寄生虫	相关联的食品
猪囊尾蚴	生的或未煮熟的被污染的肉及肉制品
中华分支睾吸虫	受到污染的生的或未煮熟的鱼等
肝片吸虫	生的或未煮熟的被污染的牛肝、羊肝、水生植物等
肺吸虫	生的或未煮熟的被污染的淡水蟹、蝲蛄、肉及肉制品
布氏姜片吸虫	生食受到污染的菱角、茭白、荸荠、莲藕等

(一)污染食品的常见寄生虫

(1)猪囊尾蚴。囊尾蚴是绦虫的幼虫，寄生在宿主的横纹肌及结缔组织中，呈包囊状，故俗称“囊虫”。通过肉制品传播给人类的有猪囊尾蚴和牛囊尾蚴，以猪囊尾蚴较为常见。囊尾蚴发育形成的成虫为蛔虫，是一种常见的食源性人畜共患寄生虫，也是肉品卫生检验的重要项目之一。寄生在猪横纹肌中的囊尾蚴呈米粒大小，有些地区称这类猪肉为“米猪肉”或“豆猪肉”。

猪囊尾蚴和有钩绦虫都可对人体健康造成危害。特别是囊尾蚴寄生在人体组织内引起炎症和占位性病变。其寄生于人眼、脑部时可引起视力减弱甚至失明、头痛、癫痫等症状。人感染有钩绦虫后，可引起肠炎，导致腹痛、肠痉挛，同时虫体夺取大量营养，其分泌物和代谢产物可引起胃肠功能失调和神经症状，如消化不良、腹泻、便秘、消瘦等。

(2)中华分支睾吸虫。简称华支睾吸虫，成虫寄生于人、猪、犬、猫等的胆管及胆囊内，故又被称为肝吸虫。螺蛳、淡水鱼、虾等为中间宿主。常通过淡水鱼、虾等水产品或污染水源感染人体。

中华分支睾吸虫可引起胆管和胆囊炎症、肝硬化和局部坏死、黄疸、腹水等症状，并表现出消化不良、贫血、消瘦和生长迟缓等。

(3)肝片吸虫。肝片吸虫可寄生于牛、羊等反刍动物的肝脏、胆管或人体。人和动物是其终宿主，中间宿主为椎实螺。虫卵可随粪便排出体外，通过污染水体进入椎实螺生长，幼虫(尾蚴)从螺体逸出并可污染其他食物。

肝片吸虫进入人体可引起肝组织损伤、急性或慢性肝炎和胆管炎，并伴有全身性中毒和营养不良、贫血、消瘦等症状。

(4)肺吸虫。又名并殖吸虫，第一中间宿主为淡水螺，第二中间宿主为淡水蟹或虾，终末宿主是人及其他肉食性哺乳动物。可通过蟹肉、污染的食具、水源等感染人体。

人感染肺吸虫后常表现出低热、食欲不振、疲劳、盗汗和荨麻疹等症状。成虫侵入肺后，可以引起咳嗽、胸痛、血痰或铁锈色痰(痰中带虫卵)等症状；成虫还可以侵入肝脏和大脑等组织，造成多种损害。

(5)布氏姜片吸虫。俗称姜片虫，终宿主主要是人和猪，中间宿主较多，如尖口圆扁螺等多种螺类。常污染菱角、茭白、荸荠、莲藕等植物，也可通过粪便、水源传播。

人感染后可出现消化道症状，如腹痛、腹泻、消化功能紊乱等，虫体寄生造成的机械性损伤可引发肠炎、贫血等症状

(二)寄生虫的预防

(1)防止食品污染。采取措施控制动物养殖、农产品种植过程中的寄生虫污染；加强动物防疫、检疫以及食品卫生检查，防止寄生虫污染的食品流入市场。

(2)杀灭污染寄生虫。包括使用药物驱虫、消灭寄生虫的中间宿主、对寄生虫污染物进行无害化处理、杀灭污染食品的寄生虫等。

(3)防止食入。保证生鲜食品的卫生，生食的果蔬要清洗干净，不生食动物性食品；防止生熟食品的交叉污染；养成良好的卫生习惯。

第三节　食品的化学性污染及其预防

食品的化学性污染是有害化学物质污染食品造成的食品卫生安全问题。化学性污染可发生在食品链的各个阶段，由于化学污染物种类繁多，涉及范围广，危害大，因此做好食品化学性污染的预防和控制对于保证食品卫生安全有着重要的意义。食品中的化学污染物主要来源于以下几个方面：环境中的化学污染物，如各种有毒重金属、多氯联苯、二噁英等，主要污染农作物和水产品等，并通过食物链进入人体，其对人体造成的毒害与食物链的生物富集作用有着直接的联系；食品生产过程中使用并进入食品的化学污染物，如农药、兽药、渔药、清洁剂等；在食品加工、贮存过程中产生的化学污染物，如在发酵食品和盐腌肉的加工过程中生成的N-亚硝胺等；食品烹调过程中产生的化学污染物，如丙烯酰胺、多环芳烃等；食品包装材料的污染，如邻苯二甲酸酯类；掺假、制假过程中加入的化学污染物。

一、农药、兽药、渔药残留及其预防

(一)农药残留及其预防

1. 概述

农药是用于预防、消灭或者控制危害农业、林业的病、虫、杂草和其他有害生物以及有目的地调节植物生长的一种或几种物质及其制剂。农药按其用途可分为杀虫剂、杀菌剂、杀线虫剂、杀螨剂、落叶剂和植物生长调节剂等类型，按其来源可分为矿物农药、生物源农药、有机合成农药等，按其化学组成及结构可分为有机磷、氨基甲酸酯、拟除虫菊酯等类型。

由于使用农药而对环境和食品造成的污染(包括农药本体物及其有毒衍生物的污染)称为环境农药残留或食品农药残留。使用农药虽然可以减少农作物的损失、提高产量,提高农业生产的经济效益,增加粮食供应,但是,农药的大量和广泛使用,可通过食物和水的摄入、空气吸入和皮肤接触等途径对人体造成多方面的危害,如慢性中毒和致癌、致畸、致突变作用等,还会对环境造成严重污染,使环境质量恶化,物种减少,破坏生态平衡。

目前我国是世界农药第一生产大国和使用大国,数据显示,我国单位面积化学农药的平均用量比世界平均用量高,农药残留超标已成为我国食品卫生安全的主要问题之一。

2.食品中农药残留的来源

农药在使用的过程中,一部分未分解的农药原体或其有毒代谢物、降解物和杂质会残留于环境中和谷物、蔬菜、水果等农产品上,并通过直接、间接污染或食物链传递和高富集作用进入食品。通常的农药残留物对人畜都有不同程度的毒性作用,它们通过食物被人体摄入,给人体健康带来危害。

(1)施用农药对农作物的直接污染。是食品原料及食品中农药残留的主要来源。农药对农作物直接污染的程度受农药品种、剂型、施用方法和方式,农作物品种、生长发育阶段、食用部分,以及土壤、气象等条件的影响。造成直接污染的原因:①农药施用后,一部分可被作物吸收而累积于作物中;②长期大剂量施用农药,造成食用农产品中农药残留;③农产品最后一次施用农药到收获上市之间的时间间隔过短,造成农药分解不完全,残留量超标;④使用农药熏蒸作为农作物的保存手段,如马铃薯、洋葱等使用农药抑制发芽等。在这些因素中,长期大剂量滥用农药是我国目前食品受农药污染的主要来源。

(2)间接污染。研究发现,在施用农药后,有超过50%的农药直接进入周围的环境,一部分可被农作物吸收而造成污染。作物从环境中吸收农药的能力主要与作物种类、农药性质等因素有关。蔬菜类作物对农药的吸收量以根菜类最多,其次为叶菜和果菜。对于同一种作物,部位不同,其吸收量也不同,通常以根为最多,其次为茎、叶、果。

(3)通过食物链的传递和生物富集作用。污染环境的农药由于其不易被生物代谢过程所分解,所以可以通过食物链传递,并且通过生物富集作用使其浓度随食物链逐级增高,最终影响到居于食物链顶端的人类。一般陆生生物食物链的富集浓度是原来的20～100倍,水生生物食物链的富集浓度会成千上万倍地增加。

(4)其他来源。如食品贮运过程中的交叉污染、事故性污染等。

3.食品中常见农药残留及其危害

(1)有机磷农药。有机磷农药是我国目前使用范围最广、用量最大的农药,其大多数为杀虫剂,如对硫磷、内吸磷、马拉硫磷、乐果、敌百虫、稻瘟净等。此类农药化学性质较不稳定,在自然界中容易分解而失去毒性,故不易长期残留,在生物体的蓄积性也较低。

除通过食品外,有机磷农药还可以通过皮肤、黏膜或呼吸道被吸收进人体内,吸收后6～12 h在血液中浓度达到高峰,很快分布到全身各脏器,以肝中的浓度最高,肌肉和脑中最少,其毒性以急性毒性为主,主要抑制生物体内乙酰胆碱酯酶的活性,导致神经递质乙酰胆碱的大量蓄积,从而阻断了神经传导,引起中枢神经系统中毒。主要症状有头晕、呕吐、腹痛、视力模糊、昏迷、呼吸麻痹等,部分品种有迟发性神经毒作用,表现出神经系统、血液系统和视觉损伤。

有机磷农药加热遇碱可以加速分解,其产物无毒或毒性减弱,故可用碳酸氢钠、氨水等与有机磷农药共同加热,降低它们的毒性。

预防措施:①防止食品污染。正确使用农药,注意使用时间和使用次数,开展抗虫品种的培育和生物防虫工作;②清除食品中的有机磷农药;加工、淘洗、烹调可降低农药残留;③制定允许残留量:《食品中农药最大残留限量》(GB 2763—2016)中规定,内吸磷为 0.02 mg/kg,对硫磷为 0.1 mg/kg(谷物、油料和油脂)和 0.01 mg/kg(蔬菜和水果)。

(2)有机氯农药。有机氯农药是一类应用最早的高效广谱杀虫剂,主要品种有 DDT 和六六六。尽管其在 1983 年已停止生产、1984 年停止使用,但由于有机氯农药化学性质稳定,残留时间长,半衰期长,不断地迁移和循环,因此环境与食物中仍能检出有机氯农药的残留。有机氯农药在我国曾被长期和大量使用,造成环境和食品的污染,影响了食品出口。

有机氯农药在食品中残留的特点有:①通过大气漂移污染环境和食品,波及全球每个角落;②通过食物链传递时能发生富集作用;③农作物对土壤中的有机氯有富集作用;④主要蓄积于动物脂肪,动物性食品残留量大于植物性食品,猪肉高于牛肉、羊肉、淡水鱼。

有机氯农药对人体的危害:①DDT 有较强的蓄积性,能损伤肝、肾和神经系统,引起肝脏肿大,贫血,白细胞增多,而且对免疫系统、生殖系统和内分泌系统也有显著影响。动物实验表明,DDT 也有较强的致癌性;②男性肝癌、肺癌、肠癌以及女性直肠癌的发病率与六六六的蓄积量有关。

有机氯农药中毒预防措施:①食品中 DDT、六六六的消除:a. 去皮壳,有机氯农药对粮食的污染或残留,在外壳较高,通过加工表皮可除去一部分,以至全部去除;b. 加热,有机氯农药的化学性质比较稳定,但经加热处理还是可以除去一部分;②制定允许残留量。我国《食品中农药最大残留限量》(GB 2763—2016)中规定的标准,如表 9-2 所示。

表 9-2 食品中的有机氯残留的允许量标准

食品类别(名称)	最大残留限量/(mg/kg)	
	六六六	DDT
稻谷	0.05	0.1
蔬菜	0.05	0.05
水果	0.05	0.05
茶叶	0.2	0.1
水产品	0.1	0.5
蛋类	0.1	0.1
生乳	0.02	0.02

(3)氨基甲酸酯类农药。此类农药一般用作杀虫剂(如灭多威、残杀威等)或除草剂(如禾大壮、哌草丹、野麦畏等)。除少数品种如呋喃丹等毒性较高外,大多数属中、低毒性农药。氨基甲酸酯类农药一般不稳定,在水中能缓慢分解,碱性条件或提高其温度可加快其分解,且易被土壤微生物分解,不易在生物体内蓄积。

氨基甲酸酯类农药的毒性作用机制与有机磷类似,也是胆碱酯酶抑制剂,引起胆碱能神经兴奋症状。急性中毒表现为心血管活动受抑制,胃肠道平滑肌兴奋,呼吸道腺体兴奋等症状。该类农药中毒后恢复较快,一般在 24 h 内完全恢复。氨基甲酸酯类农药可直接与胆碱酯酶结合形成氨基甲酰化胆碱酯酶,使酶失去水解乙酰胆碱的能力。但它们与胆碱酯酶结合是可逆的，可自行水解，故酶抑制表现轻，胆碱酯酶的活性恢复也快。这是氨基甲酸酯类农药引起毒作用后恢复较快的原因。

(4)拟除虫菊酯类农药。拟除虫菊酯类农药是一类模拟天然除虫菊酯化学结构合成的农药。此类农药具有杀虫谱广、高效、低毒、低残留的特点，常作为卫生杀虫剂和农业杀虫剂使用，农业上常用的品种有溴氰菊酯、杀灭菊酯等。

拟除虫菊酯类农药多数品种不溶于水而易溶于有机溶剂；在酸性溶液中稳定，遇碱易分解；在环境中的降解以光解(异构、酯键断裂、脱卤等)为主，在土壤微生物的作用下易转变成极性化合物，不易造成环境污染。拟除虫菊酯类杀虫剂属于神经毒物，可使中枢神经系统的兴奋性增高。主要中毒症状表现为震颤、过度兴奋、抽搐、舞蹈症、手足徐动症和瘫痪等。另外，拟除虫菊酯类农药还有增强周围神经兴奋性的作用，可引起皮肤和面部的异样感觉。

4. 控制食品中农药残留的措施

为了防止农药对食品的污染，主要应在农作物保护工作中贯彻以防为主、防治结合的方针，避免单纯依靠农药的被动局面。另外，必须限制农药在食品中的残留量，食品中各种农药的残留量必须符合标准，此外，注意食品的烹调方法，也能起到一定的预防作用。

(1)加强对农药生产和经营的管理，严格执行食品中农药残留限量标准，按照我国颁布的《农药管理条例》规定，我国农药生产实行许可制度，未取得农药登记和农药生产许可证的农药不得生产、销售和使用。我国食品安全国家标准《食品中农药最大残留限量》(GB 2763—2016)中对食品中2,4-二氯苯氧乙酸等433种农药4 140项最大残留限量进行了规定。在食品卫生监督、检查中应加强对农药残留量的检测，严格执行食品中农药残留的限量标准。

(2)安全合理使用农药，农药种类选用要适当，我国颁布的《农药合理使用准则》(GB/T 8321.1-GB/T 8321.9)，对主要作物和常用农药规定了其最高用药量或最低稀释倍数、最多使用次数和安全间隔期(最后一次施药距收获期的天数)、最大残留限量参考值，以保证食品中农药残留不致超过允许限量标准。同时也应注意对农民的宣传和指导，加强安全防护工作，防止农药污染环境和农药中毒事故。

(3)注意利用合理的处理方法，降低农药的残留，农产品在食用前和烹调时，使用浸泡、洗涤、去皮、贮藏、蒸煮、生物酶等手段处理，可以不同程度地降低农产品中农药的残留量。使用热水洗、碱水洗、洗涤剂洗、烫漂等能有效地降低农产品的农药残留量。

(二)兽药、渔药残留及其预防

1. 概述

兽药是指用于食用动物疾病的预防、诊断、治疗或改善其生理与行为功能为目的的药物，包括用于动物防病治病、促进生长、提高生产性能、改善动物性食品的品质等。畜牧生产和兽医临床上使用的兽药主要有抗微生物制剂(包括抗生素类和化学治疗药物)、抗寄生虫制剂(包括驱虫剂和杀球虫剂)、激素类及其他生长促进剂。

渔用药物，简称渔药，是用以预防、控制和治疗水产动植物的病虫害，促进养殖品种健康生长，增强机体抗病能力以及改善养殖水体的物质，包括抗微生物制剂、抗寄生虫制剂、消毒剂、环境改良剂、生长代谢调节剂、中草药及生物制品(疫苗)等。渔药属于兽药的范围，但渔药的使用也有其自身的特点：用药对象局限于水产养殖动物、水生植物以及水环境；主要为群体用药，其施药效果易受水体环境因素影响等。所以，其对食品污染的途径、方式和危害也有与其他兽药不同的特点。

联合国粮农组织和世界卫生组织(FAO/WHO)食品中兽药残留联合立法委员会将兽药残留定义为:动物产品的任何可食部分所含的母体化合物及(或)其代谢物,以及与兽药有关的杂质的残留。所以兽药残留既包括原药,也包括药物在动物体内的代谢产物和兽药生产中所伴生的杂质。动物性食品中常见的兽药残留主要包括抗生素类、激素类和驱虫类药物。目前,动物性食品中兽药残留在国内外已成为影响食品卫生安全的重要因素。

2.食品中兽药、渔药残留的来源与影响因素

①在防治疾病过程中不遵守药物的使用对象、使用期限、使用剂量以及休药期等规定,长期或超标准使用、滥用药物,导致药物残留。

②在使用过程中滥用药物,如把抗生素类和激素类药物作为饲料添加剂使用,或在动物宰杀前用药物掩盖症状等,导致药物残留。

③在动物性食品加工与贮藏的过程中,非法使用抗生素以达到灭菌、延长食品保藏期的目的,从而导致药物在食品中残留。

④通过食物链的生物富集作用污染食品,兽药常以药物原形式或代谢产物的形式随动物粪便、尿液等排泄物污染环境,通过食物链进入动物体内,导致药物的污染与残留。

兽药、渔药在动物食品中的残留量随药物性质、剂量、给药途径、休药期以及动物组织部位的不同而异。其中休药期对药物的残留有重要影响。

3.食品中常见兽药、渔药残留及其危害

(1)抗生素类药物残留及其危害。抗生素类药物包括两类:一类是由细菌、真菌、放线菌等微生物在代谢过程中产生,能抑制或杀灭病原微生物的化学物质;另一类是由人工合成的具有抑制或杀灭病原微生物的化学物质。目前在我国,食品中抗生素残留超标已成为影响食品安全的重要问题之一。

根据化学结构,可将常见抗生素分为β-内酰胺类、胺苯醇类、大环内酯类、氨基糖苷类、四环素类等5大类。

通常情况下,动物性食品中残留的抗生素对人并不表现出急性毒性作用,但如果从食品中长期摄入低剂量的残留抗生素,则可能在人体内蓄积而产生多种危害。

①一般毒性作用:是抗生素类药品所引起的最多见的一种不良反应。由于抗生素在体内的富集能力、亲和或敏感作用的部位不同,其毒性反应可表现在机体的各个系统、器官、组织。如红霉素等大环内酯类的抗生素,易导致肝损害和听觉障碍;链霉素、庆大霉素和卡那霉素等氨基糖苷类抗生素共有的毒副作用是耳毒和肾脏毒性,可能导致食用者晕眩和听力减退。很多畜禽、鱼饲料在生产或使用过程中加入亚治疗剂量的四环素类药物(如金霉素和土霉素等)。长期食用残留有这类药物的食品会引起胃、肠、肝脏的损害;四环素类药物还能与骨骼中的钙结合,抑制骨骼和牙齿的发育。通常情况下,停止摄入抗生素后,其导致的毒性反应可以逐渐消退。但有的抗生素的毒副作用是不可逆的,如链霉素对儿童的致聋作用、氯霉素导致的不可逆的再生障碍性贫血等。

②过敏(变态)反应:引起过敏反应的残留抗生素主要是青霉素、四环素及某些氨基糖苷类抗生素。其中青霉素的过敏率较高,据统计,对青霉素有过敏反应的人为0.7%~10%,严重过敏可能导致死亡。四环素导致的过敏反应较青霉素类药物少,但也可引起药物热、皮疹、哮喘、过敏性休克等。

③细菌耐药性增加：动物在反复摄入某一抗菌药物后，会导致体内部分敏感菌株产生耐药性。动物体内产生的耐药菌株可通过动物性食品进入人体，同时，经常食用抗生素残留的食品也可引起人自身的细菌产生耐药性。耐药菌的产生会给人类的健康带来严重的威胁。

④菌群失调：在正常情况下，人体的口腔、呼吸道、肠道等都存在着大量的细菌，这些细菌在互相拮抗下维持着一个相对平衡的状态，构成人体的正常菌群内环境，对人体健康的保持起着重要的作用。抗生素的摄入可能导致这种正常菌群微生态内环境的破坏，危害人体健康。

⑤"三致"作用：长期摄入一些抗生素可能具有致畸、致突变和致癌作用。如四环素、链霉素、氯霉素和红霉素等对胚胎具有致畸作用，可导致胎儿畸形。

(2)激素类药物残留及危害。在动物生产过程中，有时会使用或非法添加一些激素或激素样药品用于促进动物生长发育。例如，在我国食品动物用兽药中禁止添加的β-兴奋剂类（盐酸克仑特罗、沙丁胺醇、西马特罗）、性激素类（己烯雌酚及其盐等）、具有雌激素样作用的物质（玉米赤霉醇、去甲雄三烯醇酮、醋酸甲羟孕酮及制剂）等药物，在我国一些动物性食品中仍有检出。这些激素类药物的残留会严重危害人体健康。例如β-兴奋剂类药物，其化学性质比较稳定，易被吸收，难分解，并且易在动物组织特别是内脏中蓄积，会给人体健康带来严重危害。近年来，在我国已报道多起非法使用β-兴奋剂类药物和其引起的食物中毒事件。如2012年某省发生的多人因食用含有盐酸克仑特罗的牛肉引起的中毒事件，2018年报道的北京某超市销售的牛腩肉，检出克仑特罗。

食品中残留的激素类药物通常较为稳定，一般的烹调、加工处理很难将其破坏。因此，它们可以通过食物链进入人体并在体内蓄积，给人体健康带来危害。儿童食用残留有性激素的食品可能会导致发育毒性，如儿童性早熟、肥胖、生长发育障碍、婴儿出生缺陷等。成人长期摄入含有激素残留的动物源性食品不仅会破坏人体正常的激素平衡，有时还可能导致内分泌相关肿瘤的发生。短时间大量食入激素类药物，还可能引起人的急性中毒，如盐酸克仑特罗引起的急性中毒常表现为头痛、心动过速、呼吸困难、肌肉震颤、血压下降等症状。

(3)其他类药物残留及危害。孔雀石绿是一种带有金属光泽的三苯甲烷类染料，属于我国食品动物禁用药物，但目前仍存在一些非法使用现象，如在水产养殖中非法添加用于防治水霉病、烂鳃病等，在某些水产品贩运过程中非法添加，用于延长鱼类的存活期。

孔雀石绿进入人或动物机体后，代谢变成脂溶性的无色孔雀石绿残留在组织中，因此在被其污染的鱼的血清、肝、肾、皮肤、肌肉和脂肪中常可以检测到孔雀石绿残留。

孔雀石绿可引起急性毒性作用。在体内外孔雀石绿均显示出致突变作用，并具有生殖和发育毒性。研究发现，孔雀石绿和无色孔雀石绿能诱发实验动物肿瘤。

4.食品中兽药、渔药残留的预防措施

(1)加强药物的合理使用规范。严格按照《兽药管理条例》《兽药标签和说明书管理办法》和《饲料药物添加剂使用规范》等规范和合理使用兽药和饲料药物添加剂，避免和减少兽药残留。

(2)严格规定休药期。保证药物在动物组织中残留浓度降至安全范围后再进入市场。

(3)依照标准加强监测。建立健全动物性食品兽药、渔药残留监控体系，加强监管。

(4)食品加工烹调过程的预防。在食品加工烹调过程中采取措施可降低药物的残留量，如加热烹调可降低一些兽药、渔药的残留量。

二、有毒金属对食品的污染及其预防

在食品领域，有毒金属泛指在一定剂量范围内会对机体产生毒性，导致机体暂时或长期的病理改变，甚至危及生命的化学元素。它们既包括对机体有显著毒害作用的铅、汞、镉等，也包括一些对人体生长发育具有生理作用的元素，过量摄入这些元素也会对人体产生毒性作用，如锰、硒、铬等。

（一）食品中有毒金属污染的来源

有毒金属对食品的污染主要发生在食品原料生产阶段（如种植、养殖），其来源主要是存在于土壤、水源和空气中的污染物。但是近年来，随着科学技术的发展和新资源、新材料、新技术的使用，食品在加工、贮运以及烹调过程中的有毒金属的污染也逐渐引起人们的重视，食品中有毒金属污染的主要来源：

（1）环境污染引起的食品有毒金属污染。主要包括工业生产过程中产生、排放的各种有毒金属；生活过程中产生的有毒金属，如汽车尾气、含有毒金属的废旧电池等生活垃圾；含重金属的农药，如含砷农药、含汞农药的使用等。

（2）食品加工、贮运和销售等过程中的污染。如食品加工机械、管道、运输容器甚至食品烹调用器具中有毒金属的污染等。

（二）有毒金属毒性的影响因素及其毒性作用特点

1.影响有毒金属毒性的因素

食品中的有毒金属摄入机体后，通过代谢、血液循环分布到机体各组织器官，除了原有形式外，还可以转变成其他具有毒性的化合物形式。多数有毒金属在体内具有蓄积性，能产生急性和慢性毒性，一些还具有致癌、致畸和致突变作用。

有毒金属在体内的毒性作用主要与下列因素有关：

（1）体内蓄积量。通常情况下，有毒金属在人体内的总蓄积量较大并超过其生理阈值时，才会表现出较强的毒性作用。

（2）有毒金属的种类和形态。有毒金属的毒性与其金属种类和形态有关，如镉的主要毒性作用靶器官是肾脏，而铅的主要毒性作用靶器官是中枢神经系统；金属镉的 LD50 为 890 mg/kg（体重），硫酸镉为 88 mg/kg（体重）；易溶于水的硝酸镉、氯化镉比难溶于水的氢氧化镉、硫化镉的毒性强。

（3）其他影响因素。如机体的膳食成分、身体状况、肠道微生物的状况、年龄等因素，另外，有毒金属间的相互作用对其毒性作用也有影响，如当食物中锌镉比例较大时，镉对机体的毒性相对降低。

2.食品中有毒金属的毒害作用特点

（1）具有强蓄积性，由于有毒金属的生物半衰期长，它们进入人体后排出的速度缓慢，因此在体内逐渐积累而导致浓度逐渐升高，最终达到产生毒作用的浓度。

（2）具有生物富集作用，有毒金属可以通过生物链传递并产生富集作用，如鱼、虾等水产品中汞和镉的含量可高达其生存环境浓度的数百甚至数千倍。人类位于食物链的顶端，富集到体内的有毒金属浓度较高。

（3）有毒金属产生的危害多是以慢性中毒和远期效应（如致癌、致畸、致突变作用）为主，有毒金属的污染量通常较少，且由于食品被食用的经常性和人群的广泛性，常造成不易被及时发现的人群慢性中毒和对健康的远期或潜在危害。

(三)污染食品的几种常见有毒金属

1. 汞(Hg)

汞俗称水银，在室温下具有挥发性。汞的化合物均具有毒性，且有机汞的毒性要大于无机汞，食品中的汞主要以汞化合物和烷基汞形式存在。

(1)食品中汞污染的来源。汞及其化合物常通过工业排放物、废弃物等污染进入环境，通过生物转化为能溶解于水的甲基汞或二甲基汞，并主要通过生物富集作用进入食物链。鱼体内汞的浓度可以达到很高的水平，如日本水俣湾的贝类含汞浓度可以达到20～40 mg/kg，是其生活水域汞浓度的数万倍，可以说，鱼贝类是汞的天然浓缩器。另外，含汞农药的使用，直接污染植物性食品原料，同时，农田淤泥中含汞过高，也会导致农产品或其他水生生物受到汞的污染。

(2)食品中汞残留的危害。汞对人体的毒性主要取决于它的吸收率，人体对金属汞、无机汞和有机汞的吸收能力是不同的。无机汞的吸收率较低，90%以上可以通过粪便排出体外；而脂溶性强的有机汞，尤其是甲基汞，在消化道内吸收率很高，其对人健康的危害也较大。

人体吸收的汞可随血液循环分布于全身的组织器官，但以肝、肾、脑等器官的含量最高。甲基汞进入人体后主要危害神经系统，特别是中枢神经系统，其中毒可分为急性、亚急性、慢性和潜在性中毒4种类型。甲基汞中毒的最初表现是肢体末端和口唇周围麻木、刺痛感，随后出现手部动作、知觉、视力等障碍，伴有语态、步态失调，甚至发生全身瘫痪、精神紊乱。除了能引起严重的中枢神经系统损害外，甲基汞还可以引起胎儿先天性汞中毒，其表现为发育不良、智力减退、畸形等。资料显示，人体内甲基汞蓄积量达25 mg时可出现感觉障碍，达到55 mg时可出现运动失调，达到90 mg时可出现语言障碍，达到170 mg时可出现听力障碍，达到200 mg时可导致死亡。

(3)食品中汞的允许限量。食品受到汞污染后，通过加工、烹调加热、水洗均不易除去。粮食中汞含量达到56 mg/kg时，连续食用两周即可发生中毒。

许多国家已禁止使用汞制剂。我国食品安全国家标准《食品中污染物限量》(GB 2762—2017)规定了几类食品中汞的残留限量标准，如表9-3所示。

表9-3　食品中汞的限量标准

食品类别(名称)	限量(以Hg计)/(mg/kg)	
	总汞	甲基汞
水产动物及其制品(肉食性鱼类及其制品除外)[①]	—	0.5
肉食性鱼类及其制品	—	1.0
谷物及其制品		
稻谷[②]、米、大米、工米、玉米面(渣、片)、小麦、小麦粉	0.02	—
蔬菜及其制品		
新鲜蔬菜	0.01	—
食用菌及其制品	0.1	—

续表 9-3

食品类别(名称)	限量(以 Hg 计)/(mg/kg)	
	总汞	甲基汞
肉及肉制品		
肉类	0.05	—
乳及乳制品		
生乳、巴氏杀菌乳、灭菌乳、调制乳、发酵乳	0.01	—
蛋及蛋制品		
鲜蛋	0.05	—
调味品		
食用盐	0.1	—
饮料类		
矿泉水	0.001 mg/L	—
特殊膳食用食品		
婴幼儿罐装辅助食品	0.02	—

注:①水产动物及其制品可先测定总汞,当总汞水平不超过甲基汞限量值时,不必测定甲基汞;否则,需再测定甲基汞。②稻谷以糙米计。

2. 镉(Cd)

镉的性质活泼,能同硫、氧、卤素发生反应,易被氧化,稍经加热即可挥发,并与空气中的氧结合形成氧化镉。镉金属基本无毒,而镉的化合物特别是氧化镉对机体有较大毒性。

(1)食品中镉污染的来源。镉在工业上的应用十分广泛,食品中镉的污染来源主要是工业排放对环境的污染,镉可以通过食物链的生物富集作用而在某些食品中达到较高的浓度。资料显示,淡水植物的镉富集程度约为 1 000 倍,从水系到鱼类以及从土壤到植物的富集程度约为 10 倍。

镉常用于玻璃、陶瓷类容器的上色颜料、金属合金和镀层的成分以及塑料稳定剂。所以,当使用含镉容器盛放和包装食品,特别是酸性食品时,镉可以从容器或包装材料中迁移到食品中,造成食品的镉污染。

(2)食品中镉残留的危害。食品中镉化合物的种类,膳食中蛋白质、维生素 D、钙、锌的含量等因素对食品中镉的吸收均有影响。例如通过消化道进入体内的镉,其吸收率较低,通常为 1%,但是当对动物用缺乏蛋白质和钙的饲料喂养时,对镉的吸收率可以增加至 10%。镉进入机体后主要蓄积在肝脏(占全身蓄积量的 1/2)和肾脏(占全身蓄积量的 1/6),肌肉和脂肪等组织中的浓度较低。进入体内的镉最后通过排泄物和毛发等途径排出体外,其生物半衰期为 15～30 年。

镉导致急性中毒的最低剂量为 13 mg/kg(体重),中毒后主要表现为流涎、恶心、呕吐等消化道症状,严重者可导致死亡。镉的慢性毒性主要是引起肝脏、肾脏损坏,临床上表现为蛋白尿、氨基酸尿、糖尿和高钙尿等症状。动物实验表明,镉具有“三致”作用。

(3)食品中镉的允许限量。我国食品安全国家标准《食品中污染物限量》(GB 2762—2017)中对谷物及其制品、蔬菜及其制品、水果及其制品、食用菌及其制品、豆类及其制品、肉及肉制品和饮料类等食品中镉的残留限量的规定,如表 9-4 所示。

表 9-4　食品中镉的限量标准

食品类别(名称)	限量(以 Cd 计)/(mg/kg)
谷物及其制品	
谷物(稻谷除外)	0.1
谷物碾磨加工品(糙米、大米除外)	0.1
稻谷、糙米、大米	0.2
蔬菜及其制品	
新鲜蔬菜(叶菜蔬菜、豆类蔬菜、块根和块茎蔬菜、茎类蔬菜、黄花菜除外)	0.05
叶菜蔬菜	0.2
豆类蔬菜、块根和块茎蔬菜、茎类蔬菜(芹菜除外)	0.1
芹菜、黄花菜	0.2
水果及其制品	
新鲜水果	0.05
食用菌及其制品	
新鲜食用菌(香菇和姬松茸除外)	0.2
香菇	0.5
食用菌制品(姬松茸制品除外)	
豆类及其制品	
豆类	0.2
坚果及籽类	
花生	0.5
肉及肉制品	
肉类(畜禽内脏除外)	0.1
畜禽肝脏	0.5
畜禽肾脏	1.0
肉制品(肝脏制品、肾脏制品除外)	0.1
肝脏制品	0.5
肾脏制品	1.0
水产动物及其制品	
鲜、冻水产动物	
鱼类	0.1
甲壳类	0.5
双壳类、腹足类、头足类、棘皮类	2.0(去除内脏)
水产制品	
鱼类罐头(凤尾鱼、旗鱼罐头除外)	0.2
凤尾鱼、旗鱼罐头	0.3
其他鱼类制品(凤尾鱼、旗鱼制品除外)	0.1
凤尾鱼、旗鱼制品	0.3

续表 9-4

食品类别(名称)	限量(以 Cd 计)/(mg/kg)
蛋及蛋制品	
调味品	
食用盐	0.5
鱼类调味品	0.1
饮料类	
包装饮用水(矿泉水除外)	0.005 mg/L
矿泉水	0.003 mg/L

3. 铅(Pb)

(1)食品中铅污染的来源。污染食品的铅主要来源于环境污染,如空气、水源、土壤污染;食品加工过程中的污染,如接触食品的管道、容器、包装材料、器具等。另外,如锡箔、镀锡铁罐、劣质陶瓷都含有一定量的铅。非职业接触铅的人群摄入铅的主要来源是食品。数据显示,谷类、蔬菜和饮料类是中国人群铅的主要来源,它们对铅摄入的总贡献率在 82%以上。

(2)食品中铅的毒性及对人体的危害。铅对生物体内许多器官组织都具有不同程度的损害作用,尤其是对造血系统、神经系统和肾脏的损害尤为明显。铅对造血系统的毒性主要表现为贫血与溶血,是人体铅中毒的早期特征。铅对中枢和外周神经系统有直接的毒性作用。食品铅污染所致的中毒主要是慢性损害作用,临床上表现为贫血、神经衰弱、神经炎和消化系统症状。中度以上铅中毒者可出现多发性神经炎,严重者甚至损害桡神经或脊髓前角细胞,导致"铅麻痹"。儿童对铅的吸收率较高,对铅有其特殊的易感性,铅中毒的儿童表现为生长迟缓、视力发育迟缓、学习能力降低、精神呆滞、癫痫和神经萎缩等。同时,数据显示,铅还具有生殖毒性、胚胎毒性、致畸和致癌作用。

(3)食品中铅的允许限量。我国食品安全国家标准《食品中污染物限量》(GB 2762—2017)中对谷物及其制品、蔬菜及其制品、水果及其制品、肉及肉制品、蛋及蛋制品和饮料类等食品中铅的残留限量进行了规定。

4. 砷(As)

砷的化合物广泛存在于土壤和水中。砷在自然界中有时会以元素砷的形式存在,但主要还是以三价和五价的有机或无机化合物的形式存在。无机砷在环境中或生物体内可以形成甲基砷化物,它在酸性环境中经金属催化可生成砷化氢(AsH_3),具有强毒性。海水中的砷主要以偶砷基甘氨酸三甲丙盐、偶砷基胆碱、偶砷基糖的形式存在。

(1)食品中砷的来源。除土壤、水体等环境污染外,一些在农业中广泛使用的除草剂、杀虫剂、杀鼠剂和一些防腐剂等也含有砷化合物,对农作物造成了严重的污染。另外,在食品加工过程中也存在砷污染。

(2)食品中砷的毒性及对人体的危害。食品中砷的毒性与其存在的形式和价态有关。元素砷几乎无毒,砷的硫化物毒性也较低,砷的氧化物和盐类毒性较大。三价砷的毒性大于五价砷,无机砷的毒性大于有机砷。食物和饮水中的砷经消化道吸收后与血红蛋白结合,24 h 后即可分布于全身组织，在肝脏中无机砷经甲基化后可代谢为二甲砷酸，经肾脏排出体外。人体每天大约有70%的砷(半衰期为10～30 h)可通过甲基化作用由尿液排出体外。

砷能引起人体急性中毒、亚急性中毒和慢性中毒，并具有致癌性、致畸性和致突变性。急性砷中毒主要表现为胃肠炎症状，严重者可致中枢神经系统麻醉而死亡。慢性中毒主要表现为神经衰弱症候群，皮肤色素异常(白斑或黑皮症)，后期可能转化为皮肤癌。流行病学研究表明，长期接触砷与皮肤癌、肺癌、肝癌和膀胱癌等癌症的发生密切相关。砷的生殖和发育毒性较强。研究发现，五价砷和三价砷可通过人和哺乳动物胎盘导致胎儿畸形。、

(3)食品中砷的允许限量。我国食品安全国家标准《食品中污染物限量》(GB 2762—2017)中对谷物及其制品、水产动物及其制品、蔬菜及其制品、肉及肉制品和饮料类食品中砷的残留限量的规定，如表9-5所示。

表9-5 食品中砷的限量标准

食品类别(名称)	限量(以As计)/(mg/kg)	
	总砷	无机砷[②]
谷物及其制品		
谷物(稻谷[①]除外)	0.5	—
谷物碾磨加工品(糙米、大米除外)	0.5	—
稻谷[①]、糙米、大米	—	0.2
蔬菜及其制品		
新鲜蔬菜	0.5	—
水产动物及其制品(鱼类及其制品除外)	—	0.5
鱼类及其制品	—	0.1
食用菌及其制品	0.5	—
肉及肉制品	0.5	—
乳及乳制品		
生乳、巴氏杀菌乳、灭菌乳、调制乳、发酵乳	0.1	—
乳粉	0.5	—
油脂及其制品	0.1	—
调味品(水产调味品、藻类调味品和香辛料类除外)	0.5	—
水产调味品(鱼类调味品除外)	—	0.5
鱼类调味品	—	0.1
食糖及淀粉糖	0.5	—
饮料类		
包装饮用水	0.01 mg/L	—
可可制品、巧克力和巧克力制品以及糖果		
可可制品、巧克力和巧克力制品	0.5	—

续表 9-5

食品类别(名称)	限量(以 As 计)/(mg/kg)	
	总砷	无机砷②
特殊膳食用食品		
婴幼儿辅助食品		
婴幼儿谷类辅助食品(添加藻类的产品除外)	—	0.2
添加藻类的产品	—	0.3
婴幼儿罐装辅助食品(以水产及动物肝脏为原料的产品除外)	—	0.1
以水产及动物肝脏为原料的产品	—	0.3
辅食营养补充品	0.5	—
运动营养食品		
固态、半固态或粉状	0.5	—
液态	0.2	—
孕妇及乳母营养补充食品	0.5	—

注:①稻谷以糙米计。②对于制定无机砷限量的食品可先测定其总砷,当总砷水平不超过无机砷限量值时,不必测定无机砷;否则,需再测定无机砷。

(四)预防有毒金属污染的措施

(1)控制污染源。控制污染源是降低有毒金属对食品污染的主要措施。例如控制工业“三废”排放,减少汽车尾气排放,对生活垃圾进行分类,防止其中的有毒金属污染环境;加强污水处理和水质监测;禁用含有毒金属的农药和劣质食品添加剂;金属和陶瓷管道、容器表面做必要的处理;使用无毒或低毒食品包装材料等。

(2)加强食品中有毒金属的最高允许限量的监测与监管。建立健全食品污染预警机制,加强监督检测工作。

(3)对已污染食品的处理。根据污染物种类、毒性大小、受污染食品的种类和数量等不同情况做适当的处理。处理原则是在确保食用人群安全性的基础上尽可能减少损失。可用的处理方法如剔除污染部分,使用特殊理化或食品加工方法破坏或去除污染物等。

(4)妥善保管有毒有害金属及其化合物,防止误食误用以及意外或人为污染食品。

三、食品在加工贮藏过程中形成的有害化合物的污染及其预防

烟熏、油炸、焙烤、腌制等加工技术,在改善食品的外观和质地、增加风味、延长保质期、钝化有毒物质(如酶抑制剂、红细胞凝集素等)、提高食品的可利用度等方面发挥了很大作用。但是食品贮藏加工过程中也产生了一些有毒有害物质,如N-亚硝基化合物、多环芳烃、杂环胺和丙烯酰胺等,相应的食品存在着严重的安全性问题,对人体健康产生很大的危害。例如,在习惯吃熏鱼的冰岛、芬兰和挪威等国家,胃癌的发病率非常高;我国胃癌和食管癌高发区的居民也有喜食烟熏鱼、腌制蔬菜和霉豆腐的习惯。因此,了解食品加工过程中产生的有害化合物的种类、形成机理及危害,掌握必要的预防措施能最大限度地降低有害化合物的产生。

(一)N-亚硝基化合物

N-亚硝基化合物是含有 ＞N—N═O 基的化合物,种类很多,动物实验证明它属于致癌性

较强的一类化合物。人们已经研究了300多种亚硝基化合物,其中90%具有致癌性。

1.食品中N-亚硝基化合物的形成

N-亚硝基化合物在人、动物体内、食品和环境中皆可由其前体物质(胺类、亚硝酸盐及硝酸盐)合成。有些食品中现已发现含亚硝基化合物较高,尤其在pH3或3以下时,很容易由食品中的二级胺(仲胺)及亚硝酸盐合成;某些细菌或霉菌也可合成亚硝胺。二级胺来自食品中蛋白质的分解、某些药物或含氮有机农药的残留;亚硝基基团来自硝酸盐,通过细菌的亚硝化或硝化的还原作用而形成。食品中亚硝基化合物含量以鱼类食品中最高,一般在干腌鱼品中,每千克干腌鱼品中亚硝基化合物含量可达数微克甚至数毫克。肉类制品如用硝酸盐或亚硝酸盐做发色剂,则多能检出亚硝基化合物;发酵食品如酱油、醋、啤酒、酸菜等中,都可检出亚硝基化合物,菠菜、芹菜、卷心菜、大白菜、萝卜、菜花等蔬菜中含有较多的硝酸盐,其含量与品种、土壤中的硝酸盐含量以及是否施用氮肥有关。

人体内主要合成亚硝基化合物的部位是胃,唾液中也有相当多的亚硝酸盐。胃酸分泌过少或有硫氰酸盐等催化剂存在时,可促进亚硝基化合物的形成。有细菌感染的肠道、膀胱内,也可以有亚硝基化合物的形成。

2.N-亚基硝化合物的危害

N-亚硝基化合物可诱发大鼠、小鼠、猪、犬、鸟类、鱼等动物的各种组织和器官的肿瘤,以肝癌、食管癌、胃癌、肠癌较多见。其致癌作用需经体内活化,形成重氮烷类,烷化物与DNA结合而致癌变。由于各器官对不同亚硝基化合物的活化程度不同,所以对各器官的致癌性也不同。

亚硝基化合物的致癌作用迅速,一次性使用量过多或多次、长期慢性作用均可产生肿瘤。亚硝基化合物可通过实验动物的胎盘、乳汁使胎儿及子代发生中毒、畸胎或肿瘤。

流行病学调查发现人类的某些癌症具有明显的地区性分布,且与饮食习惯及食物中亚硝基化合物含量有关。目前认为亚硝基化合物很可能是人类某些癌症的重要病因。

3.预防措施

(1)防止食品的微生物污染。

①保证食品新鲜、防止食品的微生物污染,对于降低食物中N-亚硝基化合物含量,至关重要。因某些细菌可使硝酸盐还原为亚硝酸盐,又可分解蛋白质产生胺类,而具有酶促亚硝基化作用。

②蔬菜要趁新鲜时食用。对于不太新鲜的蔬菜,宜在清水中多泡洗一会儿,并用沸水煮捞过后再烹调,因硝酸盐、亚硝酸盐易溶于水。久贮的大白菜,应该吃保存较完整的,切莫吃坏死、变质蔬菜。

③食用咸菜要腌透。一般腌制咸菜,第7~8天硝酸盐的生成达到高峰,第9天开始下降,时间越长,亚硝酸盐的含量越少,所以腌制咸菜必须保证在20天以上,盐水浓度不低于20%。

④腐败变质的鱼、肉不能吃。因为其中含有大量的二级胺,这是致癌物亚硝胺的前体。

(2)改进食品加工。

①减少亚硝基化合物前体的使用量,不得乱用、多加,尽量使用亚硝酸盐、硝酸盐的代用品。腌菜的时间不宜太短。

②肉类腌制品(如罐头、香肠、腌肉)对发色剂亚硝酸钠的用量应严格控制,并尽可能使用

国内已研制成功的、对人体无害的抗氧化剂——异维生素C钠，以取代亚硝酸钠。

(3)利用食物成分阻断亚硝胺的合成。

①多吃富含维生素C、维生素E及类胡萝卜素的蔬菜和水果，可阻断体内亚硝基化合物的形成。

②摄入新鲜的蔬菜和水果，可降低食管癌、胃癌和其他肿瘤的发病率。中美两国科学工作者对河南林县的食管癌、贲门癌最高发病区进行了长达10年的研究表明：补充β-胡萝卜素的胃液中亚硝酸盐的含量显著低于少食或不食大蒜者，其原因可能是由于大蒜对胃液中的细菌，特别是硝酸盐还原菌的杀灭作用。

③茶在机体内起抗氧化作用，直接消除自由基，还可阻断亚硝胺的生成。

(4)制定和执行食品中亚硝基化合物的限量标准。

严格执行食品卫生管理条例，《食品中污染物限量》(GB 2762—2017)中规定了食品中亚硝酸盐、硝酸盐和N-二甲基亚硝胺的限量。

(二)多环芳烃化合物

多环芳烃族化合物是食品化学污染物质中一类具有诱癌作用的化合物，它包括多环芳烃、杂环胺等。多环芳烃族化合物目前已鉴定出数百种，其中对苯并(α)芘研究的最早，资料最多。

1. 苯并(α)芘的结构及理化性质

苯并(α)芘[B(α)P]是由5个苯环构成的多环芳烃。分子式为$C_{20}H_{12}$，相对分子量为252。常温下为针状结晶，浅黄色，性质稳定。沸点为310～312℃，熔点为178℃。溶于苯、甲苯、二甲苯及环乙烷等有机溶剂中，稍溶于甲醇和乙醇中，在水中溶解度仅为5～6 μg/L。阳光和荧光均可使之发生光氧化作用，臭氧也可使之氧化。与NO或NO_2作用可发生硝基化。在苯溶液中呈蓝色或紫色荧光。

2. 苯并(α)芘的致癌性和致突变性

苯并(α)芘能使大鼠、小鼠、地鼠、豚鼠、蝾螈、兔、鸭及猴等动物成功诱发肿瘤，在小鼠中可经胎盘使子代发生肿瘤。也可使大鼠胚胎死亡、仔鼠免疫功能下降，是短期致突变实验的阳性物。在一系列的致突变实验中皆呈阳性反应。流行病学研究发现，人类摄入多环芳族化合物与胃癌发生率有一定的关系。

3. 苯并(α)芘对食品的污染

多环芳烃主要由各有机物如煤、柴油、汽油、原油及香烟燃烧不完全而来。食品中的多环芳烃主要有以下几个来源：①食品在烘烤或熏制时直接受到污染；②食品成分在烹调加工时经高温裂解或热聚形成，是食品中多环芳烃的主要来源；③植物性食物可吸收土壤、水中污染的多环芳烃，并可被大气飘尘直接污染；④食品加工过程中，受机油，或食品包装材料的污染，以及在柏油马路上晾粮食可使粮食受到污染；⑤污染的水体可使水产品受到污染；⑥植物和微生物体内可合成微量的多环芳烃。

4. 防止苯并(α)芘危害的预防措施

(1)防止污染，改进食品加工烹调方法。

①加强环境治理，减少环境对食品的污染；②熏制、烘干粮食应改进燃烧过程，改良食品烟熏剂，不使食品直接接触炭火熏制、烘烤，使用熏烟洗净器或冷熏液；③粮食、油料种子不在柏油路晾晒，以防沥青污染；④食品生产加工过程中要防止润滑油污染食品，或改用食用油做润

滑剂。

(2)去毒。对已经造成苯并(α)芘污染的食品可采取不同的方法去毒,如采用活性炭吸附,活性炭是从油脂中去除苯并(α)芘的优良吸附剂。此外,采用日光或紫外线照射也能降低苯并(α)芘含量。

(3)制定食品中苯并(α)芘限量标准。我国食品安全国家标准《食品中污染物限量》(GB 2762—2017)中对食品中苯并[α]芘的限量规定,如表 9-6 所示。

表 9-6 食品中苯并[α]芘限量指标

食品类别(名称)	限量/(μg/kg)
谷物及其制品	
稻谷[①]、糙米、大米、小麦、小麦粉、玉米、玉米面(渣、片)	5.0
肉及肉制品	
熏、烧、烤肉类	5.0
肉及肉制品	
熏、烧水产品	5.0
油脂及其制品	10

注:①稻谷以糙米计。

(三)杂环胺类化合物

杂环胺类化合物是一类具有强致突变性的化合物,食品中的杂环胺类化合物主要是富含蛋白质食品在高温烹调加工过程中形成的具有多环芳香族结构的一类化合物。杂环胺类化合物,其主要包括氨基咪唑氮杂芳烃(AIA)和氨基咔啉类杂环胺两大类。AIA 类又称为 IQ 型杂环胺,包括喹啉类(IQ)、喹喔啉类(IOX)、吡啶类和苯并噁嗪类,它们主要是由氨基酸、肌酸、肌酐和糖等物质在常规热加工(150～300℃)过程中反应生成;氨基咔啉类杂环胺又称非 IQ 型杂环胺,主要是在较高加工温度(＞300℃)下由蛋白质和氨基酸的热解反应生成。

1. 食品中杂环胺类化合物的来源

食品中的杂环胺类化合物主要产生于食品的高温烹调加工过程,尤其是蛋白质含量较高的鱼、肉类食品更易产生。影响食品中杂环胺类化合物形成的因素主要有以下几个方面:

(1)食物成分。在烹调温度、时间和水分相同的情况下,营养成分不同的食物产生的杂环胺类化合物种类和数量有很大差异。一般而言,蛋白质含量较高的食物产生的杂环胺类化合物较多,而蛋白质的氨基酸组成直接影响其所产生的杂环胺类化合物的种类。肌酸或肌酐、游离氨基酸和糖类是氨基咪唑氮杂芳烃的主要前体物质。在肉和鱼类食品中加入肌酸或肌酐可导致其致突变物的增加。

(2)烹调方式。影响烹调过程中杂环胺类化合物生成的关键因素是烹调的温度和时间,随着烹调温度和时间的增加,食品中杂环胺类化合物的含量也随之增加。资料显示,当烹调温度大于 100℃时,杂环胺类化合物开始生成;当温度从 200℃升至 300℃时,杂环胺类化合物的生成量会增加 5 倍。一般来说,温度在 100℃左右的烹调方式(水煮、蒸等),生成的杂环胺类化合物较少。烹调时间对杂环胺类化合物的生成亦有一定影响,在 200℃油炸条件下,杂环胺类化合物主要在其油炸过程的前 5 min 生成,而在 5～10 min 时生成减慢,若进一步延长油炸时间，则杂环胺类化合物的生成量不再明显增加。

食品中的水分是杂环胺类化合物形成的抑制因素，加热温度越高、时间越长、水分含量越少，产生的杂环胺类化合物越多，所以烧、烤、煎、炸等直接与火接触或与灼热的金属表面接触的烹调方法由于可使水分很快丧失且温度较高，其产生杂环胺类化合物的数量远远大于炖、煮等温度较低、水分较多的烹调方法。

2. 杂环胺类化合物对健康的危害

(1)致癌作用。杂环胺类化合物对啮齿类动物具有不同程度的致癌性，其主要的靶器官为肝脏，其次是肠道、前胃等。有研究表明，某些杂环胺类化合物对灵长类动物也具有致癌性。

(2)致突变作用。杂环胺类化合物是间接致突变物。在机体细胞色素 P450 作用下，杂环胺类化合物代谢活化后才具有致突变性，其活性代谢物是 N-羟基化合物，N-羟基化合物经乙酰转移酶和硫转移酶作用，转变为致突变物。

3. 预防杂环胺类化合物污染食品的措施

(1)改变不健康的烹调方式和饮食习惯，杂环胺类化合物的生成和烹调加工方式有关，特别是过高温度烹调食品时，杂环胺类化合物会大量产生。因此，尽量不要采用油煎和油炸的烹调方法，避免过高温度，不要烧焦食物。

(2)增加蔬菜、水果的摄入量，膳食纤维有吸附杂环胺类化合物并降低其活性的作用。而蔬菜和水果中的一些活性成分又可抑制杂环胺类化合物的致突变性和致癌性的作用。

(3)建立完善的杂环胺类化合物的检测方法，开展食物杂环胺类化合物含量检测，研究其生成条件和抑制条件，以及在体内的代谢情况，毒害作用的阈剂量等，尽早制定食品中的允许含量标准。

四、食品容器和包装材料的污染及其预防

食品在加工、运输、贮藏和销售的过程中，可能会接触各种容器、用具和包装材料。如包装、盛放食品的纸、塑料、橡胶、金属、搪瓷、陶瓷、玻璃、复合包装材料等制品和接触食品的涂料，以及在生产经营过程中接触食品的机械、管道、传送带、容器、用具等，这些材料中的某些成分可能迁移至食品中。同时，有些食品具有较强的化学活性，可能与接触的材料发生化学反应，造成食品的化学性污染。

(一)塑料对食品的污染和危害

塑料是一种由大量小分子的单体聚合形成的高分子化合物。相对分子量在 1 万～10 万。其中单纯由高分子聚合物构成的称为树脂，而加入添加剂以后就是塑料。塑料制品以合成树脂为主要原料，添加适量的增塑剂、稳定剂、抗氧化剂等助剂，在一定的塑化条件下加工而成。塑料是食品容器和包装的最常用材料。

(1)聚乙烯(PE)和聚丙烯(PP)。由于这两种塑料都是氢(H)饱和的聚烯烃，它们和其他元素的相容性很差，故能够加入其中的添加剂包括色料的种类很少，因而薄膜的固体成形品都很难印刷上鲜艳的图案。毒性也较低，其对大鼠 LD_{50} 都大于最大可能灌胃量，属于低毒物质。

高压聚乙烯质地柔软，多被制成薄膜，其特点是具透气性、不耐高温、耐油性差。低压聚乙烯坚硬、耐高温，可以煮沸消毒。聚丙烯透明度好，耐热，具有防潮性(其透气性差)，常用于制成薄膜、编织袋和食品周转箱等。两种单体沸点较低而易于挥发，一般无残留。

(2)聚苯乙烯(PS)。也属于聚烯烃,但由于在每个乙烯单元中含有一个苯核,因而比重较大,C∶H为1∶1,燃烧时冒黑烟。聚苯乙烯塑料有透明聚苯乙烯和泡沫聚苯乙烯两个品种(后者在加工中加入发泡剂制成,如快餐饭盒)。

聚苯乙烯属于饱和烃,相容性较差。聚苯乙烯本身无毒,其卫生问题主要是含有游离的苯乙烯单体及甲苯、乙苯、异丙苯等挥发性物质,这些挥发性物质具有较大的毒性。苯乙烯对动物肝肾有毒性作用;甲苯、乙苯、异丙苯等苯系类化合物对神经系统有毒性作用。

用聚苯乙烯容器储存牛奶、肉汁、糖液及酱油等可产生异味;储放发酵奶饮料后,可能有极少量苯乙烯移入饮料,其移入量与储存温度、时间成正比。

(3)聚氯乙烯(PVC)。聚氯乙烯是氯乙烯的聚合物。聚氯乙烯易分解老化,在高温下可释放出氯化氢而使其劣化,故常需加入稳定剂等塑料助剂。

聚氯乙烯本身无毒,但其单体和降解产物毒性较大,而且聚氯乙烯中增塑剂含量较高,故聚氯乙烯存在的主要安全性问题有:①未参与聚合的游离的氯乙烯单体;②含有多种塑料添加剂;③热解产物。

氯乙烯可在体内与DNA结合而引起毒性作用。主要作用于神经、骨髓系统和肝脏,也被证实是一种致癌物质,许多国家制定了聚氯乙烯及其制品中氯乙烯单体的含量。

聚氯乙烯透明度较高,但易老化和分解。一般用于制作薄膜(大部分为工业用)、盛装液体用瓶,硬聚氯乙烯可制作管道。

(二)橡胶的食品卫生

橡胶为高分子化合物,有天然橡胶和合成橡胶两种。天然橡胶是以异戊二烯为主要成分的不饱和态的直链高分子化合物,在体内不被酶分解,也不被吸收,因此可被认为是无毒的。但因工艺需要,常加入各种添加剂。合成橡胶是高分子聚合物,因此可能存在着未聚合的单体及添加剂的卫生问题。

橡胶中毒性物质的主要来源有两方面:

(1)橡胶胶乳及其单体。合成橡胶单体因橡胶种类不同而异,大多是由二烯类单体聚合而成的。丁橡胶和丁二橡胶的单体为异丁二烯、异戊二烯,有麻醉作用,但尚未发现有慢性毒性作用。苯乙烯丁二橡胶,蒸气有刺激性,但小剂量也未发现有慢性毒性作用。丁腈(丁二烯丙烯腈)耐热性和耐油性较好,但其单体丙烯腈有较强毒性,可导致血管损伤,并有致畸作用。美国已将其溶出限量由0.3 mg/kg降至0.05 mg/kg。硅橡胶的毒性较小,可用于食品工业,也可作为人体内脏器使用。

(2)添加剂。主要的添加剂有硫化促进剂、防老剂和填充剂。

①硫化促进剂。促进橡胶硫化作用,以提高其硬度、耐热度和耐浸泡性。无机促进剂有氧化锌、氧化镁、氧化钙等,这些无机促进剂都比较安全。氧化铅由于对人体的毒性作用,故应禁止用于食具。有机促进剂多属于醛胺类,如六亚甲基四胺(乌洛托品,又名促进剂H)能分解出甲醛。硫脲类中乙撑硫脲有致癌作用,已被禁用。

②防老化剂。为使橡胶对热稳定,提高耐热性、耐酸性、耐臭氧性以及耐曲折龟裂性等而使用。防老化剂亦不应采用芳胺类而可用酚类,因芳胺类衍生物及其化合物具有明显的毒性。如β-萘胺可致膀胱癌已被禁用,N-N′-二苯基对苯二胺在人体内可转变成β-萘胺,酚类化合物应限制制品中游离酚含量。

③充填剂。主要有两种,即炭黑和氧化锌。炭黑提取物在Ames试验中,被证实有明显的

致突变作用。故要求其纯度高，并限制其中苯并(α)芘含量，或将其提取至最低限度。

由于某些添加剂具有毒性，或对试验动物具有致癌作用。故除上述以外，我国规定，α-巯基咪唑啉，α-硫醇基苯并噻唑(促进剂 M)、二硫化二甲并噻唑(促进剂 DM)、乙苯-β-萘胺(防老剂 J)、对苯二胺类、苯乙烯代苯酚、防老剂 124 等不得在食品用橡胶制品中使用。

(三)陶瓷、搪瓷及其他包装材料的卫生问题

(1)陶瓷和搪瓷。二者都是以釉药涂于素烧胎(陶瓷)或金属坯(搪瓷)上经 800～900℃高温炉搪结而成的。其卫生问题主要由釉彩而引起，釉的彩色大多数为无机金属颜料，如硫镉、氧化铬、硝酸锰。上釉彩工艺有 3 种，其中釉上彩及彩粉中的有害金属易于移入食品中，而釉下彩则不宜移入。

搪瓷食具容器的卫生问题同样是釉料中重金属移入食品中带来的危害，常见的铅、镉、锑的溶出量(4%乙酸浸泡)分别应低于 1.0、0.5 与 0.7 mg/L。

(2)包装纸。包装纸的卫生问题有 4 种：①荧光增白剂；②废品纸的化学污染和微生物污染；③浸蜡包装纸中多环芳烃；④彩色或印刷图案中油墨的污染等，都必须加以严格控制管理。我国规定：a. 食品包装用原纸不得采用社会回收废纸用作原料，禁止添加荧光增白剂等有害助剂；b. 食品包装用原纸的印刷油墨、颜料应符合食品卫生要求，油墨、颜料不得印刷在接触食品面上；c. 食品包装用石蜡应采用食品级石蜡，不得使用工业石蜡。

食品中农药残留超标
会受到何种处罚

第四节　食品的物理性污染及其预防

物理性污染包括食品中存在的某些放射性物质产生的辐射、碎骨头、碎石头、铁屑、木屑、头发、碎玻璃等任何在食品中发现的不正常的有潜在危害的外来物。

在食品中能引起物理危害的主要种类及来源：①玻璃、罐、灯罩、温度计、仪表表盘等；②石块、装修材料、建筑物等；③塑料、包装材料、原料等；④珠宝、首饰、纽扣等；⑤放射性物质、食品超剂量辐照等；⑥其他外来物。

(一)放射性物质对食品的污染

食品吸附的人为的放射性核素高于自然放射性本底时，称为食品的放射性污染。污染食品的放射性物质主要来自农业生产和化学实验中排放的核素废物、核爆炸的沉降灰以及核装置的意外事故等。污染食品的放射性核素种类很多，但有实际意义的是产量高、半衰期长，且能在人体长期储留的放射性核素。

污染食品重要的放射性核素有：

^{131}I 是在核爆炸中早期出现的最突出的裂变产物，它可通过牧草进入牛体，从而造成牛奶污染；通过消化道进入人体，可被胃肠道吸收，并且有选择性地浓集于甲状腺中，造成甲状腺损伤，还可能诱发甲状腺癌。^{131}I 半衰期为 6～8 d，对食品长期污染意义不大，对蔬菜的污染具有较大意义，人可通过摄入新鲜蔬菜摄入大量 ^{131}I。^{131}I 可以通过母乳对婴儿产生潜在危害。

^{90}Sr 在核爆炸过程中大量产生，为全球性沉降，半衰期为 28 年，污染区牛、羊奶中含有大量的 ^{90}Sr。^{90}Sr 进入人体后参与钙代谢过程，大部分沉积于骨骼中。^{90}Sr 广泛存在于土壤中，是

食品放射性的重要来源，食品中^{90}Sr浓度随核试验情况而消长。

^{137}Cs半衰期为30年，易被机体充分吸收，化学性质与钾相似，参与钾的代谢过程，随血液分布全身，无特殊浓缩器官，主要通过尿液排出，肠道可排出部分，奶中排出少量。

（二）控制食品放射性污染措施

预防食品放射性污染及其对人体危害的主要措施是加强对污染源的经常性卫生监督。定期进行食品卫生监测，严格执行卫生标准，将食品放射性污染量控制在限制浓度范围内。

（三）物理性污染的预防措施

(1)应用于检查食品原料的方法。可通过视觉方法检查(最常用也是较有效的方法)、金属探测器、瓶底及瓶边扫描仪、X光照射等方法进行食品原料中物理性污染的检查。

(2)应用于监察食品生产过程中的方法。

①建立完善的设施设备定检、巡检制度，经常检查及维修用具，确保设备正常运转，避免虫害的出没；②拆除包装、处理食物和包装食物的地点要分隔清楚，并且要经常保持整齐清洁，拆下的包装物要及时处理或弃掉，以免滋生害虫；③加工过程中操作间光线要充足，以便察觉异物，尤其是以玻璃瓶包装食物的工作间；④操作过程中使用小竹竿、牙签这类物品时要特别小心，这些用品的处理和存放方式要有条理，以免掉进食物中；⑤员工工装要合乎标准，工作时严禁佩戴饰品，要有良好的工作习惯，不携带不必要的东西进入操作间；⑥鼓励员工在工作中发现问题或怀疑有污染可能时，要及时向管理者报告，采取补救检查措施。

复习思考题

1. 什么是食品污染？包括哪些种类？
2. 反映食品卫生质量的细菌污染指标有哪些？有何卫生学意义？
3. 简述食品中病毒的污染和预防措施。
4. 污染食品的常见寄生虫包括哪些？
5. 简述控制农药在食品中残留的措施。
6. 污染食品的有毒金属主要有哪些？它们主要的污染途径与危害是什么？
7. 苯并(α)芘的来源是什么？

第十章 食品中毒及其预防

教学目标:

1. 掌握食物中毒的概念、分类及特征。
2. 熟悉各类食物中毒的原因、中毒表现(临床表现)及预防措施。
3. 了解各类食物中毒的特点。

第一节 概 述

一、食物中毒的概念

指摄入了含有生物性、化学性有毒有害物质的食品或把有毒有害物质当成食物食用后出现的非传染性的急性或亚急性疾病,是最典型的食源性疾病。食物中毒不包括因暴饮暴食而引起的急性胃肠炎、寄生虫病以及经饮食传染的肠道疾病,也不包括因一次大量或长期少量多次摄入某些有毒、有害物质而引起的以慢性毒害为主要特征的疾病。

二、食物中毒的发病特点

(一)食物中毒的发生与摄取的食物有关

所有病人都食用了某种致病食物,没有进食这种食物的人不发病,停止食用这种食物后,再无人员发病。

(二)发病的潜伏期短,发病急,病程短,呈爆发性

食用有毒食物后,很多人在短时间内相继发病,并很快使发病人数达到高峰。潜伏期一般在 24～48 h 以内,但病程一般不超过 1 周。

(三)中毒患者的临床症状相似

因致病物质的种类、毒性及侵害器官、作用机制相同,所以摄入同一食物而中毒的病人,其临床表现也极其相似。

(四)发病范围有局限性,没有人与人之间的直接传染

食物中毒局限在食用了相同致病食物的人群中,没有进食这种食物的人即使同桌就餐或同室而居也不发病。停止食用有毒食物后,不再出现新的患者。所以食物中毒的治疗不用隔离病人。

三、食物中毒的种类

根据引起食物中毒的病原物质将食物中毒分为以下 4 种。

①细菌性食物中毒:由于进食被细菌及其毒素污染的食物而引起的急性疾病。

②霉菌毒素食物中毒:由于进食被霉菌及其毒素污染的食物而引起的急性疾病。

③有毒动植物食物中毒:食物本身含有有毒成分,误食或因加工未能去除毒素,食用后发生中毒。

④化学性食物中毒:有毒化学物质混入食物中并达到引起急性中毒的剂量,食用后发生食物中毒。

第二节　细菌性食物中毒

细菌性食物中毒是食物中毒中最常见的一类。是指由于吃了被细菌或其毒素所污染的食物,引起的急性中毒性疾病。

一、细菌性食物中毒的类型

按发病机制可分为 3 种类型。

(一)感染型食物中毒

病原菌污染食物后,在食物中大量繁殖,摄入了这种含有大量活菌的食物后引起消化道感染而造成的中毒,称为感染型食物中毒。大多由沙门杆菌、副溶血性弧菌、变形杆菌、致病性大肠杆菌等引起。

(二)毒素型食物中毒

食品中污染了病原菌后,这些细菌在食物中繁殖并产生毒素,因食用这种食物中的毒素而引起的中毒,称为毒素型食物中毒。大多由金黄色葡萄球菌、肉毒杆菌引起。

(三)过敏型食物中毒

由于细菌作用,食品中产生大量的有毒胺(如组胺)而使人产生过敏样症状的食物中毒,引起此类型中毒的食品多为不新鲜的鱼。引起此类型中毒的细菌能够代谢产生含组胺酸脱羧酶的细菌。此类酶活性最强的为摩根变形杆菌、组胺无色杆菌和溶血性大肠杆菌。

二、细菌性食物中毒发生的基本条件

(一)细菌污染食品

食品腐败变质、交叉污染、从业人员带菌、食品运输、储存过程等的污染。

(二)适宜的环境

在适宜的温度、水分、pH 及营养条件下,细菌急剧大量繁殖或产毒。

(三)灭菌不彻底

进食前或加工时,未能杀灭细菌或破坏其毒素。

三、常见的细菌性食物中毒

(一)沙门氏菌属食物中毒

1. 病原菌

沙门氏菌食物中毒是一种常见的细菌性食物中毒，是由一群 G-杆菌组成的病菌。约 2 000 种沙门氏菌中的任何一种均可引起肠道感染。

2. 中毒原因

食品被沙门氏菌污染，再加上处理不当未能杀死沙门氏菌。动物性食品在生产过程中很容易受到沙门氏菌的感染，尤其是在大规模的家禽加工过程中。因此为了防止可能存在的沙门氏菌，要求对所有的生家禽必须进行处理。

3. 发病机制

由于活的沙门氏菌随食物进入消化道，并在肠道繁殖，之后经肠系膜淋巴组织进入血液循环，出现菌血症，引起全身感染。当细菌被肠系膜、淋巴结和网状内皮细胞破坏时，沙门氏菌体就释放出内毒素，导致人体中毒。

4. 临床表现

人体在误食被沙门氏菌污染的食物后，在 4～48 h(平均约 24 h)内就会发病，发病时间越短，症状越严重。临床表现有以下 5 种类型，但以急性胃肠炎为最多，同时还有发烧症状。

①胃肠炎型：前期症状有头痛、头晕、恶心、痉挛性腹痛、寒战，以后出现呕吐、腹泻、发热。大便多为黄色或黄绿色水样便，有恶臭，内有未消化的食物残渣，偶带脓血。因呕吐、腹泻大量失水，一般急救处理是补充水分和电解质。对重症、发热和有并发症患者，可用抗生素治疗。一般 3～5 d 即可恢复，病死率在 1%左右，主要是儿童、老人或体弱者治疗不及时所致。

②类霍乱型：起病急、高热、呕吐、腹泻次数较多，且有严重失水现象。

③类伤寒型：胃肠炎症状较轻，但有高热并出现玫瑰疹。

④类感冒型：头晕、头痛、发热、全身酸痛、关节痛、咽喉炎、腹痛、腹泻等。

⑤败血症型：寒战、高热持续 1～2 周，并发各种炎症，如肺炎、脑膜炎、心内膜炎等。

5. 预防措施

①防止污染：加工冷荤熟肉一定要生熟分开，防止食品被沙门氏菌污染。控制感染沙门菌的病畜肉类流入市场。

②控制细菌繁殖：影响沙门氏菌繁殖的主要因素是温度和储存时间。沙门菌在 20℃以上即能大量繁殖，因此低温冷藏食品温度应控制在 5℃以下，避光、隔氧效果更佳。

③灭菌要彻底：在食用前彻底加热以杀灭病原菌。烹调肉块不易过大，肉块深部温度需达到 80℃以上，持续 12 min；禽蛋煮沸 8 min 以上。

(二)葡萄球菌肠毒素食物中毒

1. 病原菌

引起中毒的葡萄球菌主要是能够产生肠毒素的葡萄球菌：金黄色葡萄球菌和表皮葡萄球菌。其中以金黄色葡萄球菌致病力最强，此菌耐热性不强，最适宜生长温度为 37℃，最适宜 pH 为 7.4。但所产肠毒素耐热性强，一般烹调温度不能将其破坏，218～248℃油温下经

30 min 或 100℃下 2 h 才能被破坏。

2. 中毒原因

乳类及其制品、蛋及蛋制品、各类熟肉制品被葡萄球菌污染后在较高温度下保存时间过长。如在 25～30℃环境中放置 5～10 h，就能产生足以引起食物中毒的葡萄球菌肠毒素。

3. 发病机制

只摄入菌体不会引起中毒，只有摄入达到中毒剂量的该菌肠毒素才会致病。肠毒素作用于胃肠黏膜，引起充血、水肿等炎症改变，水与电解质代谢紊乱，出现腹泻。同时刺激迷走神经而引起反射性呕吐。

4. 临床表现

人体误食了被污染的食物后，在很短的时间内(1～8 h，平均为 3 h)，就会产生肠毒素，引发食物中毒症状。主要症状有恶心、反复呕吐。呕吐物起初为食物，继为水样物，少数可吐出胆汁或含血物及黏液，并有头晕、头痛、腹痛、腹泻等。剧烈呕吐常导致虚脱，肌痉挛及严重失水等现象。体温大多正常或略高。中毒后要注意休息和多饮水，一般不需特殊处理，1～3 d 痊愈，很少死亡。

5. 预防措施

①防止污染。防止带菌人群对各种食物的污染，定期对食品加工人员、饮食从业人员、保育员进行健康检查；防止葡萄球菌对奶的污染，要定期对健康奶牛的乳房进行检查。健康奶牛的奶在挤出后，应迅速冷却至 10℃以下，此外奶制品应以消毒奶为原料；患局部化脓性感染的畜、禽宰杀后应按病畜、病禽肉处理。

②防止肠毒素的形成。在低温、通风良好条件下贮藏食品。不仅防止葡萄球菌生长繁殖，亦是防止毒素形成的重要条件，如剩饭在常温下存放应置于阴凉通风的地方，其放置时间亦不应超过 2 h。

(三)肉毒梭菌毒素食物中毒

1. 病原菌

肉毒梭状芽孢杆菌是厌氧菌，对热抵抗力很强，在自然界分布较广。在适宜条件下肉毒梭菌可迅速生长，大量繁殖，产生一种以神经毒性为主要特征的可溶性肉毒毒素。该毒素毒性极强，是目前已知最毒的毒素之一，其毒力比氰化钾强 1 万倍，1 μg 即可使人致死。人体消化道中的消化酶、胃酸很难破坏其毒性，但肉毒毒素的组成是简单的蛋白质分子，不耐热，很容易被碱或加热破坏而失去毒性。我国报道的肉毒中毒多为 A 型引起，其次为 B 型、E 型。

2. 中毒原因

中毒食品主要为家庭自制的发酵豆、谷类制品(面酱、臭豆腐)，其次为肉类和罐头食品。人们常因食用被肉毒梭菌毒素污染的食品而发生中毒。

3. 发病机制

该菌的毒素主要作用于中枢神经系统颅脑神经核、外周神经肌肉接头处及自主神经末梢，阻碍乙酰胆碱的释放，影响神经冲动的传递，导致肌肉松弛性麻痹和神经功能不全。

4. 临床表现

人体误食被肉毒梭菌毒素污染的食品后，短者约 2 h，长者为 3～8 d，通常在 12～36 h 会出现中毒症状。潜伏期越短，症状越严重，死亡率越高。有视力模糊、复视、瞳孔散大、眼睑下垂等眼部症状，以及头晕、无力、语言障碍、吞咽困难、唾液分泌障碍、口渴等症状。初期虽会出现呕吐、恶心等肠胃炎症状，但会在数小时内消失，继而有腹部膨胀、便秘、四肢无力、虚弱等现象，但神智一直清醒，重症者会因为呼吸障碍，导致窒息而死亡。死亡率高达30%～60%。

5.预防措施

①不吃生酱及可疑含毒的食品。

②自制发酵酱时，腌制前原料要充分清洁并冷却至室温，盐浓度要在14%以上。发酵过程中要经常日晒，充分搅拌使氧气充足。

③食用前将食品进行彻底加热。肉毒梭菌毒素不耐热，加热至80℃保持30 min或100℃保持10～20 min，可破坏各型毒素。

(四)副溶血弧菌食物中毒

1.病原菌

副溶血弧菌属于嗜盐菌，无盐时不生长，革兰阴性，兼性厌氧菌，对酸敏感。广泛存在于近岸海水和鱼、贝类等海产品食物中。它是沿海地区造成食物中毒的常见病原菌之一。我国华东沿海地区该菌的检出率为57.4%～66.5%，尤以夏、秋季较高。海产鱼虾的带菌率平均为45%～48%，夏季高达90%。腌制的鱼贝类带菌率也达42.4%。目前，副溶血弧菌食物中毒占细菌性食物中毒的第3位，有的沿海城市可占第1位。

2.中毒原因

中毒食品主要是海产品，其次为咸菜、熟肉类、禽肉、禽蛋类，约半数为腌制品。

3.发病机制

人体摄入副溶血弧菌活菌株10^6个以上，几小时后即可发生胃肠炎。细菌在胃肠道繁殖，引起组织病变，并可产生耐热溶血毒素对肠道共同作用。

4.临床表现

食用被副溶血弧菌污染的食物后，6～10 h出现上腹部阵发性绞痛、腹泻，多数患者在腹泻后出现恶心、呕吐，腹泻多为水样便，重症者为黏液便或脓血便。严重的呕吐、腹泻导致失水过多，可引起虚脱并伴有血压下降。大部分的患者发病后2～3 d内会自然痊愈，恢复正常，少数严重病人由于休克、昏迷而死亡，死亡率在0.1%以下。

5.预防措施

①防止细菌污染，充分清洗。夏季从近海捕猎的鱼贝类，均有可能被副溶血弧菌污染，所以利用本菌嗜盐、于淡水中无法存活的特性，可用自来水充分清洗以除去此菌。同时避免二次污染，对已处理过海鲜类的器具应充分清洗干净。砧板、刀具及容器应标示区别为加工生食或熟食用。

②防止细菌繁殖，低温冷藏。副溶血弧菌对低温极敏感，在10℃以下不但不生长且易致死，故可用冷藏方法来防止细菌繁殖。但存放时间不要超过2 d。

③灭菌，充分加热。副溶血弧菌不耐热，56℃保持5 min即可将其杀灭。在食用前充分加热、煮熟是最好的预防方法。避免生食。

④因副溶血弧菌对酸敏感，在食醋中处理1 min即可将其杀死，所以烹调或调制海产品时

可加适量食醋。

(五)致泻性大肠埃希菌食物中毒

1.病原菌

致泻性大肠杆菌是一种最常见的血清型肠出血性大肠杆菌,可存在于猪、牛、羊等家畜家禽的肠内,该菌耐低温但不耐高温,60℃ 20 min即可灭活,耐酸不耐碱。

2.中毒原因

病菌基本通过食品和饮品传播。中毒食品主要是肉及肉制品、生牛奶、乳制品、鲜榨果蔬汁、饮用水等,传播途径以通过污染食物经饮食途径感染较多,直接传播较罕见。

3.发病机制

该菌毒性极强,很少量的病菌即可使人致病,对细胞破坏力大,主要侵犯小肠远端和结肠,一旦侵入人的肠内,便依附肠壁,产生毒素,引起肠黏膜水肿,同时可引起肾脏、脾脏和大脑的病变,导致人发生出血性结肠炎和溶血性尿毒综合征。

4.临床表现

起病急,潜伏期为2~9 d,最快仅5 h。中毒主要表现为突发性腹部痉挛,有时为类似于阑尾炎的疼痛。有些病人症状较轻仅为轻度腹泻;有的病人为水样便,继而转为血性腹泻,腹泻数次。

5.预防措施

①停止食用可疑中毒食品。

②不吃生的或加热不彻底的牛奶、肉等动物性食品。不吃不干净的水果、蔬菜。剩余饭菜食用前要彻底加热。防止食品生熟交叉感染。

③养成良好的个人卫生习惯,饭前便后洗手。避免与患者密切接触,或者在接触时应特别注意个人卫生。特别要注意保护年老体弱等免疫力低下的人群。

④食品加工、生产企业,尤其是餐饮业应严格保证食品加工、运输及销售的安全性。

第三节　霉菌毒素食物中毒

由食入霉变食品引起的食物中毒叫霉菌毒素食物中毒。中毒原因主要是谷物、油料或植物储存过程中生霉,未经适当处理即作食料,或是已做好的食物放久发霉变质误食引起的,或在制作发酵食品时被有毒真菌污染或误用有毒真菌株。

常见的霉菌有:曲霉菌如黄曲霉、棒曲霉、米曲霉等;青霉菌如毒青霉、橘青霉,岛青霉等;镰刀霉菌如半裸镰刀霉菌。

霉菌中毒是由真菌毒素引起的,由于大多数真菌毒素不被高温破坏,所以真菌污染的食品虽经高温蒸煮,食后仍可中毒。

一、黄曲霉毒素中毒

黄曲霉毒素主要是由黄曲霉菌产生的,其他曲霉菌和青霉菌也可产生少许。黄曲霉毒素是二氢呋喃氧杂萘的衍生物,其毒性与结构有关,凡二氢呋喃环末端有双键者毒性较强,并有致癌性。如AFB_1、AFG_1和AFM_1。在天然污染的食品中以AFB_1最多见,故在食品检测中

以 AFB_1 作为污染指标。

(一)流行病学特点

食品被真菌污染,真菌主要寄生于花生、玉米、大米、小麦等谷料及油料中,其中以花生和玉米最易受污染,大米、小麦污染较轻,豆类很少受到污染。一般热带及亚热带地区污染较重。我国长江沿岸以及长江以南地区黄曲霉毒素污染严重,北方各省污染较轻。

(二)临床表现

早期有胃部不适、腹胀、厌食、呕吐、肠鸣音亢进,过性发热及黄疸等。严重者 2～3 周内出现肝脾肿大,肝区疼痛、皮肤黏膜黄染,腹腔积液、下肢水肿、黄疸、血尿等。

急性中毒主要为肝损害所致,出现消化道症状,严重者出现水肿,昏迷以致死亡。

慢性中毒主要是指长期小剂量的黄曲霉毒素造成的慢性中毒。主要表现为肝脏出现慢性损伤,如肝实质细胞变性、肝硬化等。

致癌性主要为动物实验证明长期摄入低浓度的黄曲霉毒素或短期摄入高浓度的黄曲霉毒素均可诱发肝癌,此外还可诱发胃癌、肾癌、直肠癌、乳腺癌、卵巢及小肠等部位的肿瘤。

(三)预防措施

防霉、去毒和限制食品中毒素残留是预防黄曲霉毒素危害的三个主要环节。

二、赤霉病麦中毒

小麦赤霉病是小麦的主要病害之一。从幼苗到抽穗都可受害,主要引起苗枯,茎基腐,秆腐和穗腐,其中危害最严重的是穗腐。染病麦粒中含有多种毒素,食用后可导致人畜中毒。

(一)流行病学特点

麦类赤霉病每年都会发生,我国麦类赤霉病每 3～4 年有一次大流行,每流行一次,就发生一次人畜食物中毒,一般发生于麦收以后,吃了受病害的新麦所致,也有因误食库存的赤霉病麦或霉玉米引起中毒的。

(二)临床表现

潜伏期 10 min～5 h。症状多为头晕,恶心、胃部不适、有烧灼感,呕吐、乏力,少数有腹痛、腹泻,颜面潮红。重者出现呼吸、脉搏、血压不稳,四肢酸软、步态不稳似醉酒,所以又有“醉谷病”之称。症状一般在一天左右、慢的一周左右自行消失,愈后良好。

(三)预防措施

预防赤霉病麦中毒的关键在于防止麦类、玉米等谷物受到霉菌的侵染和产毒。主要措施有:加强田间和贮藏期的防菌措施,包括选用抗霉品种;降低田间水位,改善田间小气候;使用高效、低毒、低残留的杀菌剂;及时脱粒、晾晒,降低谷物水分含量至安全水分;贮存粮食要勤翻晒,注意通风;去除或减少粮食中的病粒及霉粒。

三、霉变甘蔗中毒

甘蔗是一种天然食品,儿童非常喜欢食用,但如果储存条件不良,使甘蔗上微生物大量繁殖引起霉变。霉变甘蔗中毒是指食用了霉变的甘蔗引起的急性食物中毒。

(一)流行病学特点

发病季节多在2～4月,霉变甘蔗中毒多发生在北方,发病年龄多为3～10岁儿童,且重症病人和死亡者多为儿童。

甘蔗霉变主要是由于在不良条件下经过冬季长期储存所致。甘蔗一般于11月运至北方,置地窖、仓库或庭院堆放过冬,次年春季气温回升,微生物大量繁殖,堆放的甘蔗变质,食用后引起中毒。

(二)临床表现

潜伏期为15～30 min,最长可达48 h。潜伏期越短,症状越严重。中毒初期有头晕、头痛、恶心、呕吐、腹痛、腹泻,部分病人有复视或幻视。重者可很快出现阵发性抽搐、四肢强直或屈曲,手呈鸡爪状,大小便失禁,牙关紧闭,面部发绀。严重者很快进入昏迷,体温升高,而死于呼吸衰竭。中毒重症病人多为儿童,严重者1～3 d死亡,幸存者常常留有终身残疾的后遗症。

(三)预防措施

甘蔗成熟后才收割,不成熟的甘蔗易于霉变。甘蔗收割、运输、储存过程中应注意防伤、防冻、防霉变。

第四节 有毒动植物食物中毒

食入有毒的动植物性食品引起的食物中毒称为有毒动植物食物中毒。多由以下3种情况引起:

①某些动植物在外形上与可食的食品相似,但含有天然毒素,如毒蕈等。

②某些动植物食品由于加工处理不当,没有除去不可食的有毒部分而引起中毒。常见的有四季豆、黄花菜、未熟的豆浆等引起的食物中毒。

③少数保存不当产生毒素,如发芽土豆中的龙葵素引起的食物中毒。

这类食物中毒一般发病快、无发热等感染症状,按中毒食品的性质有较明显的特征性的症状,通过进食史的调查和食物形态学的鉴定,较易查明中毒原因。

一、河豚中毒

河豚中毒是指食用了含有河豚毒素的鱼类引起的食物中毒。在我国主要发生在沿海地区及长江、珠江等河流入海口处。

河豚的有毒成分为河豚毒素,是一种神经毒,引起中毒的河豚毒素可分为河豚毒素、河豚酸、河豚卵巢毒素以及河豚肝脏毒素。毒素理化性质稳定,煮沸、盐腌、日晒均不被破坏,在100℃加热7 h或加热至200℃以上10 min才可被破坏。河豚毒素可渗入肌肉,导致本来无毒的肌肉也含有毒素。

河豚的毒素常随季节变化而有差异,每年2～5月为生殖产卵期,毒性最强。6～7月产卵后,卵巢萎缩,毒性减弱,故河豚中毒多发生在春季。

(一)中毒表现

河豚中毒的特点是发病急速而剧烈,潜伏期0.5～3 h,一般10～45 min。河豚中毒早期表现为手指、舌、唇麻木或刺痛感,然后出现恶心、呕吐、腹痛、腹泻等胃肠道症状,四肢无力、发冷,口唇和知觉麻痹、瘫痪,严重者眼球运动迟缓,瞳孔散大,对光反射消失,随之言语不清,血压和体温下降,呼吸先迟缓、浅表,继而呼吸困难,最后因呼吸衰竭而死亡。死亡多发生在中毒后4～6 h,致死时间最快为发病后10 min。

(二)预防措施

捕捞时必须将河豚剔除。水产部门必须严格执行《水产品卫生管理办法》,严禁出售河豚。加工干制品必须严格按规定程序操作。

加强宣传教育,宣传河豚鱼的毒性及危害,不擅自食用沿海地区捕捞或捡拾的不知名或未吃过的鱼。

二、鱼类组胺中毒

鱼类组胺中毒是由于食用了含有一定数量组胺的鱼类食品所引起的过敏性食物中毒,主要发生在沿海地区以及有食用海产鱼习惯的地区。

组胺是组氨酸的分解产物,因此组胺的产生与鱼类所含组氨酸的多少有直接关系。一般海鱼中的青皮红肉鱼如竹夹鱼、金枪鱼等鱼体含有较多的组氨酸。当鱼体不新鲜或腐败时,污染于体内的细菌如组胺无色杆菌,特别是摩氏摩根变形杆菌产生的脱羧酶,使游离组氨酸经脱羧酶作用产生组胺。一般认为鱼体中组胺超过200 mg/100 g时,即可引起中毒。

(一)中毒表现

潜伏期一般为0.5～1 h,最短可为5 min,最长达4 h。中毒特点是发病快、症状轻、恢复迅速,发病率可达50%左右,偶有死亡病例。

以局部或全身毛细血管扩张、通透性增强、支气管收缩为主,主要症状有脸红、头晕、头痛、心慌、脉快、胸闷和呼吸促迫等,部分病人出现眼结膜充血、瞳孔散大、视物模糊、脸发胀、唇水肿、口和舌及四肢发麻、恶心呕吐、腹痛、荨麻疹、全身潮红、血压下降等。

(二)预防措施

选购鱼时要注意其新鲜度,如发现鱼眼变红、色泽不鲜艳、鱼体无弹力时不应选购及食用;鱼购买后要注意贮藏保鲜,防止鱼类腐败变质;对易产生组胺的鱼,烹调前除去内脏、洗净,切段后在冷水或盐水中浸泡,以减少组胺量;应选用加热充分的烹调方法,如红烧,不宜油煎或油炸。组胺为碱性物质,烹调时加少许食醋,可降低组胺毒性;体弱、过敏体质的人及患有慢性气管炎、哮喘、心脏病等病人最好不食用或少食用青皮红肉鱼。

三、毒蕈中毒

蕈类又称蘑菇,属于真菌植物。在我国资源很丰富,大多数可食,称为食用菌;少数有毒称为毒蘑菇或毒蕈。我国目前已鉴定的毒蕈有100种左右,其中毒性很强的有10余种。毒蕈中毒多发生在个人采集野生蘑菇时,因可食蘑菇与毒蘑菇外观相似,很难区别,从而误食引起中毒,多发生于高温多雨季节。

我国毒蕈种类多,毒素成分也比较复杂,多耐热。毒蕈毒素与中毒症状密切相关,主要的毒素类型有胃肠毒素、神经毒素、溶血毒素、原浆毒素、肝毒素。一种毒蕈可能含有多种毒素,一种毒素可能存在于多种毒蕈中。

(一)中毒表现

根据毒素成分分成 4 种中毒类型:

①胃肠炎型:可能由类树脂物质或毒蕈酸等毒素引起,潜伏期 30 min～6 h,表现为恶心、剧烈呕吐、腹痛、腹泻等。病程短,预后良好。

②神经精神型:引起中毒的毒素有毒蝇碱、蟾蜍素和幻视原等。潜伏期 6～12 h。中毒症状除有胃肠炎外,主要有神经兴奋、精神错乱和抑制,也可有多汗、流涎、脉缓、瞳孔缩小等。病程短,无后遗症。

③溶血型:由鹿花蕈素、马鞍蕈毒等毒素引起,潜伏期 6～12 h,除急性胃肠炎症状外,还有贫血、黄疸、血尿、肝脾肿大等溶血症状。严重者可致死亡。

④肝肾损害型:主要由毒伞七肽、毒伞十肽等引起。毒素耐热耐干燥,一般烹调加工不能将其破坏。毒素损害肝细胞核和肝细胞内质网,对肾也有损害。潜伏期 6 h 至数天,病程长,临床经过可分为 6 期:潜伏期、胃肠炎期、假愈期、内脏损害期、精神症状期、恢复期。该类型中毒病情凶险,如不及时积极治疗,死亡率很高。

(二)预防措施

预防毒蕈中毒最根本的办法是切勿采摘自己不认识的蘑菇,绝不吃未吃过的野生蘑菇。由于毒蕈难以鉴别,应适时通过新闻媒体进行广泛宣传,教育当地群众不要采集野蘑菇食用以免发生中毒。

四、含氰苷类植物中毒

引起氰苷食物中毒的是杏、桃、李和枇杷等核仁和木薯,杏仁中含有苦杏仁苷,木薯和亚麻籽中含有亚麻苦苷。其中以苦杏仁引起的中毒最为多见,后果最严重。氰苷在酶或酸的作用下释放出氢氰酸,氢氰酸能抑制细胞色素氧化酶活性,导致组织细胞窒息而中毒,多因呼吸中枢麻痹而死亡。

(一)中毒表现

苦杏仁中毒潜伏期为半小时至数小时,一般为 1～2 h。主要症状为口内苦涩、头晕、头痛、恶心、呕吐、心慌、脉速、四肢无力,继而出现不同程度的呼吸困难、胸闷,有时可闻到苦杏仁味。严重者意识不清、呼吸微弱、四肢冰冷、昏迷,常发出尖叫。继而意识丧失,瞳孔散大,对光反射消失,牙关紧闭,全身阵发性痉挛,最后因呼吸麻痹或心跳停止而死亡,也可引起周围神经症状。空腹、年幼及体弱者中毒症状重,病死率高。

(二)预防措施

加强卫生宣教,掌握安全食用方法。在加工苦杏仁时,要反复用水浸泡,充分加热,使氢氰酸挥发掉后再食用。禁止生食木薯,木薯在食用前必须去皮洗净,开盖煮沸后再用水浸泡

16 h；不喝煮木薯的汤，一次也不宜过量食用。

五、其他有毒动、植物食物中毒

其他有毒动、植物食物中毒见表10-1。

表10-1 其他有毒动、植物食物中毒

中毒名称	中毒成分	中毒表现	预防措施
甲状腺中毒	甲状腺素	潜伏期10～24 h，头痛、乏力、抽搐、四肢肌肉痛，重者狂躁、昏迷	屠宰时去除甲状腺
贝类中毒	石房蛤毒素	潜伏期数分钟至数小时，开始唇、舌、指尖麻，继而腿、臂和颈部麻木，运动失调	在贝类生长的水域采取藻类检查
四季豆中毒	皂素、植物血凝素	潜伏期2～4 h，恶心、呕吐等胃肠症状，四肢麻木	充分煮熟
发芽马铃薯中毒	龙葵素	潜伏期数十分钟至数小时，喉咙瘙痒，烧灼感，胃肠炎，重者有溶血性黄疸	马铃薯应储存于干燥阴凉处，使用前削皮去芽，烹调时加醋
鲜黄花菜中毒	类秋水仙素	潜伏期0.5～4 h，以胃肠症状为主	食鲜黄花菜应用水浸泡或用开水烫后弃水炒煮食用

第五节 化学性食物中毒

化学性食物中毒不是因食物本身，而是食物在加工、保藏、流通及消费过程中，由于某些原因自外部混入食物中的“化学性毒素”污染所引起的食物中毒。

化学性食物中毒的特点：发病快、潜伏期短，多数在数分钟至数小时内发病，少数有超过一天发病的；中毒程度严重，病程比细菌性食物中毒长；发病率和病死率高；季节性和地域性不明显；中毒食物无特异性，散发性发病；偶然性较大。

一、亚硝酸盐中毒

1. 亚硝酸盐来源

①刚腌制不久的蔬菜，尤其是加盐量少于12%、气温高于20℃的情况，第7～8天达高峰，一般于腌后20 d降低至最低。

②苦井水含有较多的硝酸盐，在不洁的锅中放置过夜后，硝酸盐在细菌的作用下可还原成亚硝酸盐。

③腌制肉制品时加入过量亚硝酸盐。

④误将亚硝酸盐当作食盐食用。

2. 中毒症状

发病急速，出现发绀现象，如口唇、舌尖、指尖青紫；头晕、头痛、乏力、心跳加速、嗜睡或烦躁、呼吸困难，恶心、呕吐、腹痛、腹泻；严重者昏迷、惊厥、大小便失禁，因呼吸衰竭而死亡。

3. 预防措施

①勿食用刚腌制的菜，腌菜时加的盐应稍微多一点，至少腌 15 d 以上再食用。

②不喝苦井水，不用苦井水煮饭、粥，尤其不要存放过夜。

③肉制品在腌制过程中，严格按照国家标准规定的用量使用。

④妥善保管好亚硝酸盐，防止错把其当作食盐而误食中毒。

二、砷化物中毒

砷本身毒性不大，但其化合物一般均有剧毒，特别是三氧化二砷的毒性最强。三氧化二砷又名砒霜、白砷。

1. 砷化物来源

①食品加工时使用的原料或添加剂中含砷量过高。

②误食含砷农药拌种的粮食或喷洒过含砷农药不久的蔬菜。

③食用的粮食存放在残留砷化物的器具中。

④当作食盐、面碱、小苏打而使用，误食。

2. 中毒表现

潜伏期为十几分钟至数小时，中毒后患者口腔和咽喉部有灼烧感，口渴及吞咽困难，口中有金属味，常表现为剧烈恶心、呕吐（甚至吐出血液和胆汁）、腹绞痛、腹泻（水样或米汤样，有时混有血）。由于剧烈吐泻而脱水，血压下降，严重者引起休克、昏迷和惊厥，并可发生中毒性心肌病和急性肾功能衰竭，若抢救不及时，中毒者常因呼吸循环衰竭、肝功能衰竭，于 1～2 d 死亡。

3. 预防措施

①严格管控砷化物、砷制剂农药，实行专人专库管理。盛放过砷化物的容器严禁存放粮食和食品。

②蔬菜、果树收获前半个月停止使用含砷农药，以防止蔬菜、水果农药残留量过高。

③饮雄黄酒要少量（雄黄的主要成分为四硫化四砷），谨防砷中毒。

三、甲醇中毒

甲醇在工业上作为甲醛、塑料、胶片等的生产原料，并用于防冻剂及溶剂等，甲醇是一种强烈的神经和血管毒物，可直接毒害中枢神经系统、损害视神经，造成视神经萎缩、视力减退，甚至双目失明。

（一）甲醇来源

①用甲醇或用工业酒精勾兑制造假酒。

②酿酒原料或工艺不当致蒸馏酒中甲醇超标。

（二）中毒表现

一般食用后 8～36 h 发病，症状主要表现为恶心、呕吐、腹痛、头痛、头晕、乏力、步态不稳、嗜睡等。严重者出现瞳孔散大、视力模糊、双目失明、癫痫样抽搐、神志昏迷、脑水肿等。甲醇经消化道很容易被吸收，一般误饮甲醇 5～10 mL 可致严重中毒，30～100 mL 可致死亡。

(三)预防措施

预防甲醇中毒关键在于食品卫生监督管理，严禁使用工业酒精勾兑白酒。消费者不要饮用私自勾兑和来源不明的散装白酒，以防甲醇中毒。

自制花生油当心致癌
黄曲霉毒素容易超标

复习思考题

1. 什么是食物中毒？食物中毒的发病特点有哪些？
2. 引起细菌性食物中毒的原因主要有哪些？如何预防？
3. 常见的动植物性食物中毒有哪些？如何预防？
4. 常见的化学性食物中毒有哪些？试举例说明。
5. 常见的霉菌毒素食物中毒有哪些？如何预防？

第十一章　食品安全与监督管理

教学目标:

1. 掌握食品安全监督管理的原则和内容。
2. 熟悉 GMP、HACCP、SSOP、食品法规体系和标准体系的主要内容。
3. 了解食品经营管理过程的监督。

第一节　概　　述

民以食为天,食以安为先。食品安全是指食品无毒、无害,符合基本的营养要求,对人体健康不造成任何急性、亚急性或者慢性危害。食品安全事关人民群众生活质量和生命健康。

在客观上,人类的任何一种饮食消费甚至其他行为总是存在某种风险,要求食品绝对安全是不可能的,绝对安全的食品是不存在的。因此,学者认为食品安全应分为绝对安全与相对安全两种概念。绝对安全性被认为是确保不可能因食用某种食品而危及健康或造成伤害的一种承诺,也就是食品应绝对没有风险;相对安全性被定义为一种食物或成分在合理食用方式和正常食量的情况下不会导致健康损害的实际确定性。任何食物成分,包括对人体有益的成分或其毒性极低,若食用数量过多或食用条件不当,都可能引起毒害或损害健康。譬如长期超量摄入任何一种营养素都有可能不但无法较好地发挥其营养价值,甚至还会危害机体健康;另外,某些食品的安全性又因人而异,如鱼蟹类水产品经合理的加工制作及适量食用,对多数人是安全的,但对少数有鱼类过敏症的人则可能带来危险。因此一种食品是否安全,取决于其制作、食用方式是否合理,食用数量是否适当,还取决于食用者自身的一些内在条件。

食品安全监督管理应该涵盖“从农田到餐桌”食品供应链的所有方面。发展食品生产、加工、储运、包装等环节的安全技术,建立对食品安全全程控制的技术体系,完善全程监测与控制网络体系是保障食品安全的基本措施。食品安全质量控制体系的建立将有助于更加可靠、快速地提高食品中主要污染物残留控制技术,提高食品生产、加工、储藏、包装与运输过程各环节的安全性。同时,还应通过食源性危害危险性评估技术与产品溯源制度构建包括从生产环境到食品安全在内的完整监控与监督网络体系,从根本上提高我国的食品质量安全。

食品企业在生产前由定点环境检测机构对食品产地环境质量进行监测和评价,以保证生产地域没有遭受污染;生产过程中,由质量检测机构派检查员检查生产者是否按照食品生产技术标准进行生产,检查生产企业生产资料的购买及使用情况,以证明生产行为对产品质量和产地环境质量是有益的,然后由法定食品安全监测机构对最终产品进行监测,确保最终产品质量。

要最大限度地提高我国农产品与食品的质量安全,还要着眼于把食品质量和安全建立在食品生产从种植(养殖)到消费的整个环节。在这个"从农田到餐桌"链条中的每一个环节中潜在的危害都可以通过应用良好操作规范加以控制,如良好农业规范(GAP)、良好操作规范(GMP)等。目前,危害分析和关键控制点(HACCP),作为一种国际公认的预防性的质量安全管理体系,已成为提高食品安全性的一个重要的基本工具。通过 HACCP 对主要的食品危害,如微生物、化学和物理污染的控制,食品工业可以更好地向消费者提供消费方面的安全保证,降低食品生产过程中的危害,从而提高人民的健康水平。食品企业要通过 HACCP 认证等提高并完善食品安全管理体系,从而保证进入市场的食品质量安全符合要求。

国家从技术、规划、发展等方面提供支持,只有这样才能对"农田到餐桌"全过程实行控制和管理,形成严密的食品质量安全网络组织体系。

我国政府历来高度重视食品安全问题。食品安全事故对公众的生命健康和安全有极大影响,会严重影响人们的正常生活和工作秩序,甚至会引发社会恐慌和影响社会稳定。

食品监管是一个很复杂的论题,就目前正在实施的监管制度体系而论,我国政府对食品质量的监管,制度不可谓不健全,手段不可谓不严厉。

近年来,国内外食品安全事件不断发生,引起消费者极大不安,世界各国纷纷采取包括立法、行政、司法等措施,确保食品安全监管体系的有效性,维护消费者的健康利益,食品安全已经成为世界各个国家公共安全的重要组成部分。

本章将从食品安全监督管理的原则与内容、食品良好生产规范、危害分析与关键控制点、卫生标准操作程序等方面进行阐述,并简单介绍了与我国食品安全相关的法规体系和标准体系。

第二节　食品安全监督管理的原则与内容

中华人民共和国对涉及食品安全监督管理部门的机构改革和重组已经尘埃落定。市场监管综合执法改革始于 2014 年,即工商、质监、食药监等部门成建制整合成市场监管局。

根据最新的国家机构改革结果,我国食品安全监督管理的职责由国家市场监督管理总局负责履行。中华人民共和国市场管理总局具有 17 项监督管理职责,具体如下:

(1)负责市场综合监督管理。起草市场监督管理有关法律法规草案,制定有关规章、政策、标准,组织实施质量强国战略、食品安全战略和标准化战略,拟定并组织实施有关规划,规范和维护市场秩序,营造诚实守信、公平竞争的市场环境。

(2)负责市场主体统一登记注册。指导各类企业、农民专业合作社和从事经营活动的单位、个体工商户以及外国(地区)企业常驻代表机构等市场主体的登记注册工作。建立市场主体信息公示和共享机制,依法公示和共享有关信息,加强信用监管,推动市场主体信用体系建设。

(3)负责组织和指导市场监管综合执法工作。指导地方市场监管综合执法队伍整合和建设,推动实行统一的市场监管。组织查处重大违法案件。规范市场监管行政执法行为。

(4)负责反垄断统一执法。统筹推进竞争政策实施,指导实施公平竞争审查制度。依法对经营者集中行为进行反垄断审查,负责垄断协议、滥用市场支配地位和滥用行政权力排除、限制竞争等反垄断执法工作。指导企业在国外的反垄断应诉工作。承担国务院反垄断委员会日常工作。

(5)负责监督管理市场秩序。依法监督管理市场交易、网络商品交易及有关服务的行为。组织指导查处价格收费违法违规、不正当竞争、违法直销、传销、侵犯商标专利知识产权和制售假冒伪劣行为。指导广告业发展,监督管理广告活动。指导查处无照生产经营和相关无证生产经营行为。指导中国消费者协会开展消费维权工作。

(6)负责宏观质量管理。拟定并实施质量发展的制度措施。统筹国家质量基础设施建设与应用,会同有关部门组织实施重大工程设备质量监理制度,组织重大质量事故调查,建立并统一实施缺陷产品召回制度,监督管理产品防伪工作。

(7)负责产品质量安全监督管理。管理产品质量安全风险监控、国家监督抽查工作。建立并组织实施质量分级制度、质量安全追溯制度。指导工业产品生产许可管理。负责纤维质量监督工作。

(8)负责特种设备安全监督管理。综合管理特种设备安全监察、监督工作,监督检查高耗能特种设备节能标准和锅炉环境保护标准的执行情况。

(9)负责食品安全监督管理综合协调。组织制定食品安全重大政策并组织实施。负责食品安全应急体系建设,组织指导重大食品安全事件应急处置和调查处理工作。建立健全食品安全重要信息直报制度。承担国务院食品安全委员会日常工作。

(10)负责食品安全监督管理。建立覆盖食品生产、流通、消费全过程的监督检查制度和隐患排查治理机制并组织实施,防范区域性、系统性食品安全风险。推动建立食品生产经营者落实主体责任的机制,健全食品安全追溯体系。组织开展食品安全监督抽检、风险监测、核查处置和风险预警、风险交流工作。组织实施特殊食品注册、备案和监督管理。

(11)负责统一管理计量工作。推行法定计量单位和国家计量制度,管理计量器具及量值传递和比对工作。规范、监督商品量和市场计量行为。

(12)负责统一管理标准化工作。依法承担强制性国家标准的立项、编号、对外通报和授权批准发布工作。制定推荐性国家标准。依法协调指导和监督行业标准、地方标准、团体标准制定工作。组织开展标准化国际合作和参与制定、采用国际标准工作。

(13)负责统一管理检验检测工作。推进检验检测机构改革,规范检验检测市场,完善检验检测体系,指导协调检验检测行业发展。

(14)负责统一管理、监督和综合协调全国认证认可工作。建立并组织实施国家统一的认证认可和合格评定监督管理制度。

(15)负责市场监督管理科技和信息化建设、新闻宣传、国际交流与合作。按规定承担技术性贸易措施有关工作。

(16)管理国家药品监督管理局、国家知识产权局。

(17)完成党中央、国务院交办的其他任务。

中华人民共和国国家市场监督管理总局由27个所辖机构组成,包括办公厅、综合规划司、法规司、执法稽查局、登记注册局、反垄断局、价格监督检查和反不正当竞争局(规范直销与打击传销办公室)、网络交易监督管理司、广告监督管理司、质量发展局、产品质量安全监督管理司、食品安全协调司、食品生产安全监督管理司、食品经营安全监督管理司、特殊食品安全监督管理司、食品安全抽检监测司、特种设备安全监察局、计量司、标准技术管理司、标准创新管理司、认证监督管理司、认可与检验检测监督管理司、新闻宣传司、科技和财务司、人事司和国际合作司(港澳台办公室)等。

其中与食品安全监督管理密切相关的部门包括：

(1)执法稽查局。负责拟定市场监管综合执法及稽查办案的制度措施并组织实施。指导查处市场主体准入、生产、经营、交易中的有关违法行为和案件查办工作。承担组织查办、督查督办有全国性影响或跨省(自治区、直辖市)的大案要案工作。指导地方市场监管综合执法工作。

(2)食品生产安全监督管理司。负责分析掌握生产领域食品安全形势,拟定食品生产监督管理和食品生产者落实主体责任的制度措施并组织实施。组织食盐生产质量安全监督管理工作。组织开展食品生产企业监督检查,组织查处相关重大违法行为。指导企业建立健全食品安全可追溯体系。

(3)食品经营安全监督管理司。负责分析掌握流通和餐饮服务领域食品安全形势,拟定食品流通、餐饮服务、市场销售食用农产品监督管理和食品经营者落实主体责任的制度措施,组织实施并指导开展监督检查工作。组织食盐经营质量安全监督管理工作。组织实施餐饮质量安全提升行动。指导重大活动食品安全保障工作。组织查处相关重大违法行为。

(4)特殊食品安全监督管理司。负责分析掌握保健食品、特殊医学用途配方食品和婴幼儿配方乳粉等特殊食品领域安全形势,拟定特殊食品注册、备案和监督管理的制度措施并组织实施。组织查处相关重大违法行为。

(5)食品安全抽检监测司。负责拟订全国食品安全监督抽检计划并组织实施,定期公布相关信息。督促指导不合格食品核查、处置、召回。组织开展食品安全评价性抽检、风险预警和风险交流。参与制定食品安全标准、食品安全风险监测计划,承担风险监测工作,组织排查风险隐患。

一、食品安全监督管理的原则

中华人民共和国政府高度重视与国民生命健康密切相关的食品安全问题。党的十九大报告中明确提出实施食品安全战略。这是党中央着眼于党和国家事业全局,对食品安全工作做出的大部署,是决胜全面建成小康社会重大任务,也是最终实现伟大的中国梦的内在要求。

根据相关会议精神要求,至2020年,基于风险和供应链管理的食品安全监管体系初步建立。国家相关部门要加大政策和管理力度,使得重要农产品和食品抽检量达到4批次/千人,主要农产品安全监测总体合格率稳定在97%以上,食品抽检合格率稳定在98%以上,基本控制区域性、系统性重大食品安全风险,尽最大努力使公众对食品安全的安全感、满意度进一步提高,保障食品安全整体水平与全面建成小康社会目标基本相适应,助力中国梦的最终实现;到2035年,基本实现食品安全领域国家治理体系和治理能力现代化,努力使我国的食品安全相关标准进入世界前列,主要农产品原料产地环境污染得到有效治理,生产经营者责任意识、诚信意识和食品质量安全管理水平明显提高。食品安全风险管控能力达到国际先进水平,“从农田到餐桌”的全过程监管体系运行有效,全力攻克食品安全这一世界范围内的重大难题。

1. 法律保障原则

中国是法治国家,建立健全食品安全相关法律是实践食品安全监督管理的基本前提和保障。为保证食品安全监管的公正、合理，有法可依，为了保证食品安全，保障公众身体健康和生命安全，2015 年 4 月 24 日中华人民共和国第十二届全国人民代表大会常务委员会第十四次会议修订通过了《中华人民共和国食品安全法》，修订后的《中华人民共和国食品安全法》自 2015 年 10 月 1 日起施行，此法规定在中华人民共和国境内从事食品生产和加工、食品销售和餐饮服务等活动，应当遵守中华人民共和国食品安全法。

2. 预防为主原则

食品安全涉及国计民生，一旦发生，即便是局部的、偶发事件也会极易造成人民群众的恐慌和幸福感严重下降。食品安全必须居安思危、防患于未然，食品安全的监督管理必须立足于预防为主。

预防为主是为最大程度防止食品安全给人民群众造成健康和生命损害而采取的前瞻性的方式方法和措施。预防性原则旨在将工作重点由事后处理变为预防事故的发生，这是我国食品安全监管理念的重大转变。预防性原则不仅出现在立法行为和监管执法行为中，而且覆盖了整个食品原料种植、加工生产、销售流通、售后服务等，具体体现在生产经营制度、食品安全标准制度、食品安全强制检验制度和食品安全标签制度等。例如《食品安全法》第六十三条规定，食品生产者发现其生产的食品不符合食品安全标准或者有证据证明可能危害人体健康的，应当立即停止生产并召回已经上市销售的食品，通知相关生产经营者和消费者，并记录召回和通知情况。第一百二十条规定，对"生产经营致病性微生物，农药残留兽药残留、生物毒素、重金属等污染物质以及其他危害人体健康的物质含量超过食品安全标准限量的食品、食品添加剂"等行为，县级以上人民政府食品药品监督管理部门可没收违法所得和违法生产经营的食品、食品添加剂，并可以没收用于违法生产经营的工具、设备、原料等物品；并根据违法生产经营的食品、食品添加剂货值金额处以罚款，情节严重的，吊销许可证。

3. 风险管理原则

风险管理需要考虑风险评估和其他法律因素，并要求与利益相关方协商后权衡利弊，选择适当的政策和预防控制措施。我国新修订的《食品安全法》中的多个条款贯彻了食品安全风险管理的原则，如第一百零九条规定，县级以上人民政府食品药品监督管理、质量监督部门根据食品安全风险监测、风险评估结果和食品安全状况等，确定监督管理的重点、方式和频次，实施风险分级管理。

4. 全过程监管

食品安全风险存在于"从农田到餐桌"的全过程中，包含食物原料的种植和养殖、加工、烹调、运输、流通、储存、销售等环节。我国新修订的《食品安全法》强化了食品安全全程控制原则，如总则第六条提出了"建立健全食品安全全程监督管理工作机制和信息共享机制"，并在其后各章的内容中体现了全程控制和全程追溯的原则与要求，如第四十二条规定"国家建立食品安全全程追溯制度"。

5. 社会公治原则

食品安全，人人有责。社会公治强调食品从生产到最终由公民消费的整个过程中的所有相关方，包括食品生产经营者、流通者、消费者、政府及其监管部门、行业协会、新闻媒体、检验机构和认证机构等，都是维护和保障食品安全的重要参与者。只有让其各自都承担起相应的责任，食品安全才能得到真正的保障。食品安全是社会问题，需要社会各个方面齐抓共管，携手共治。任何一方的消极懈怠和不作为，都会降低食品安全监督管理的整体效果，并最终影响到每个人的食品安全和健康问题。

6.食品安全监督管理透明原则

在食品安全监督管理过程中，相关政策的制定、实施，信息的反馈都要尽量符合透明原则。透明原则是政策推动过程中需要特别注意的环节。我国食品安全领域的信息具有较好的透明度，一定程度上保障了作为食品安全直接相关方的消费者和人民群众的知情权和监督权。中国政府相关职能部门通过定时、及时发布和通报相关食品安全问题及治理结果，使得人民群众比较全面地了解和掌握了食品安全的真实情况和最新的发展状况。同时也起到了解惑释疑、预防事态进一步恶化的效果。

二、食品安全监督管理的对象

按照《食品安全法》的要求，国务院食品药品监督管理部门负有对食品生产经营活动实施监督管理的主要责任。食品安全管理的主体是政府食品安全管理相关部门，主要有国家食品药品监督管理相关部门，农业部、卫生部、国家质检总局、国家工商总局、商务部、环境保护部等机关部门。国务院设立食品安全委员会。

1.重点监督管理对象

食品安全年度监督管理计划应当将下列事项作为监督管理的重点：

(1)专供婴幼儿和其他特定人群的特殊功能食品。

(2)保健食品。保健食品是最近的社会特点。食品安全监管尤其要对保健食品生产过程中的添加行为和按照注册或者备案的技术要求组织生产的情况，保健食品标签、说明书以及宣传材料中有关功能夸大和虚假宣传的情况进行监管。

(3)发生食品安全事故风险较高的食品生产经营者和经营行为。

(4)食品安全风险监测结果表明可能存在食品安全隐患的事项。

(5)境外或国外特殊食品安全风险地区的食品安全难问题。

2.常规监督管理对象

县级以上人民政府食品药品等市场监督部门有权采取下列措施对生产经营者的情况进行监督检查：

(1)进入生产、销售、流通等实地场所实施现场检查。

(2)对涉及食品安全与质量问题的食品商品、食品添加剂等进行抽样检验监督。

(3)对涉及食品生产、销售，尤其是从事直接入口相关工作人员的监督与管理。

(4)查阅、复制有关合同、票据、账簿以及其他有关资料。

(5)查封、扣押有证据证明不符合食品安全标准或者有证据证明存在安全隐患以及用于违法生产经营的食品、食品添加剂、食品相关产品。

(6)查封违法从事生产经营活动的场所。

(7)追究食品安全事件的主体责任。

3.食品生产经营许可

食品生产经营许可，在实施过程中要求对大、中、小、路边摊贩等餐饮及食品生产、加工、烹调、售卖等企业或摊贩实现全覆盖。国家食品药品监督管理总局 2015 年发布的《食品生产许可管理办法》和《食品经营许可管理办法》规定了食品生产许可和经营许可的申请、受理、审查、决定及其管理等事项，并规定食品生产许可实行一企一证制度，即同一个食品生产者从事食品生产活动，应当取得一个食品生产许可证；食品经营许可应当实行一地一证原则，即食品经营者在一个经营场所从事食品经营活动，应当取得一个食品经营许可证。

4. 风险分级管理

国家食品药品监督管理总局 2016 年发布的《食品生产经营风险分级管理办法》提出，食品生产经营风险分级管理工作应当遵循风险分析、量化评价、动态管理、客观公正的原则，食品生产经营者风险等级从低到高分为 A 级风险、B 级风险、C 级风险、D 级风险 4 个等级并规定由国家食品药品监督管理总局负责制定食品生产经营风险分级管理制度，指导和检查全国食品生产经营风险分级管理工作。省级食品药品监督管理部门负责制定本省食品生产经营风险分级管理工作规范，结合本行政区域内实际情况，组织实施本省（自治区、直辖市）食品生产经营风险分级管理工作，对本省食品生产经营风险分级管理工作进行指导和检查。各市、县级食品药品监督管理部门负责开展本地区食品生产经营风险分级管理的具体工作。

5. 食品召回

国家建立食品召回制度。食品生产者发现其生产的食品不符合食品安全标准或者有证据证明可能危害人体健康的不安全食品，应当立即停止生产，召回已经上市销售的食品，通知相关生产经营者和消费者，并记录召回和通知情况。国家食品药品监督管理总局 2015 年发布的《食品召回管理办法》，根据食品安全风险的严重和紧急程度，将食品召回分为三级：①一级召回。食用后已经或者可能导致严重健康损害甚至死亡的，食品生产者应当在知悉食品安全风险后 24 小时内启动召回；自公告发布之日起 10 个工作日内完成召回工作；②二级召回。食用后已经或者可能导致一般健康损害，食品生产者应当在知悉食品安全风险后 48 h 内启动召回；自公告发布之日起 20 个工作日内完成召回工作；③三级召回。对标签、标识存在虚假标注的食品，应当在知悉食品安全风险后 48 小时内启动，在 20 个工作日内完成。

第三节　食品良好生产规范（GMP）

GMP 是英文 Good Manufacturing Practice 的缩写，其中文意思是“良好生产规范”或“良好操作规范”，食品良好生产规范是通过对产品生产加工应具备的硬件条件（如厂房、设施、设备和用具等）和管理要求（如生产和加工控制、包装、仓储和分销、人员卫生、培训等）加以规定，并在生产的全过程实施科学管理和严格监控来获得安全、可靠、卫生的产品的全面质量管理制度。

《食品安全法》第四十四条明确规定，食品生产经营企业应当建立健全食品安全管理制度。随着科技的飞速发展，传统的食品生产管理方法和模式已不能满足需要。为了适应食品工业的产业化发展，应建立和不断完善能够有效保证食品安全质量的管理体系。

食品良好生产规范（GMP）是为保障食品安全、质量而制定的贯穿食品生产全过程的一系列措施、方法和技术要求。GMP 要求食品生产企业具备良好的生产设备、合理的生产过程、完善的质量管理和检测系统，以确保最终产品的安全质量符合有关标准。

一、GMP 的起源和发展

GMP 管理制度来源于药品的生产，美国 FDA 于 1963 年颁布了世界上第一部药品 GMP。

1969 年，美国将 GMP 的观点引入食品生产中，制定了《食品制造、加工、包装及储存的良好工艺规范》。

我国食品企业 GMP 的相关工作起步于 20 世纪 80 年代中期，先后颁布了《食品企业通用卫生规范》与《乳品厂卫生规范》等一批食品企业卫生规范。

1994 年公布的《食品企业通用卫生规范》(GB 14881—1994)是要求全部食品企业强制执行的通用卫生规范。

1998 年首次颁布了国家标准《保健食品良好生产规范》和《膨化食品良好生产规范》。

2003 年又颁布了《乳制品企业良好生产规范》《熟肉制品企业良好卫生规范》《定型包装饮用水企业生产卫生规范》。

2009 年 6 月 1 日起实施《中华人民共和国食品安全法》后，我国的良好卫生规范大多已不能适应食品安全法的要求。

2013 年发布修订后的食品安全国家标准《食品生产通用卫生规范》(GB 14881—2013)并于 2014 年 6 月 1 日起正式实施，目前我国还在逐步对各类“食品企业卫生规范”进行修订，以形成我国完整的 GMP 规范体系，并逐步与国际和发达国家的 GMP 接轨。

二、实现 GMP 的目标

GMP 体系要求食品工厂在食品的生产、包装及储运等过程中相关人员配置、建筑、设施、设备等的设置以及卫生管理、制造过程的管理、产品质量的管理等均能符合良好生产规范，以确保食品安全卫生和品质稳定。

(1)将人为的差错控制到最低限度：在管理方面的措施是质量管理部门从生产管理部门中独立建立相互督促检查的制度，制定规范的实施细则和作业程序，严格复核生产工序等；设施方面则要求各工作间要保持宽敞，消除生产障碍，不同品种操作须有一定间距。

(2)预防可能造成食品污染的因素：在管理方面的措施是制定操作室清扫和设备洗净的标准并严格实施，操作人员定期进行体检，限制非生产人员进入工作间等；设施方面则要求操作室专用化，对直接接触食品的机械设备、工具、宣传品等须选用不易导致食品变化的材质制成，注意防止机械润滑。

(3)保证质量管理体系有效运行：在管理方面的措施是质量管理部门独立行使质量管理职责等。

三、实施食品 GMP 的意义

实施食品 GMP 可以为食品生产提供一套必须遵循的组合标准，提高食品质量、提高企业社会价值；实施食品 GMP 为卫生行政部门、食品卫生监督员提供监督检查的依据，有利于政府和行业对食品企业的监管，GMP 中确定的强制性和指导性操作规程和要求可以作为评价、考核食品企业的科学标准；为建立国际食品标准提供基础，便于食品的国际贸易；从消费者的角度来说，企业实施食品 GMP，可以更好地保障消费者利益，便于让消费者买到质量更放心的产品,提高消费者消费满意度和生活质量水平。

四、推行食品 GMP 的基本原则

GMP 是对食品生产过程中的各个环节、各个方面实行严格监控而提出的具体要求和采取的必要的质量监控措施,它将保证食品质量的重点放在成品出厂前的整个生产过程的各个环节上,而不仅仅是着眼于最终产品上,其目的是从全过程入手,从根本上保证食品质量。GMP 体现如下基本原则:

(1)食品生产企业必须有足够的资历,合格地生产食品相适应的技术人员承担食品生产和质量管理,并清楚地了解自己的职责。

(2)操作者应进行培训,以便正确地按照规程操作。

(3)按照规范化工艺规程进行生产。

(4)确保生产厂房、环境、生产设备符合卫生要求,并保持良好的生产状态。

(5)符合规定的物料、包装容器和标签。

(6)具备合适的储存、运输等设备条件。

(7)全生产过程严密并有效地质检和管理。

(8)合格的质量检验人员、设备和实验室。

(9)应对生产加工的关键步骤和加工发生的重要变化进行验证。

(10)生产中使用手工或记录仪进行生产记录,以证明所有生产步骤是按确定的规程和指令要求进行的,产品达到的预期数量和质量要求、出现的任何偏差都应记录并做好检查。

(11)保存生产记录及销售记录,以便根据这些记录追溯各批产品的全部历史。

(12)将产品储存和销售中影响质量的危险性降至最低限度。

(13)建立由销售和供应渠道收回任何一批产品的有效系统。

(14)了解市售产品的用户意见,调查出现质量问题的原因,提出处理意见。

五、我国食品 GMP 的主要内容

(一)选址及厂区环境

(1)选址。厂区不应选择对食品有显著污染的区域。如某地对食品安全和食品宜食用性存在明显的不利影响,且无法通过采取措施加以改善,应避免在该地址建厂;厂区不宜选择易发生洪涝灾害的地区,难以避开时应设计必要的防范措施;厂区周围不宜有虫害大量滋生的潜在场所,难以避开时应设计必要的防范措施;厂区不应选择有害废弃物以及粉尘、有害气体、放射性物质和其他扩散性污染源不能被有效清除的地址。

(2)厂区环境。应考虑环境给食品生产带来的潜在污染风险,并采取适当的措施将其降至最低水平。厂区内的道路应铺设混凝土、沥青,或者其他硬质材料;空地应采取必要措施,如铺设水泥、地砖或铺设草坪等方式,保持环境清洁,防止正常天气下扬尘和积水等现象的发生;厂区绿化应与生产车间保持适当距离,植被应定期维护,以防止虫害的滋生。厂区应合理布局,各功能区域划分明显,并有适当的分离或分隔措施,防止交叉污染;除此之外厂区还应有适当的排水系统,宿舍、食堂、职工娱乐设施等生活区应与生产区保持适当距离或分隔。

(二)厂房和车间

(1)设计和布局。厂房和车间应根据产品特点、生产工艺、生产特性以及生产过程按清洁程度的要求合理划分作业区，并采取有效分离或分隔。如通常可划分为清洁作业区、准清洁作业区和一般作业区，或清洁作业区和一般作业区等。一般作业区应与其他作业区域分隔；厂房和车间的内部设计和布局应满足食品卫生操作要求，避免食品生产中发生交叉污染；厂房和车间的设计应根据生产工艺合理布局，预防和降低产品受污染的风险。

(2)建筑内部结构与材料。建筑内部结构应易于维护、清洁或消毒。应采用适当的耐用材料建造。顶棚应使用无毒、无味、与生产需求相适应、易于观察清洁状况的材料建造；若直接在屋顶内层喷涂涂料作为顶棚，应使用无毒、无味、防霉、不易脱落、易于清洁的涂料。顶棚应易于清洁、消毒，在结构上应不利于冷凝水垂直滴下，防止虫害和霉菌滋生。墙面、隔断应使用无毒、无味的防渗透材料建造，在操作高度范围内的墙面应光滑、不易积累污垢且易于清洁；若使用涂料，应无毒、无味、防霉、不易脱落、易于清洁。门窗应闭合严密。门的表面应平滑、防吸附、不渗透，并易于清洁、消毒。应使用不透水、坚固、不变形的材料制成。清洁作业区和准清洁作业区与其他区域之间的门应能及时关闭。地面应使用无毒、无味、不渗透、耐腐蚀的材料建造。地面的结构应有利于排污和清洗的需要。地面应平坦防滑、无裂缝，易于清洁、消毒，并有适当的措施防止积水。

(三)设施

(1)供水设施应能保证水质、水压、水量及其他要求符合生产需要。食品加工用水与其他不与食品接触的用水(如间接冷却水、污水或废水等)应以完全分离的管路输送，避免交叉污染。各管路系统应明确标识以便区分。自备水源及供水设施应符合有关规定。供水设施中使用的涉及饮用水卫生安全产品还应符合国家相关规定。食品加工用水的水质应符合 GB 5749—2006 的规定，对加工用水水质有特殊要求的食品应符合相应规定。间接冷却水、锅炉用水等食品生产用水的水质应符合生产需要。

(2)排水设施。排水系统的设计和建造应保证排水畅通、便于清洁维护；应适应食品生产的需要，保证食品及生产、清洁用水不受污染。室内排水的流向应由清洁程度要求高的区域流向清洁程度要求低的区域，且应有防止逆流的设计。污水在排放前应经适当方式处理，以符合国家污水排放的相关规定。排水系统入口应安装带水封的地漏等装置，以防止固体废弃物进入及浊气逸出。排水系统出口应有适当措施以降低虫害风险。

(3)清洁消毒设施。应配备足够的食品、工器具和设备的专用清洁设施；必要时应配备适宜的消毒设施。应采取措施避免清洁、消毒工器具带来的交叉污染。

(4)废弃物存放设施。应配备设计合理、防止渗漏、易于清洁的存放废弃物的专用设施；车间内存放废弃物的设施和容器应标识清晰。必要时应在适当地点设置废弃物临时存放设施，并依废弃物特性分类存放。

(5)个人卫生设施。生产场所或生产车间入口处应设置更衣室；必要时特定的作业区入口处可按需要设置更衣室。更衣室应保证工作服与个人服装及其他物品分开放置。生产车间入口及车间内必要处，应按需设置换鞋(穿戴鞋套)设施或工作鞋靴消毒设施。如设置工作鞋靴消毒设施，其规格尺寸应能满足消毒需要。应根据需要设置卫生间，卫生间的结构、设施与内部材质应易于保持清洁；卫生间内的适当位置应设置洗手设施。卫生间不得与食品生产、包装或贮存等区域直接连通。洗手设施的水龙头数量应与同班次食品加工人员数量相匹配，必要时应设置冷热水混合器。洗手池应采用光滑、易清洁的材质制成，其设计及构造应易于清洁消毒。应在临近洗手设施的显著位置标示简明易懂的洗手方法。

根据对食品加工人员清洁程度的要求，必要时应设置风淋室、淋浴室等设施。

(6)通风设施。应具有适宜的自然通风或人工通风措施；必要时应通过自然通风或机械设施有效控制生产环境的温度和湿度。通风设施应避免空气从清洁度要求低的作业区域流向清洁度要求高的作业区域。若生产过程需要对空气进行过滤净化处理，应加装空气过滤装置并定期清洁。根据生产需要，必要时应安装除尘设施。

(7)照明设施。如需在暴露食品和原料的正上方安装照明设施，应使用安全型照明设施或采取防护措施。厂房内应有充足的自然采光或人工照明，光泽和亮度应能满足生产和操作需要；光源应使食品呈现真实的颜色。

(8)仓储设施。应具有与所生产产品的数量、贮存要求相适应的仓储设施。仓库应以无毒、坚固的材料建成；仓库地面应平整，便于通风换气。仓库的设计应能易于维护和清洁，防止虫害藏匿，并应有防止虫害侵入的装置。原料、半成品、成品、包装材料等应依据性质的不同分设贮存场所，或分区域码放，并有明确标识，防止交叉污染。必要时仓库应设有温、湿度控制设施。贮存物品应与墙壁、地面保持适当距离，以利于空气流通及物品搬运。

(9)温控设施。应根据食品生产的特点，配备适宜的加热、冷却、冷冻等设施，以及用于监测温度的设施。根据生产需要，可设置控制室温的设施。

(四)设备

(1)生产设备。应配备与生产能力相适应的生产设备，并按工艺流程有序排列，避免引起交叉污染。与原料、半成品、成品接触的设备与用具，应使用无毒、无味、抗腐蚀、不易脱落的材料制作，并应易于清洁和保养。设备、工器具等与食品接触的表面应使用光滑、无吸收性、易于清洁保养和消毒的材料制成，在正常生产条件下不会与食品、清洁剂和消毒剂发生反应，并应保持完好无损。

(五)卫生管理

(1)考核标准。明确岗位职责，实行岗位责任制。应根据食品的特点以及生产、贮存过程的卫生要求，建立对保证食品安全具有显著意义的关键控制环节的监控制度，良好实施并定期检查，发现问题及时纠正。应制定针对生产环境、食品加工人员、设备及设施等的卫生监控制度，确立内部监控的范围、对象和频率。记录并存档监控结果，定期对执行情况和效果进行检查，发现问题及时整改。

(2)厂房及设施卫生管理。厂房内各项设施应保持清洁，出现问题及时维修或更新；厂房地面、屋顶、天花板及墙壁有破损时，应及时修补。生产、包装、贮存等设备及工器具、生产用管道、裸露食品接触表面等应定期清洁消毒。

(3)食品加工人员健康管理与卫生要求。应建立并执行食品加工人员健康管理制度。食品加工人员每年应进行健康检查，取得健康证明；上岗前应接受卫生培训。食品加工人员如患有痢疾、伤寒、甲型病毒性肝炎、戊型病毒性肝炎等消化道传染病，以及患有活动性肺结核、化脓性或者渗出性皮肤病等有碍食品安全的疾病，或有明显皮肤损伤未愈合的，应当调整到其他不影响食品安全的工作岗位。

进入食品生产场所前应整理个人卫生，防止污染食品。进入作业区域应规范穿着洁净的工作服，并按要求洗手、消毒；头发应藏于工作帽内或使用发网约束。进入作业区域不应配戴饰物、手表，不应化妆、染指甲、喷洒香水。

(4)虫害控制。应保持建筑物完好、环境整洁,防止虫害侵入及滋生。应制定和执行虫害控制措施,并定期检查。生产车间及仓库应采取有效措施(如纱帘、纱网、防鼠板、防蝇灯、风幕等),防止鼠类昆虫等侵入。若发现有虫鼠害痕迹时,应追查来源,消除隐患。应准确绘制虫害控制平面图,标明捕鼠器、粘鼠板、灭蝇灯、室外诱饵投放点、生化信息素捕杀装置等放置的位置。厂区应定期进行除虫灭害工作。

第四节 危害分析与关键控制点(HACCP)

HACCP 是英文 Hazard Analysis Critical Control Point 的缩写,其中文意思是"危害分析与关键控制点",是通过从原材料、加工过程、销售至食用,对安全危害进行分析、预测并加以控制,以预防和减少食品安全危害的一种简便、合理、专业性强的食品安全与预防性控制体系。

HACCP 是以科学为基础,通过系统性地确定具体危害及其控制措施,着眼于预防而不是依靠最终产品的检验来保证食品的安全。

HACCP 体系是世界公认的保障食品安全卫生最有效、最可靠的管理方法,已被食品法典委员会 CAC 认可作为保证食品安全的准则,在世界范围内推广应用。

一、HACCP 体系的起源和发展

和 GMP 一样,HACCP 体系起源于美国,美国也是最早应用 HACCP 原理的国家。

20 世纪 60 年代初,美国的食品生产者与美国航天部门合作,首次建立了 HACCP 系统。

1993 年,食品法典委员会(CAC)开始鼓励各国使用 HACCP。

HACCP 体系自 20 世纪 80 年代末在全球食品行业逐步推行实施之后,我国原国家商检局极为关注。1988 年我国检验检疫部门引进并学习了 HACCP 体系基本原理的详细内容,并多次参加有关 HACCP 的国际会议和培训。

从 1990 年起,国家进出口商品检验局开始对肉类、禽类、蜂产品、对虾、烤鳗、柑橘、芦笋罐头、花生、冷冻小食品 9 种食品加工应用 HACCP 体系进行研究,制定了《在出口食品生产中建立"危害分析与关键控制点"质量管理体系的导则》,出台了 9 种食品 HACCP 系统管理的具体实施方案。2002 年国家认监委发布公告《食品生产企业危害分析与关键控制点 HACCP 管理体系认证管理规定》并执行,该规定规范了食品生产企业实施 HACCP 体系的认证监督管理工作,使得 HACCP 体系认证管理工作实现了有法可依。2009 年国家质量监督检验检疫总局发布实施了 HACCP 体系食品生产企业通用要求(GB/T 27341—2009)。2011 年国家质检总局发布 142 号令《出口食品生产企业备案管理办法》,要求所有出口食品企业全面建立 HACCP 体系,同时 30 余项以 HACCP 为基础的食品安全管理体系系列标准(GB 22000)发布并实施。

经过 20 多年的探索和发展,我国已经建立起有中国特色的食品生产企业 HACCP 官方验证和认证管理制度。现在,我国有 80%以上的出口企业建立了 HACCP 体系,为了提高我国食品安全与卫生状况,实现从农田到餐桌的全程质量管理,在我国食品行业全面实施 HACCP 体系将是必然的发展趋势。

二、实施 HACCP 体系的意义

HACCP 体系是一种科学、合理、针对食品生产加工过程进行过程控制的预防性体系,可

以将可能发生的食品安全危害消除在生产过程中，而不是靠事后检验来保证产品的可靠性，对生产者、消费者、监管者以及国际贸易都有利。

从生产者角度考虑，HACCP 体系是保证食品安全最有效、最经济的方法。

从消费者角度考虑，HACCP 体系是防患于未然的预防性体系，可以将可能发生的食品安全危害消除在产品生产过程中，极大地降低了销售不安全食品的风险，可以使消费者利益得到最大保障。

从监管者角度考虑，HACCP 体系为食品生产企业和政府监督机构提供了一种最理想的食品安全监测和控制方法，使食品质量管理与监督体系更完善，管理过程更科学。

从国际贸易角度考虑，HACCP 审核可减少对成品实施烦琐的检验程序，促进国际贸易，消除贸易壁垒。

国内外的成功经验表明，HACCP 体系能有效保证食品的安全性，防止食源性疾病的发生，保护消费者健康，提高劳动生产率，有利于经济发展和社会稳定；能显著提高食品生产加工企业的质量管理水平，满足国际食品贸易中重视生产过程质量控制的基本要求，促进食品出口，能提高食品生产加工企业的质量控制意识，加强自身管理。在目前我国经济水平仍然较低的情况下，能减少控制食品安全的成本。

三、HACCP 体系的基本原理

HACCP 体系现已成为世界性的食品安全控制管理的有效办法。HACCP 由以下 7 个基本原理组成：

原理一：进行危害分析（HA）并确定预防措施

危害分析是建立 HACCP 体系的基础，在制订 HACCP 计划的过程中，最重要的就是确定所有涉及食品安全性的显著危害，并针对这些危害采取相应的预防措施，对其加以控制。实际操作中可利用危害分析表，分析并确定潜在危害。

原理二：确定关键控制点（CCP）

使用判断树鉴别各工序中的 CCP。CCP 是指能进行有效控制的某一个工序、步骤或程序，如原料生产收获与选择、加工、产品配方、设备清洗、贮运、职工与环境卫生等都可能是 CCP，且每一个 CCP 所产生的危害都可以被控制、防止或将之降低至可接受的水平。

原理三：确定关键限值（CL）

即指出与 CCP 相应的预防措施必须满足的要求，如温度的高低、时间的长短、pH 的范围以及盐浓度等。CL 是确保食品安全的界限，每个 CCP 都必须有一个或多个 CL 值。一旦操作中偏离了 CL 值，必须采取相应的纠正措施才能确保食品的安全性。

原理四：建立监控程序

通过有计划的测试或观察，以保证 CCP 处于被控制状态，其中测试或观察要有记录。监控应尽可能采用连续的理化方法，如无法连续监控，也要求有足够的间隙频率次数来观察测定每一 CCP 的变化规律，以保证 HACCP 计划的制订与实施食品质量管理的有效性。

原理五：确定纠偏措施

如果监控结果表明加工过程失控，应立即采取适当的纠正措施，减少或消除失控所导致的潜在危害，使加工过程重新处于控制之中。纠偏措施应该在制订 HACCP 计划时预先确定，其内容包括：①决定是否销毁失控状态下生产的食品；②纠正或消除导致失控的原因；③保留纠正措施的执行记录。

原理六:建立验证程序

审核 HACCP 计划的准确性,包括适当的补充试验和总结,以确证 HACCP 是否在正常运转,确保计划在准确执行。检验方法包括生物的、物理的、化学的或感官的方法。

原理七:建立文件和记录保持系统

HACCP 具体方案在实施过程中,都要求做例行的、规定的各种记录,同时还要求建立有关适于这些原理及应用的所有操作程序和记录的档案制度,包括计划准备、执行、监控、记录及相关信息与数据文件等都要准确和完整地保存。

四、HACCP 计划实施的基本步骤

根据以上 7 个原理,食品企业制订 HACCP 计划并在具体操作实施时,一般需通过以下 13 个步骤才能得以实现。

(1)组建 HACCP 计划实施小组。

(2)产品描述。

(3)确定产品用途以及产品销售对象。

(4)绘制生产流程图。

(5)验证生产流程图。

(6)危害分析及预防控制措施的确定。

(7)关键控制点的确定。

(8)关键控制点极限值的确定。

(9)关键控制点监控措施的建立。

(10)纠偏措施的建立。

(11)建立验证审核程序。

(12)建立记录档案。

(13)回顾与总结。

第五节　卫生标准操作程序(SSOP)

SSOP 是英文 Sanitation Standard Operation Procedures 的缩写,其中文意思是"卫生标准操作程序",是指食品企业为了满足食品安全的要求,保证达到 GMP 所规定的要求,使其加工的食品符合卫生要求而在卫生环境和加工要求等方面所需实施的具体程序。它用于指导食品生产加工过程中如何实施清洗、消毒和卫生保持,一般以 SSOP 文件的形式出现。

一、SSOP 体系的起源和发展

1995 年 2 月,美国在颁布的《美国肉、禽产品 HACCP 法规》(9CFR Part 304)中第一次提出了要求建立一种书面的常规可行程序-生标准操作程序,即 SSOP 程序。同年 12 月,美国 FDA 在颁布的《美国水产品的 HACCP 法规》(21CFR Part 123,1240)中进一步明确了 SSOP 必须包含的 8 个方面及验证等相关程序,从而建立了 SSOP 的完整体系。

我国卫生部 2002 年 7 月 19 日发布了《食品企业 HACCP 实施指南》,要求每个企业都应

制定和实施卫生标准操作程序或类似文件。

二、SSOP 的基本内容

国家认监委 2002 年第 3 号公告中确定的 SSOP 要素包括：接触食品（包括原料、半成品、成品）或与食品有接触的物品的水（冰）应当符合安全卫生要求；接触食品的器具、手套和内外包装材料等必须清洁、卫生和安全；确保食品免受交叉污染；保证操作人员手的清洗消毒，保持洗手间设施的清洁；防止有毒化学污染物对食品造成安全危害；员工的健康与卫生控制及有害动物的防治等 8 个方面。

(1)与食品接触或与食品接触物表面接触的水（冰）的安全。

(2)与食品接触的表面（包括工器具、设备、手套和工作服）的卫生情况和清洁度。

(3)防止发生交叉污染。

(4)手的清洗与消毒，厕所设施的维护与卫生保持。

(5)防止食品被外来污染物污染。

(6)有毒化学物质的正确标志、储存和使用。

(7)员工的健康与卫生控制。

(8)有害动物的防治。

三、水和冰的安全

与食品和食品表面接触的水（冰）的安全、食品加工中用水（冰）的卫生质量是影响食品卫生的关键因素，对于任何食品的加工，首要的一点就是要保证水的安全。食品加工企业应考虑与食品接触或与食品表面接触的水（冰）的来源与处理是否符合有关规定，并考虑与非生产用水及污水处理的交叉污染问题。

（一）水源

生产用水有两种来源，城市公共用水和自备水源。若使用城市公共用水，要符合国家饮用水标准；若使用自备水源：如为井水，应考虑周围环境、井深、污水等因素对水的污染；如为海水，应考虑周围环境、季节变化、污水排放等因素对水的污染。对两种供水系统共存的企业应采用不同颜色的管道，防止生产用水与非生产用水混淆。

水源应符合相关国家标准，但如果与国际接轨，就应当采用国际标准或国外先进标准，具体要求如下：

(1)我国生活饮用水国家标准 GB 5749—2006 中，微生物的六项指标为：细菌总数＜100 个/mL，总大肠菌群、耐热大肠菌群、大肠埃希氏菌等均不得检出，贾第鞭毛虫、隐孢子虫＜1 个/10 L；水管末端游离余氯≥0.05 mg/L。

(2)欧盟标准(80/778/EEC)规定，细菌总数培养 48 h 为＜10 个/mL(37℃培养)；细菌总数培养 72 h 为＜100 个/mL(22℃培养)；总大肠菌群 MPN＜1 个/100 mL；粪大肠菌群 MPN＜1 个/100 mL；粪链球菌 MPN＜1 个/100 mL；致病菌不得检出。

(3)美国饮用水微生物的规定：总大肠菌（包括粪大肠菌和大肠杆菌）目标为 0，最大污染限度为 5%，也就是说一个月中总大肠菌呈阳性水样不超过 5%，呈阳性的水样必须进行粪大肠菌分析。不允许存在任何病毒。

(二)监控

无论是城市公共用水还是自备水源都必须进行严格的监控,经政府监管部门检验合格后才能使用。

(三)防止生产用水被污染的措施

防止生产用水被污染的措施有:

①供水设施要完好,一旦损坏后能立即维修好,管道的设计要防止冷凝水集聚滴下污染裸露的食品,防止饮用水管、非饮用水管及污水管间交叉污染。

②放虹吸的措施有:水管离水面距离 2 倍于水管直径,以防水倒流;水管管道不应有死水区;水管龙头应备有真空排气阀。

③加工案台等工具有将废水直接导入下水道装置。

④备有高压水枪。

⑤使用软水管要求为浅色,以不易发霉的材料制成。

⑥有蓄水池(塔)的工厂、水池要有完善的防尘、防虫鼠措施,并进行定期清洗消毒。

⑦工厂应保持详细的供水网络图,以便日常对生产供水系统进行管理与维护。

(四)生产用冰

直接与产品接触的冰必须采用符合饮用水标准的水制造,制冰设备和盛装冰块的器具,必须保持良好的清洁卫生状况,冰的存放、粉碎、运输、盛装、贮存等都必须在卫生条件下进行,防止与地面接触造成污染。

(五)废水排放

污水处理应符合国家环保部门的规定;符合防疫的要求;处理池地点应远离生产车间。废水排放地面处理(坡度),一般为 1%~1.5%斜坡;废水流向(清洁区向非清洁区)。

(六)操作

操作时一方面应注意清洗、解冻用流动水,清洗时防止污水溢溅;另一方面需注意软水管不要拖在地面,不能直接浸入水槽中。

(七)纠偏

监控时发现加工用水存在问题或管道有交叉连接时应终止使用这种水源和终止加工,直到问题得到解决。

(八)记录

水的监控、维护及其他问题处理都要记录。

四、食品接触表面的卫生情况和清洁度

食品接触的表面是指接触食品的表面以及在正常加工过程中会将水滴溅在食品或食品接触面上的那些表面。

(一)食品接触面的种类

食品接触面可分为直接接触面和间接接触面。

直接接触面包括:加工设备;工器具、台案和内包装材料;加工人员的手或手套、工作服等。

间接接触面包括：车间墙壁、顶棚、照明、通风排气等设施；车间、卫生间的门把手；操作设备的按钮；车间内电灯开关、垃圾箱、外包装等。

(二)食品接触面的要求

食品接触面应选用耐腐蚀、不生锈、表面光滑、易清洗的无毒材料，如300系列的不锈钢材料；不能使用木制品、纤维制品、含铁金属、镀锌金属、黄铜等材料；对于手套、围裙、工作服应根据用途，采用耐用、易清洗和消毒的材料进行合理设计和制作。设计安装及维护方便，便于清洗和消毒；制作工艺精细，无粗糙焊缝、凹陷、破裂等；易排水并不积存污物；安装在即使加工人员犯错误的情况下，也不至于造成严重后果的地方。

(三)食品接触面的清洗、消毒

对加工设备与工器具清洗消毒的程序如下：清扫→预冲洗→清洗→冲洗→消毒→冲洗。集中由洗衣房清洗消毒；不同清洁区域的工作服分别清洗消毒，清洁工作服与脏工作服分区域放置；存放工作服的房间设有臭氧、紫外线等设备，且干净、干燥和清洁。清洗消毒的频率按以下原则确定：大型设备，每班加工结束后；工器具根据不同产品而定，一般是每2～4 h；被污染后立即进行。

(四)监控

监控对象包括：与食品接触表面的状况的卫生条件；设备和工器具的清洗和消毒；消毒剂类型和浓度；手套、工作服的清洁状况。监控方法包括：视觉检查；化学检测(针对消毒剂浓度等)；表面微生物检查等。监控频率取决于监控对象和使用条件。

(五)纠偏

在检查发现问题时应采取适当的方法及时纠正，如再清洗、消毒、检查消毒剂浓度、培训员工等。

(六)记录

记录包括检查食品接触面状况；消毒剂浓度；表面微生物检验结果等。

五、防止交叉污染

交叉污染是通过生的食品、食品加工者或食品加工环境把生物或化学的污染物转移到食品的过程。当致病菌或病毒被转移到即食食品上时，通常意味着会导致食源性疾病交叉污染的产生。

六、手的清洗与消毒，厕所设施的维护与卫生保持

洗手消毒的设施应采用非手动开关的水龙头；有温水供应，在冬季洗手消毒效果好；有合适、满足需要的洗手消毒设施，以每10～15人设1个水龙头为宜，200人以上每20人增设1个水龙头；有干手设备，如一次性纸巾、干手机等，且干手设备不会导致交叉污染；良好的洗手消毒的方法为：清水洗手→用皂液或无菌皂洗手→清水冲净皂液→50 mg/kg的次氯酸钠溶液浸泡30 s→清水冲洗→干手→75%食用酒精喷。

七、防止食品被外来物污染

在加工过程中，食品很容易遭受各种物理的、化学的和微生物的因素的污染。常见的污染

物的来源包括：水滴和冷凝水；空气中的灰尘、颗粒；外来物质；地面污染物；无保护装置的照明设备；润滑剂、清洁剂、杀虫剂等化学药品的残留；不卫生的包装材料等。建议在生产开始时及工作时间每 4 h 检查一次任何可能污染食品或食品接触面的外部污染物，如潜在的有毒化合物、不卫生的水和不卫生的表面所形成的冷凝水。

第六节　食品经营管理过程监督

食品经营环节包括食品采购、运输、验收、贮存、装与包装、销售、产品追溯和召回、卫生管理等过程。《食品安全法》第四章对食品生产经营过程的安全性要求做出了严格的规定。我国 2014 年 12 月 24 日发布，于 2015 年 5 月 24 日实施的《食品安全国家标准-食品经营过程卫生规范》(GB 31621—2014)详细规定了食品经营过程中的食品安全要求。为食品经营管理提供了重要的标准、依据和规范。

1. 采购

(1)采购散装食品所使用的容器和包装材料应符合国家相关法律法规及标准的要求。

(2)实行统一配送经营方式的食品经营企业，可以由企业总部统一查验供货者的许可证和食品合格证明文件，进行食品进货查验记录。

(3)采购食品应依据国家相关规定查验供货者的许可证和食品合格证明文件，并建立合格供应商档案。

2. 运输

(1)食品运输工具不得运输有毒有害物质，防止食品污染。

(2)运输食品应使用专用运输工具，并具备防雨、防尘设施。

(3)食品运输工具和装卸食品的容器和设备应符合相关安全和卫生标准。

(4)运输过程操作应轻拿轻放，避免食品受到机械性损伤。

(5)散装食品应采用符合国家相关法律法规及标准的食品容器或包装材料进行密封包装后运输，防止运输过程中受到污染。

3. 验收

(1)应依据国家相关法律法规及标准，对食品进行符合性验证和感官抽查，对有温度控制要求的食品应进行运输温度测定。

(2)应查验食品合格证明文件，并留存相关证明。食品相关文件应属实且与食品有直接对应关系。具有特殊验收要求的食品，需按照相关规定执行。

(3)应如实记录食品的名称、规格、数量、生产日期、保质期、进日期以及供货者的名称地址及联系方式等信息。记录、票据等文件应真实，保存期限不得少于食品保质期满后 6 个月；没有明确保质期的，保存期限不得少于两年。

(4)食品验收合格后方可入库。不符合验收标准的食品不得接收，应单独存放，做好标记并尽快处理。

4. 贮存

(1)贮存场所应保持完好、环境整洁，与有毒、有害污染源有效分隔。贮存场所地面应做到硬化，平坦防滑并易于清洁、消毒，并有适当的措施防止积水应有良好的通风、排气装置，保持空气清新无异味，避免日光直接照射。

(2)生食与熟食等容易交叉污染的食品应采取适当的分隔措施，固定存放位置并明确标识。

(3)对温度、湿度有特殊要求的食品，应确保贮存设备、设施满足相应的食品安全要求，冷藏库或冷冻库外部具备便于监测和控制的设备仪器，并定期校准、维护，确保准确有效。

(4)应遵循先进先出的原则，定期检查库存食品，及时处理变质或超过保质期的食品。

(5)采用物理、化学或生物制剂进行虫害处理时，不应影响食品安全，不应污染食品接触表面、设备、工具、容器及包装材料；不慎污染时，应及时彻底清洁，消除污染。清洁剂、消毒剂、杀虫剂等物质应分别包装，明确标识，并与食品及包装材料分隔放置。

(6)应记录食品进库、出库时间和贮存温度及其变化。

5. 销售

(1)应具有与经营食品品种、规模相适应的销售场所。销售场所应布局合理，食品经营区域与非品经营区域分开设置，生食区域与熟食区域分开，待加工食品区域与直接入口食品区域分开，经营产品的区域应与其他食品经营区域分开，防止交叉污染。

(2)应具有与经营食品品种、规模相适应的销售设施和设备。与食品表面接触的设备、工具和容器，应使用安全、无毒、无异味、防吸收、耐腐蚀且可承受反复清洗和消毒的材料制作，易于清洁和保养。

(3)应配备设计合理、防止渗漏、易于清洁的废弃物存放专用设施，必要时应在适当地点设置废物临时存放设施，废弃物存放设施和容器应标识清晰并及时处理。

(4)售有温度控制要求的食品，应配备相应的冷藏冷冻设备，并保持正常运转。肉、蛋、奶、速食食品等容易腐败变质的食品应建立相应的温度控制等食品安全控制措施并确保落实执行。

(5)如需在裸露食品的正上方安装照明设施，应使用安全型照明设施或采取防护措施。

(6)从事食品批发业务的经营企业销售食品，应如实记录批发食品的名称、规格、数量、生产日期或者生产批号、保质期、销售日期以及购货者名称、地址联系方式等内容，并保存相关票据。记录和凭证保存期限不得少于食品保质期满后 6 个月；没有明确保质期的，保存期限不得少于两年。

(7)销售散装食品，应在散装食品的容器、外包装上标明食品的名称成分或者配料表、生产日期保质期、生产经营者名称及联系方式等内容，确保消费者能够得到明确和易于理解的信息。散装食品标注的生产日期应与生产者在出厂时标注的生产日期一致。

6. 产品追溯和召回

(1)建立对产品质量的快速反应机制。

(2)当发现经营的食品不符合食品安全标准时，应立即停止经营，并有效、准确地通知相关生产经营者和消费者，并记录停止经营和通知情况。

(3)应配合相关食品生产经营者和食品安全主管部门进行相关追溯和召回工作，避免或减轻危害。

(4)针对所发现的问题，食品经营者应查找各环节记录分析问题原因并及时改进。

7. 卫生管理

(1)食品经营企业应根据食品的特点以及经营过程的卫生要求，建立对保证食品安全具有显著意义的关键控制环节的监控制度。

(2)食品经营企业应针对经营环境、食品经营人员、设备及设施等制定相应的卫生监控制度,确立内部监控的范围、对象和频率。记录并存档监控结果,定期对执行情况和效果进行检查,发现问题及时纠正。

(3)食品经营人员应符合国家相关规定对人员健康的要求,进入经营场所应保持个人卫生和衣整,防止人为主客观污染食品。使用卫生间接触可能污染食品的物品后,再次从事接触食品、食品工具、容器具。

(4)加大对直接从事入口工作人员的健康监督和管理。

第七节　食品安全法规体系

食品法规主要是指由不同的国家行政机关指定或认可的,具有不同法律效力或法律地位的各类规范性食品法律文件。食品安全法规体系包括:宪法、食品法律、食品行政法规、地方性食品法规、食品自治条例与单行条例、食品规章、食品标准、规范和规程、国际条约等。

1.宪法

宪法是我国的根本大法,是国家最高权力机关通过法定程序制定的具有最高法律效力的规范性法律文件。它规定和调整国家的社会制度和国家制度、公民的基本权利和义务等最根本的全局性的问题。它不仅是食品法的重要渊源,也是其他法律的重要渊源,是制定食品法律、法规的来源和基本依据。

2.食品法律

食品法律是指由中华人民共和国全国人民代表大会(简称全国人大)及其常务委员会经过特定的立法程序制定的规范性法律文件。它的地位和效力仅次于宪法。它又分为两种:一是由全国人大制定的食品法律,称为基本法;二是由全国人大常委会制定的食品基本法律以外的食品法律。例如,1995 年我国颁布实施了《中华人民共和国食品卫生法》。为了适应食品安全形势发展的需要,2009 年 2 月 28 日第十一届全国人大常委会第七次会议通过了《中华人民共和国食品安全法》替代《中华人民共和国食品卫生法》,成为食品安全领域的根本大法。为保障农产品质量安全,2006 年 4 月 29 日颁布了《中华人民共和国农产品质量安全法》。为了加强对产品质量的监督管理,于 1993 年颁布实施《中华人民共和国产品质量法》,并不断进行修订。

3.食品行政法规

食品行政法规是由中华人民共和国国务院(简称国务院)根据宪法和法律,在其职权范围内制定的有关国家食品行政管理活动的规范性法律文件,其地位和效力仅次于宪法和法律。

党中央和国务院联合发布的决议或指示,既是党中央的决议和指示,又是国务院的行政法规或其他规范性文件,具有法律效力。国务院各部委所发布的具有规范性的命令、指示和规章,也具有法律效力,但其法律地位低于行政法规,如由国务院颁布实施的《中华人民共和国食品安全法实施条例》《乳品质量安全监督管理条例》《生猪屠宰管理条例》等行政法规。

4.地方性食品法规

地方性食品法规是指省、自治区、直辖市,以及省级人民政府所在地的市和经国务院批准的较大的市的人民代表大会及其常委会制定的适用于本地方的规范性文件。除地方性法规外，地方各级权力机关及其常设机关、执行机关所制定的决定、命令、决议，凡属规范性者，在其辖区范围内，也都属于法的渊源。地方性法规和地方其他规范性文件不得与宪法、食品法律和食品行政法规相抵触，否则无效，如抚顺市政府批准实施的《抚顺市药品和医疗器械监督管理规定》，上海市政府颁布的《上海市生猪产品质量安全监督管理办法》等由地方政府依据食品法律、法规制定并颁布实施的地方性法规。

5. 食品自治条例与单行条例

食品自治条例和单行条例是由民族自治地方的人民代表大会依照当地民族的政治、经济和文化的特点制定的食品规范性文件。自治区的自治条例和单行条例，报全国人大常委会批准后生效；州、县的自治条例和单行条例报上一级人大常委会批准后生效。为了尊重少数民族的饮食习惯，加强对少数民族食品的管理，在《中华人民共和国民族区域自治法》《中华人民共和国食品安全法》等有关法律基础上制定的条例，如《宁夏回族自治区清真食品管理条例》《延边朝鲜族自治州延边黄牛管理条例》等自治条例。

6. 食品规章

食品规章分为两种类型：一是指由国务院行政部门依法在其职权范围内制定的食品行政管理规章，在全国范围内具有法律效力。例如，国家食品药品监督管理总局颁布实施的《食品安全抽样检验管理办法》（国家食品药品监督管理总局令第 11 号），卫生部（现国家卫生计生委）颁布的《食品安全国家标准管理办法》（卫生部令第 77 号）等国务院行政部门制定的规章；二是指由各省、自治区、直辖市，以及省、自治区人民政府所在地和经国务院批准的较大的市的人民政府，根据食品法律在其职权范围内制定和发布的有关地区食品管理方面的规范性文件。

7. 食品标准、规范和规程

由于食品法的内容具有技术控制和法律控制的双重性质，因此食品标准、食品技术规范和操作规程就成为食品法渊源的一个重要组成部分。其法律效力不及法律、法规。这些标准、规范和规程可分为国家和地方两级。值得注意的是，这些标准、规范和规程的法律效力虽然不及法律、法规，但在具体的执法过程中，它们的地位又是相当重要的。因为食品法律、法规只对一些问题作了原则性规定，而对某种行为的具体控制，则需要依靠标准、规范和规程。所以从一定意义上说只要食品法律、法规对某种行为作了规范，那么食品标准、规范和规程对这种行为的控制就有了极高的法律效力。

8. 国际条约

国际条约是指我国与外国缔结的或者我国加入并生效的国际法规范性文件。它是指国务院按职权范围同外国缔结的相应的条约和协定。这种与食品有关的国际条约虽然不属于我国国内法的范畴，但其一旦生效，除我国声明保留的条款外，也与我国国内法一样对我国国家机关和公民具有约束力。2001 年 12 月 11 日，我国正式加入世界贸易组织（WTO），遵守《服务贸易总协定》《技术性贸易壁垒协定》（TBT 协定）和《实施卫生与动植物卫生措施协定》（SPS 协定），以及《联合国海洋法公约》等国际条约。

现简述我国食品安全法、农产品质量安全法、产品质量法和消费者权益保护法如下：

一、《中华人民共和国食品安全法》

我国在 1995 年为保证食品卫生，防止食品污染和有害因素对人体的危害，保障人民身体健康，制定、颁布实施了《中华人民共和国食品卫生法》。在食品工业的发展中，伴随着食品安全事件层出不穷，发现《中华人民共和国食品卫生法》无法满足社会对食品安全监管的要求。2009年2月28日，第十一届全国人大常委会第七次会议通过了《中华人民共和国食品安全法》，替代《中华人民共和国食品卫生法》。

2015年4月24日第十二届全国人大常委会第十四次会议对《中华人民共和国食品安全法》进行了修订，自2015年10月1日起施行。

新修订的《中华人民共和国食品安全法》包括总则、食品安全风险监测和评估、安全标准、生产经营、检验、进出口、安全事故处置、监督管理、法律责任和附则，共有10章。这部新法被各界称为“史上最严的食品安全法”，对保健食品、网络食品交易、食品添加剂等当前食品监管中存在的难点问题都有涉及。

新法比较重要的修订主要有以下几个方面：

1.生产食品添加剂要申请许可

新修订的食品安全法第三十九条中，明确提出要对食品添加剂生产实行许可制度。我国之前只针对食品生产、经营设立了许可制度，没有为食品添加剂生产设立专门的许可制度。

2.食品网上交易要实名登记

新修订的食品安全法第六十二条中，明确指出网络食品交易第三方平台提供者应当对入网食品经营者进行实名登记。

3.食品安全需社会共治

要管好食品安全，不仅需要依靠监管部门的执法，还需要社会各界的一致关注，协同共管。

4.保健食品标签要写明成分含量

新修订的食品安全法第七十八条指出：保健食品的标签、说明书不得涉及疾病预防、治疗功能，内容应当真实，与注册或者备案的内容相一致，载明适宜人群、不适宜人群、功效成分或者标志性成分及其含量等，并声明“本品不能代替药物”。保健食品的功能和成分应当与标签、说明书相一致。

二、《中华人民共和国农产品质量安全法》

我国在2006年颁布实施了《中华人民共和国农产品质量安全法》。《中华人民共和国农产品质量安全法》以保障农产品质量安全，维护公众健康，促进农业和农村经济发展为宗旨制定。随着经济全球化进程加快，农业对外开放程度不断扩大，农业市场竞争愈加激烈。质量安全是农产品市场竞争的关键因素，是导致贸易争端的重要原因之一，也是一些国家设置农产品贸易技术壁垒的主要措施。《中华人民共和国农产品质量安全法》是我国农业和农村经济管理中的一部重要法律，有力地推进了我国农业产业的发展，以及国际竞争力。

《中华人民共和国农产品质量安全法》包括8章56条，对农产品及农产品质量与安全的概念进行了明确规定。农产品是指来源于农业的初级产品，即在农业活动中获得的植物、动物、微生物及其产品。农产品质量安全是指农产品质量符合保障人的健康、安全的要求。本法主要内容如下：

第一章是总则，对农产品的定义，农产品质量安全的内涵，法律的实施主体，农产品质量安全风险评估、风险管理和风险交流，农产品质量安全信息发布，安全优质农产品生产，公众质量安全教育等方面做出了规定。

第二章是农产品质量安全标准，对农产品质量安全标准体系的建立，农产品质量安全标准的性质，农产品质量安全标准的制定、发布、实施的程序和要求等进行了规定。

第三章是农产品产地，对农产品禁止生产区域的确定，农产品标准化生产基地的建设，农业投入品的合理使用等方面做出了规定。

第四章是农产品生产，对农产品生产技术规范的制定，农业投入品的生产许可与监督抽查，农产品质量安全技术培训与推广，农产品生产档案记录，农产品生产者自检，农产品行业协会自律等方面进行了规定。

第五章是农产品包装和标识，对农产品分类包装、包装标识、包装材质、转基因标识、动植物检疫标识、无公害农产品标识和优质农产品质量标识做出了规定。

第六章是监督检查，对农产品质量安全市场准入条件，监测和监督检查制度，检验机构资质，社会监督，现场检查，事故报告，责任追溯，进口农产品质量安全要求等进行了明确规定。

第七章是法律责任，对各种违法行为的处理、处罚做出了规定。

第八章是附则。

三、《中华人民共和国产品质量法》

为了加强对产品质量的监督管理，提高产品质量水平，明确产品质量责任，保护消费者的合法权益，维护社会经济秩序，我国在 1993 年制定实施了《中华人民共和国产品质量法》，并在实施过程中进行了适应社会发展的修订。

《中华人民共和国产品质量法》共计 6 章 76 条，适用于在我国国内从事产品生产、销售活动包括销售进口商品的活动，是生产者、销售者、用户和消费者，以及监督管理机构发生社会关系时，所应遵从的民事、行政法律规范。本法主要内容如下：

第一章是总则，对生产者、销售者、用户及监督管理机构进行了职能规定。

第二章是产品质量的监督，明确指出了企业对产品质量管理的权利和义务，政府部门宏观管理的职能，国家对产品质量实施监督的权力，产品质量检验机构的资格，产品质量检验机构、认证机构执业的基本要求，同时对消费者及保护消费者权益的社会组织在产品质量问题上的权利等问题做了规定。

第三章是生产者、销售者的产品质量责任和义务，分别规定了生产者的产品质量责任和义务及销售者的产品质量责任和义务。

第四章是损害赔偿，是关于因产品质量问题引起的损害赔偿的规定，包括销售者对其出售产品的质量问题应承担的民事责任、产品质量存在缺陷造成他人损害的民事责任、产品质量纠纷的解决途径和仲裁机构或者人民法院的委托检验。

第五章是罚则，对违反《中华人民共和国产品质量法》规定的行为的处罚作了行政、刑事规定。

第六章是附则，分别对军工产品的监督管理，以及因核设施、核产品造成损害的赔偿责任进行了规定。

四、《中华人民共和国消费者权益保护法》

我国在1994年实施了《中华人民共和国消费者权益保护法》并在2014年重新修订《中华人民共和国消费者权益保护法》共计863条规定。本法主要内容如下：

第一章是总则，明确了交易原则与保护消费者的责任。

第二章是消费者的权利，规定了消费者应享有的知情权和赔偿权利。

第三章是经营者的义务，对经营者的销售行为进行了明确的规定。

第四章是国家对消费者合法权益的保护，对国家行政管理部门应负有的责任进行了规范。

第五章是消费者组织，对公益性组织的职责进行了规定。

第六章是争议的解决对消费者和经营者发生消费者权益争议时采取的解决途径进行了规范。

第七章是法律责任，对经营者对消费者未尽到安全保障义务，造成消费者损害时应负有的法律责任进行了规定。

第八章是附则，规定了农民购买、使用直接用于农业生产的生产资料时适用消费者权益保护法。

第八节　食品安全标准体系

食品安全标准体系是指以系统科学和标准化原理为指导，按照风险分析的原则和方法，对食品生产、加工、流通和消费全过程中影响食品安全和质量的关键要素及其控制所涉及的全部标准，并按其内在联系形成的系统、科学、合理且可行的有机整体。

一、制定食品标准的目的

食品标准是食品行业中的技术规范，它涉及食品领域的方方面面，包括食品产品标准、食品卫生标准、食品工业基础及相关标准、食品包装材料及容器标准、食品添加剂标准、食品检验标准以及各类食品卫生管理办法、食品企业卫生规范等。制定食品标准目的主要有以下几个方面。

(1)保证食品的食用安全性。食品标准是衡量食品合格与否的手段。通过规定食品的感官指标、理化指标、微生物指标、检测方法包装、贮存等的内容，使合格食品具有令消费者放心的安全性，从而保证食品安全性，保障人类健康。

(2)国家对食品行业进行宏观管理的依据。食品工业已成为目前世界上第一大产业。每年的营业额高达2万亿美元以上，食品工业在我国经济建设中也有举足轻重的作用。国家在对食品行业进行管理时，离不开食品标准。依据食品标准可以鉴别以次充好、假冒伪劣食品，保护消费者利益，整顿和规范市场经济秩序，营造公平竞争市场环境。

(3)食品企业科学微观管理的基础。食品企业管理离不开食品标准，食品标准是食品企业全面提高产品质量的前提，食品生产的每个环节，都要以食品标准为原则，随时随地监控一些控制指标，确保产品最终能达到合格。食品质量是整体概念，包括安全指标、营养指标、物理指标、化学指标、感官特性。食品标准是保证食品质量的有力措施。

二、食品标准的分类

《中华人民共和国标准化法》第六条规定：对需要在全国范围内统一的技术要求，应当制定国家标准。国家标准由国务院标准化行政主管部门制定。对没有国家标准而又需要在全国某个行业范围内同意的技术要求，可制定行业标准。行业标准由国务院有关行政主管部门制定，并报国务院标准化行政主管部门备案，在公布国家标准后，该行业标准即行废止。企业生产的产品没有国家标准和行业标准的，应当制定企业标准，作为组织生产的依据。食品生产企业制定企业标准，应当在组织生产之前向省、自治区、直辖市卫生行政部门备案产品企业标准。已有国家标准或者行业标准的，国家鼓励企业制定严于国家标准的企业标准，在企业内部使用。

（一）按级别分类

尽管食品标准种类繁多，但按其级别可分为国家标准（用 GB 表示）、行业标准（用 SB、NY、SN、QB 等表示）、专业标准（用 ZBX 或 ZBB 表示）、地方标准和企业标准五级。从行政级别上来说国家标准高于行业标准，行业标准和专业标准高于地方标准，地方标准高于企业标准。但内容上却不一定与级别一致，一般来讲企业标准的一些技术指标应严于地方、行业或国家标准。

在食品行业，基础性的卫生标准一般均为国家标准，而产品标准多为行业或企业标准。但不论是哪种标准，其中的食品卫生标准必须与国家标准相一致，或严于国家标准。

国家标准又划分为强制标准和推荐标准。强制性标准必须执行，推荐性标准自愿采用。国家鼓励企业积极采用推荐性标准。

①强制性标准：国家强制性标准是“国家技术规范的强制性要求”，根据《中华人民共和国标准化法》第七条的规定，保障人体健康、人身和财产安全的标准和法律是强制性标准，行政法规定强制执行的标准也是强制性标准。食品卫生标准属于强制性标准，因为它是食品卫生的基础性标准，关系到人体健康。

②推荐性标准：《中华人民共和国标准化法》第十四条规定，“推荐性标准，国家鼓励企业自愿采用”。依据上诉条文和解释，推荐性国家标准或行业标准具有以下作用：是指导企业制定企业标准的依据；是对产品进行质量认证的依据；是行业（产品质量）评比的依据；是评价企业标准水平的依据；推荐性标准一旦纳入国家指令性文件，就具有行政约束力；是政府采购的依据；是供需双方签订合同的依据；如果标签上表明的产品标准号是推荐性国家标准或行业标准，就是企业对消费者的明示担保，应作为监督检查的依据。

推荐性食品标准代号形式为“GB/T×××”，而强制性标准无“/T”，为“GB×××”。

（二）按内容分类

从内容上分类，食品标准包括食品产品标准、食品卫生标准、食品工业基础及相关标准、食品包装材料及容器标准、食品添加剂标准、食品检验方法标准、各类食品卫生管理办法等。除此之外，食品企业卫生规范以国家标准的形式列入食品标准中，它不同于产品的卫生标准，它是企业在生产经营活动中的行为规范。它主要围绕预防、控制和消除食品的微生物和化学污染，保证产品卫生质量这一宗旨，对企业的工厂设计、选址和布局、厂房与设施；废水和废物的处理；设备、管道和工器具的卫生；卫生设施；从业人员个人卫生、原料的卫生、产品的卫生和质量检验以及工厂的卫生管理提出规范要求。我国的食品企业卫生规范就是根据各类食品的良好生产规范(GMP)、危害分析和关键控制点(HACCP)的原则而制定的。

三、食品标准的内容

20 世纪五六十年代,我国开始制定食品卫生标准,1983 年颁布了《中华人民共和国食品卫生法》,1995 年修订了《中华人民共和国食品卫生法》。到 21 世纪初,我国已颁布了近 500 项食品卫生标准,包括食品卫生标准和食品卫生检验方法。2000 年,国家卫生部又按照标准化准则和 WTO 的原则,通过了 425 项新的卫生标准。

(一)食品卫生标准

食品卫生标准是食品卫生的基础性标准,我国食品卫生标准可以分为感官指标、理化指标和微生物指标。但并非所有的卫生指标都有以上 3 项指标,主要依据需要而有所不同。

1. 感官指标

食品(包括原料和加工制品)都具有色、香、味、形、性状,食品性状不同,其品质也不同,可以通过感官进行鉴别。一般食品的性状多是用文字作定性的描述,进行鉴别时,也多是凭经验来评定。对食品的感官检验,包括检查食品的颜色、气味和组织形态 3 个方面。

2. 理化指标

理化指标是食品卫生指标中重要的组成部分,包括食品重金属离子和有害元素的限定,如砷、锡、铅、铜、汞的规定,食品中可能存在的农药残留、有毒物质(如黄曲霉毒素数量的规定)及放射性物质的量化指标都是食品卫生标准中理化指标的重要内容。根据食品卫生标准的不同和需要,卫生指标同时也可能增加一些其他化学指标作为理化指标。

3. 微生物指标

微生物指标通常包括细菌总数、大肠菌群和致病菌 3 项指标,有的还包括酵母、霉菌指标。菌落总数是指食品检样经过处理,在一定条件培养后,所得 1 g 或 1 mL 检样中所含细菌菌落的总数,它可以作为判定食品被细菌污染程度的标志。大肠菌群是指一类需氧及兼性厌氧、在 37℃能分解乳糖、产酸产气的革兰阴性无芽孢杆菌,一般认为该菌群细菌可包括大肠埃希菌、柠檬酸杆菌、产气克雷白氏菌和阴沟肠杆菌等。该菌群主要来源于人畜粪便,故以此作为粪便污染指标评价食品的卫生质量,是食品卫生中重要的微生物指标。

(二)食品产品标准

一般包括范围、引用标准、相关定义、原辅材料要求、感官要求、理化指标、微生物指标、检验方法、检验规则、标志、包装、运输、贮藏。在范围中,一般阐述标准的规定内容与适用范围;在引用标准中一般列入标准中引用到的相关标准目录,在文本中直接引用,不再重复其内容,尤其是那些基础性的食品卫生方面及检测方法的标准,因为根据《中华人民共和国标准化法》第十条的规定,“制定标准应当做到有关标准的协调配套”。在定义中规定,标准中出现的较为模糊不定、容易造成混淆的行业术语,在定义过程中,应明确其具体定义,有相关标准的,按标准要求。没有相关标准的原辅材料,应阐述它们的要求。感官要求一般表述产品的色泽、滋味和气味、组织形态等。产品的特性指标是指能反映产品特点并能对其质量起到控制作用的指标,如罐头食品的净含量和固形物含量的指标,蛋白质饮料的蛋白质含量等都是比较关键的产品特性指标,在理化指标中必须予以规定,以保证产品质量。产品卫生指标必须符合强制性的国家卫生标准的要求。凡是在标准中规定的理化指标和微生物指标均需要有相应的检测方法。

另外，食品产品标准中检验规则和有关标志包装、运输和贮存的规定也是必不可少的。食品产品的保质期要求包括在产品标准的贮存规定之中，各种不同的食品产品，有不同的保质期要求。但并非所有食品都必须标注保质期，一些可以长期贮存的食品，如高度酒、食盐就可以不在标签上标注保质期。在保质期内，生产企业应保证产品的合格，不论是理化指标还是微生物指标，在保质期内均应符合产品标准要求。

(三)其他食品产品标准

食品工业基础及相关标准、食品包装材料及容器标准和食品添加剂标准中规定的内容与食品卫生标准及产品标准基本相仿。但食品检验方法标准不同，它主要规定检验方法的过程，使用的仪器及化学试剂；各类食品卫生管理办法不同于一般标准的格式，虽然作为标准形式，但内容上主要是文字叙述的条款，结合《中华人民共和国食品安全法》实行对各类食品进行卫生监督管理。

复习思考题

1. 我国食品安全监督管理的原则和内容是什么？
2. 简述 GMP 的内容。
3. 简述 HACCP 的内容。
4. 简述 SSOP 的内容。
5. 试着为我国食品安全监督管理提出自己的建议。
6. 简述我国食品法规体系的主要内容。
7. 简述我国标准体系的主要内容。

参 考 文 献

[1] 国家劳动和社会保障教育培训中心.公共营养师.北京:中国劳动社会保障出版社,2007.
[2] 中国营养学会.中国居民膳食营养素参考摄入量(2013 版).北京:科学出版社,2014.
[3] 李京东,倪雪朋.食品营养与卫生.北京:中国轻工出版社,2018.
[4] 付丽.食品营养与卫生.北京:中国轻工出版社,2013.
[5] 高彦祥.食品添加剂基础.2 版.北京:中国轻工出版社,2013.
[6] 中国营养学会.中国居民膳食指南(2016).北京:中国卫生出版社,2016.
[7] 杨玉红,孙秀青.食品营养与健康.武汉:武汉理工大学出版社,2015.
[8] 林海,杨玉红.食品营养与卫生.武汉:武汉理工大学出版社,2012.
[9] 李品艾.草莓采收期维生素 C 含量的测定.安徽农业科学,2009(19).
[10] 高金兰.烹饪营养学.北京:旅游教育出版社,2016.
[11] 罗登宏,周桃英.食品营养学.北京:中国农业大学出版社,2011.
[12] 袁仲.食品营养与卫生.北京:科学出版社,2018.
[13] 刘绍,周文化.食品营养与卫生学.长沙:中南大学出版社,2013.
[14] 高宇萍,袁静宇.食品营养与卫生.北京:海军出版社,2015.
[15] 李凤林,夏宇.食品营养与卫生学.北京:中国轻工业出版社,2010.
[16] 邓泽元.食品营养学.北京:中国农业出版社,2016.
[17] 柳春红.食品营养与卫生学.北京:中国农业出版社,2013.
[18] 颜廷才,刁恩杰.食品安全与质量管理学.北京:化学工业出版社,2017.